Siempre fuerte

Siempre fuerte

(Forever Strong)

UNA NUEVA ESTRATEGIA
CIENTÍFICA PARA ENVEJECER BIEN

DRA. GABRIELLE LYON

DIANA

Obra editada en colaboración con Editorial Planeta – España

Título original: *Forever strong: A New, Science-Based Strategy for Aging Well*

© Gabrielle Lyon, 2023
Todos los derechos reservados.
Publicado por acuerdo con el editor original, Atria Books,
un sello de Simon & Schuster, LLC.

© de la traducción, Natalia Cervera De la Torre, 2024
© del diseño del interior, Adaptación Planeta Arte & Diseño
© de las ilustraciones de la página 31, iStock, @Warmworld; de la página 41, iStock, @kirstypargeter; de las páginas 101, 130, 150, iStock, @bortonia; de la página 101, iStock, @setory; de la página 101, iStock, @NataliaMakarova; de la página 104, iStock, @TanvirIslam; de la página 142, iStock, @Onidji; de la página 142, iStock, @InnaMiller; de la página 142, iStock, @TetianaGutnyk; de la página 142, iStock, @Arif_Vector; de la página 142, iStock, @ricanohara; de la página 146, iStock, @blueringmedia; de la página 178, iStock, @SyuzannaGuseynova; de la página 178, iStock, @OlgaNaumova; de la página 179, iStock, @CHANGJUNGYU; de la página 180, iStock, @VitaliiBarida; de la página 180, iStock, @DmytroLukyanets; de las ilustraciones de las portadillas, iStock, @lasagnaforone.
Adaptación de portada: © Genoveva Saavedra / acidtadiseño
Diseño de portada: Chelsea McGuckin
Ilustración de portada: © TWINS DESIGN STUDIO / Adobe Stock
Fotografía de la autora: © Jai Mayhew Photography
Maquetación: Realización Planeta

© 2024, Editorial Planeta, S. A. – Barcelona, España

Derechos reservados

© 2025, Editorial Planeta Mexicana, S. A. de C. V.
Bajo el sello editorial DIANA M.R.
Avenida Presidente Masarik núm. 111,
Piso 2, Polanco V Sección, Miguel Hidalgo
C.P. 11560, Ciudad de México
www.planetadelibros.us

Primera edición impresa en esta presentación: marzo de 2025
ISBN: 978-607-39-2371-2

No se permite la reproducción total o parcial de este libro ni su incorporación a un sistema informático, ni su transmisión en cualquier forma o por cualquier medio, sea este electrónico, mecánico, por fotocopia, por grabación u otros métodos, sin el permiso previo y por escrito de los titulares del *copyright*.

Queda expresamente prohibida la utilización o reproducción de este libro o de cualquiera de sus partes con el propósito de entrenar o alimentar sistemas o tecnologías de Inteligencia Artificial (IA).

La infracción de los derechos mencionados puede ser constitutiva de delito contra la propiedad intelectual (Arts. 229 y siguientes de la Ley Federal del Derecho de Autor y Arts. 424 y siguientes del Código Penal Federal).

Si necesita fotocopiar o escanear algún fragmento de esta obra diríjase al CeMPro (Centro Mexicano de Protección y Fomento de los Derechos de Autor, http://www.cempro.org.mx).

Impreso en los talleres de Impregráfica Digital, S.A. de C.V.
Av. Coyoacán 100-D, Valle Norte, Benito Juárez
Ciudad de México, C.P. 03103
Impreso en México - *Printed in Mexico*

*Dedicado a mi mejor amigo y maestro
durante toda una vida, el doctor Donald Layman*

ÍNDICE

Introducción 11
Reajuste mental: adoptar una mentalidad de crecimiento 19

PRIMERA PARTE. LO QUE ESTÁ EN JUEGO

1. Cambio del paradigma centrado en la grasa 23
   Reajuste mental: obtén el control de tus pensamientos 42

2. Cómo vencer a la enfermedad 45
   Reajuste mental: establece criterios para lograr la salud que mereces 62

3. Blinda tu cuerpo cambiante para estar más fuerte a cualquier edad 65
   Reajuste mental: superación del descuento hiperbólico 90

SEGUNDA PARTE. TU HOJA DE RUTA HACIA EL ÉXITO

4. El éxito arrollador de la nutriología 95
   Reajuste mental: establecimiento (no de objetivos, sino...) de criterios 122

5. Las proteínas: más que un simple macronutriente 127
   Reajuste mental: es solo otra comida más 151

6. Los hidratos de carbono y las grasas de la dieta: desmitifiquemos a los favoritos de la nutriología... 153
Reajuste mental: recupera tu derecho a la salud 172

TERCERA PARTE. PASA A LA ACCIÓN: EL RUGIDO DE LYON

7. Los planes de alimentación del Protocolo Lyon..................... 177
Reajuste mental: barreras de protección para asumir la responsabilidad 214

8. Análisis del punto de partida: ¿dónde estás?........................ 217
Reajuste mental: superar las resistencias 246

9. Entrenamiento: la dosis mínima eficaz para el máximo resultado 251
Reajuste mental: cinco atributos fundamentales.................... 292

10. Ahora tú tomas las riendas 301

Agradecimientos.. 309
Anexo. Planes de comidas y recetas 313
Notas 381
Índice analítico y onomástico 409
Acerca de la autora 431

Si los músculos se convierten en el principal objetivo para mejorar tu salud, puedes crear un impulso positivo basado en lo que puedes **ganar**, no en lo que necesitas **perder**.

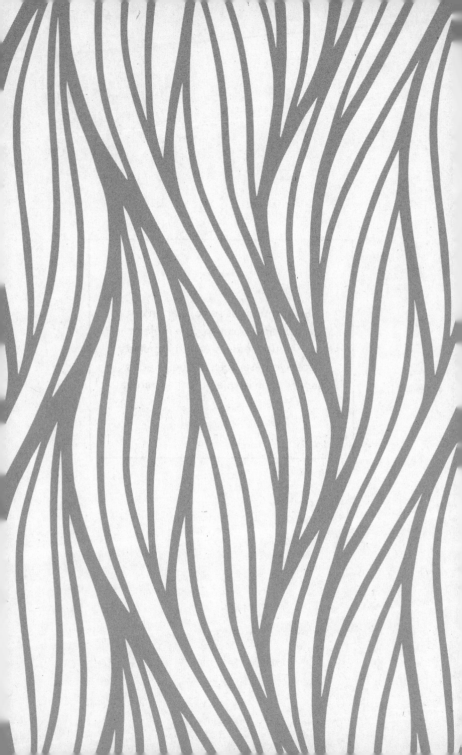

INTRODUCCIÓN

Lo que estás a punto de leer tiene el poder de transformar tu vida. Con este libro, igual que con todo mi trabajo en Muscle-Centric Medicine®, pretendo derribar las creencias tradicionales sobre cuál es la base de una buena salud. Quiero ayudarte a llegar a la raíz de la fortaleza de tu cuerpo para que puedas adoptar medidas rápidas y eficaces que te hagan sentir más fuerte, tener mejor aspecto y ganar años de vida.

Ya habrás oído que para vivir más tienes que comer bien, hacer ejercicio y reducir el nivel de estrés, ¿verdad? Entonces ¿por qué son tan difíciles de asumir incluso los compromisos más básicos para llevar una vida saludable? Estoy convencida de que la buena salud empieza por el músculo más importante de todos: la mente. Después de estudiar Medicina, pasé dos años trabajando en psiquiatría con el fin de estudiar qué es lo que convierte a la gente en la mejor versión de sí misma. Desde entonces, lo que estudié sobre los patrones de pensamiento y la patología cerebral se ha vuelto valiosísimo para mi trabajo, que consiste en ayudar a mis pacientes a recuperarse y alcanzar su máximo potencial. Cuando pasé al ámbito de la medicina de familia, atendía a pacientes que, estando en la flor de la vida, ya mostraban indicios de diabetes tipo 2, enfermedades cardiovasculares y obesidad. Aun así, no parecía que se pudiera hablar de la prevención más allá de las recomendaciones genéricas, cuyo impacto es limitado. La oportunidad de ofrecer asesoría nutricional durante mi etapa de residente, enfocada a la obesidad y al control del peso, me dio otra visión de las dolorosas consecuencias de los malos hábitos de vida. Muchos pacientes se sentían dando vueltas como un hámster en una rueda de frustración. Yo estaba igual de frustrada por los límites de la medicina convencional.

Al completar mi residencia me trasladé a la Universidad de Washington, donde obtuve una beca combinada de investigación y medicina en geriatría y nutriología. Participé en una investigación de vanguardia sobre nutrición en el laboratorio del doctor Sam Klein, conocido por estudiar los aspectos clínicos y metabólicos de la obesidad y la diabetes tipo 2. Durante dos años dirigí una clínica de tratamiento de la obesidad, donde, semana tras semana, presenciaba los esfuerzos de los participantes. Fui testigo del dolor de la gente que intentaba en vano perder peso, cosa que no dejaba de atormentarme: ¿por qué, con todos nuestros conocimientos científicos, seguimos enfrentándonos a la obesidad?

Esa pregunta se hizo especialmente apremiante cuando asumí mis responsabilidades clínicas como becaria geriátrica, atendiendo a personas de edad avanzada. Podía ver a diario la desolación causada por la demencia en los pacientes y sus familiares. Me dolía lo que eso significaba para las personas de edad avanzada, pero el trabajo con estas dos poblaciones de pacientes me ayudó a atar cabos. Esta mezcla de responsabilidades me reveló el antes y el después de las consecuencias de las decisiones relativas a la nutrición y al ejercicio tomadas por personas que habían fracasado por seguir recomendaciones erróneas. También tuve una revelación suprema al descubrir que lo único que tenían en común estos grupos no era un «problema de peso», sino un problema muscular.

Colaboré en un estudio que analizó la relación entre el peso corporal y la función cerebral, y que determinó que, cuanto más ancha es la cintura, menor es el volumen del cerebro. Este trabajo partía de la base de que la obesidad provoca resistencia a la insulina en el cerebro, una especie de «diabetes tipo 3» de la materia cerebral, lo que podría conducir a la demencia. Nuestra investigación demostró que, con frecuencia, las personas con obesidad mostraban un deterioro de la respuesta cognitiva general en áreas como el control de los impulsos, la capacidad de cambiar de tarea y otras actividades que suponen un desafío para la mente.[1] Me involucré mucho con los participantes del estudio, sobre todo con Betsy, una madre de tres hijos de poco más de cincuenta años que siempre había antepuesto a su familia y a los demás. Betsy había pasado décadas luchando por perder los siete o diez kilos que había ganado en su primer embarazo. Pero no deberían haberle aconsejado que se centrara en el peso que tenía que perder; la verdadera amenaza residía en lo que no había logrado construir. Las imágenes de su cerebro revelaban su futuro: se parecían a las de un paciente con alzhéimer. Yo sabía lo que le esperaba en las décadas siguientes, y eso me destrozó. Tenía la impresión de que la comunidad médica convencional y la sociedad en general, empezando por mí, le habíamos fallado. Para mí, representaba a los montones de pacientes que había visto en su misma situación. Entonces me di cuenta.

Estas personas tenían una cosa en común: una baja masa muscular o algún deterioro muscular. Ninguna de ellas tenía la fuerza suficiente para realizar ciertos movimientos básicos (como los que figuran en el capítulo ocho) y su tono físico era deficiente. Además, sus marcadores sanguíneos indicaban una mala salud muscular. Me di cuenta de que su problema no era la grasa corporal, sino la falta de tejido muscular sano.

La medicina y la sociedad llevan mucho tiempo diciéndole a la gente que pierda peso. Pero al centrarse en la grasa, Betsy, como tantas otras personas, no había conseguido estar sana por mucho que lo intentara. Me di cuenta de que habíamos interpretado mal el problema y de que las consecuencias serían catastróficas para un sinfín de vidas.

Desesperada por reparar lo que consideraba el mayor fracaso de la comunidad médica, convertí Muscle-Centric Medicine® en mi misión. Estoy muy agradecida de poder compartir contigo esta innovadora ciencia que tiene el poder de revolucionar la búsqueda de la longevidad para disfrutar de una salud extraordinaria a todas las edades.

¿Te enfrentas a antojos constantes, a falta de energía, a problemas con los niveles de azúcar en sangre y a la confusión sobre qué comer, cómo hacer ejercicio y por qué? En ese caso, estás en buenas manos. Cuando era más joven, estaba obsesionada con la comida y con mi peso corporal. Tenía hambre todo el tiempo, y me parecía que no podía controlarla. Seguí diversas dietas de moda, desde la macrobiótica en función de las estaciones hasta la totalmente orgánica, pasando por la de raíces y la vegetariana. Por aquel entonces, cuando aún no tenía suficientes conocimientos, mis comidas estaban muy sesgadas hacia una dieta desequilibrada en la que predominaban los hidratos de carbono, que suelen considerarse saludables, así como cereales integrales como el arroz, la cebada, el mijo, la avena y el maíz. Comía verdura cultivada en la zona, legumbres y derivados de legumbres (como tofu, miso y tempeh), y verdura marina (como nori, agar-agar y otras algas). Pretendía mejorar mi nivel de energía, mi salud y mi rendimiento atlético, pero toda mi cuidadosa planificación se basaba en datos erróneos.

Dedicaba varias horas al día a comprar comida, obsesionándome con cada minúsculo detalle para hacerlo «bien». Evitaba las fiestas o llevaba mis propios tentempiés. Puede que dedicara catorce horas semanales a hacer deporte. Mi enfoque en la comida y el ejercicio no era saludable, sobre todo porque pensaba que, para gozar de cierto bienestar, era imprescindible dedicar mucho esfuerzo a una dieta y a un programa de entrenamiento. Aunque tenía buenas intenciones, este comportamiento, basado en mi concepción errónea de la salud, me dañó el cuerpo y la mente.

Al cabo de dos años estaba agotada y desnutrida. En definitiva, había estado privándome sin querer de los nutrientes que necesitaba. Al final, la respuesta de mi cuerpo a los crecientes déficits fue empezar a comer compulsivamente. Con el tiempo desarrollé una relación increíblemente descompensada con la comida, derivada de mi incapacidad para regular el hambre. Aunque priorizaba los alimentos integrales, había pasado por alto las proteínas, igual que muchas otras personas que he conocido a lo largo de los años. Seguía un intenso entrenamiento diario: una hora de ejercicio cardiovascular y otra hora de pesas. Al no consumir suficiente proteína, mi cuerpo no tenía suficiente combustible. Por muchos hidratos de carbono que comiera en esa época, siempre tenía hambre y estaba a merced de constantes altibajos del azúcar en sangre. En cuanto añadí a mi dieta proteínas de alta calidad, distribuidas estratégicamente, mi sufrimiento empezó a aliviarse. Al fin había recuperado el control del hambre. Esa buena nutrición permitió que mi cuerpo se recuperara de los entrenamientos y sirvió de apoyo a un nuevo tipo de crecimiento, de modo que por fin pude ver los resultados del esfuerzo que había estado haciendo. Se me empezaron a formar músculos y todo mi cuerpo cambió. También cambió mi perspectiva y, en última instancia, mi vida. En lugar de eliminar alimentos y actividades, me puse a añadirlos.

Mi lucha por regularme fisiológicamente me había dejado hambrienta, y no solo de comida, sino también de comprensión. Cuando empecé a prestar atención a todo lo que se decía sobre los hidratos de carbono, las grasas y las proteínas, tardé poco en entender lo sesgada y desconcertante que puede ser la nutrición. Prácticamente no conocía a nadie que no tuviera sus propias convicciones en materia de nutrición, alguna lucha personal con esta y una relación general tensa y prolongada con la alimentación, más larga que cualquiera de sus relaciones románticas.

Cuando recurrí al mundo académico en busca de respuestas, me di cuenta de que muchos de mis compañeros habían decidido estudiar nutriología motivados por sus propias frustraciones con la comida y la dieta. ¿Cómo se había convertido la nutrición en un tema tan delicado? ¿Por qué comía la gente lo que comía? ¿Por qué algunas personas se pasaban toda la vida luchando infructuosamente contra su peso y obsesionadas con la comida?

Estas preguntas iniciales me llevaron a dedicarme a tratar a personas como tú. Y ahora voy a compartir contigo todo lo que he aprendido. Mi mayor deseo es ayudarte a encontrar la libertad que has estado buscando, tal como yo la encontré hace años.

EL PROTOCOLO LYON FUNCIONA

La fuerza impulsora del Protocolo Lyon (véase pág. 177) es promover la salud muscular. Se trata de una mezcla de recomendaciones de nutrición y entrenamiento con procesos operativos que te darán el poder de realizar mejoras reales y duraderas en la composición corporal y en la salud general. Muscle-Centric Medicine®, con su estilo de vida centrado en la ingesta de proteína y el entrenamiento de fuerza, es el cambio que necesitas. Los increíbles éxitos de mis pacientes demuestran la eficacia de estas estrategias duraderas y a largo plazo.

Si sigues mi programa y cambias tu mentalidad para dejar de centrarte en la grasa y enfocarte en el músculo, es probable que en un mes ganes musculatura, pierdas grasa corporal y tengas más energía. Cuando te enseñe cómo elaborar un plan de nutrición rico en proteínas, cómo centrar el entrenamiento en el tejido muscular sano y cómo establecer pautas mentales de ejecución y constancia, empezarás a sentirte mejor de inmediato. Y luego, más adelante, gozarás de una mejor calidad de vida y de una mayor longevidad.

Una y otra vez he observado la rapidez con que mejoran los niveles de energía de mis pacientes, se disipan los antojos y se alivia su ansiedad. Lo más importante es que, tan pronto como el Protocolo Lyon pasa a formar parte de su rutina, desarrollan casi de inmediato una sensación de libertad interior. En mi consultorio he constatado que, **en cuanto mis pacientes dan prioridad al músculo esquelético como órgano, obtienen una sensación de bienestar completamente nueva.**

Mi objetivo es ayudarte a disfrutar de una salud extraordinaria. Aunque mantener la masa muscular requiere diferentes estrategias para cada grupo de edad y nivel de actividad, tu capacidad para sobrevivir y prosperar, al margen de tu edad, está directamente relacionada con la salud de tu tejido muscular. Muscle-Centric Medicine®, que define el músculo como el órgano de la longevidad, es el futuro de la salud. Esta es tu oportunidad de cambiar tu vida y reescribir tu futuro.

CON LA VISTA EN EL FUTURO

En las próximas páginas explicaré cómo llegamos a estar tan ciegos ante algunas de las realidades nutricionales clave que han impedido generalizar una buena salud entre la población. Examinaremos la cuestionable ciencia que justifica los principios nutricionales aceptados habitualmente y la profundamente engañosa «sabiduría» que lleva a tantas personas a obtener malos resultados en lo tocante a la salud. Desglosaré datos biológicos contrastados que determinan el valor de diversos macronutrientes y micronutrientes, y explicaré qué, cuándo y cómo comer y entrenar para maximizar la salud.

Hablaremos sobre cómo puedes utilizar tus propias métricas (como el diámetro de la cintura, los triglicéridos en sangre, las lipoproteínas de alta densidad y el azúcar en sangre en ayunas) para dar pasos sencillos y específicos para optimizar tu metabolismo, controlar tu peso y corregir tu composición corporal, energizando tus músculos para que quemen el exceso de calorías de forma natural y, a la vez, protegiendo tu cuerpo de la inflamación y las enfermedades.

SÍ, ESTE LIBRO ES PARA TI

¿Te suena algo de esto?

1. ¿Has seguido todos los programas, te has comprado todos los libros de dietas y has completado todos los planes con deter-

minación y minuciosidad solo para descubrir que perder peso es imposible?
2. ¿Te interesa mucho y se te da bien recopilar información, la buscas de forma creativa, pero con tantos datos no tienes ni idea de por dónde empezar?
3. ¿Has pasado por distintas desintoxicaciones con jugos y has acumulado suficientes suplementos para abrir una farmacia?
4. ¿Un día, al despertarte, te has preguntado qué ha sido de tu cuerpo y de tu salud? Cuando cumpliste los cuarenta y tantos, tuviste dos hijos y una trayectoria profesional muy estresante, ¿te costó reconocer a la persona que te miraba desde el espejo?
5. ¿Tienes hambre emocional? ¿No dejas de recaer en lugar de alcanzar tus objetivos de salud?
6. ¿Te cuesta cambiar una composición corporal poco saludable? («Es que soy de huesos anchos», «tengo un metabolismo lento», o «el ejercicio y el entrenamiento con pesas no me sirven de nada»).
7. ¿Has visto a tus padres envejecer y dejar de moverse y te has sentido incapaz de protegerlos o proporcionarles una estrategia mejor?
8. ¿Te preocupa la larga lista de afecciones que, según el médico, corres peligro de contraer, como obesidad, osteoporosis, problemas gastrointestinales, deterioro cognitivo, diabetes, cáncer e incluso alzhéimer? ¿Ves tu propio futuro reflejado en la difícil situación de tus padres y sabes, en el fondo, que tiene que haber algo mejor?
9. ¿Vives tan frenéticamente, gestionando a todas las personas y circunstancias de tu vida, que no puedes dar prioridad a tu propia salud?
10. ¿Te conformas y te convences de que estás bien tal como estás, sin darte cuenta de que podrías sentirte mucho mejor?

Tanto si quieres maximizar tu pérdida de peso y tu rendimiento como si tu deseo es envejecer bien, con *Siempre fuerte* sabrás qué hacer, cuándo y por qué para realizar cambios reales en tu cuerpo y en tu vida.

REAJUSTE MENTAL

ADOPTAR UNA MENTALIDAD DE CRECIMIENTO

Antes de continuar quiero sentar las bases de lo que considero que son los «impulsores» del comportamiento.

El primer paso consiste en desechar cualquier creencia sobre la salud y el bienestar. ¿Eres de ideas fijas o te abres al crecimiento? El término «mentalidad de crecimiento», popularizado por la psicóloga Carol Dweck, nos recuerda nuestra propia flexibilidad mental y la realidad de que debemos invertir tiempo y esfuerzo para alcanzar nuestro máximo potencial. Nuestras creencias pueden ser sólidas, explica, «pero solo son algo que está en la mente, y es posible cambiar de opinión».[2] Entender tu propia mente te ayudará a aceptar los nuevos retos de adoptar un estilo de vida centrado en el sistema muscular. Una mentalidad con cierto rigor te ayudará a prosperar mientras mejoras tus planes de ejercicio y nutrición. Esto se debe a que una mentalidad centrada en el crecimiento es el motor que impulsa el progreso.

Las personas de mentalidad fija suelen verse atascadas en una noción esencialista de sí mismas («no soy nada deportista»; «no me gusta la "comida sana"»; «tengo fobia al gimnasio»; «nunca he sido capaz de seguir un plan de entrenamiento») y perder de vista su capacidad de cambiar. Por otro lado, la mentalidad de crecimiento nos ayuda a reconocer que todo el mundo tiene el potencial de aprender nuevas habilidades y practicar nuevas formas de ser. El esfuerzo no es el fin, insiste Dweck, sino «el medio para lograr un fin [...], que [es] aprender y mejorar».

Imagínate lo que es posible cuando sustituimos:

«No puedo hacer esto».

«Esto es muy difícil».

«Esto no se me da bien».
«Ya no tengo edad para probar cosas nuevas».
por:
«Esto puede requerir algo de tiempo y esfuerzo».
«Aún estoy aprendiendo. Seguiré intentándolo».
«Puedo utilizar una estrategia diferente».
«Esto será más fácil con la práctica».

¿Permitirías que un niño al que le cuesta amarrarse las agujetas o ponerse la chamarra dijera algo como «no puedo hacer eso» y se rindiera sin más? Probablemente no. Más bien le dirías unas palabras de aliento, le enseñarías algún truco, como el de hacer unas «orejas de conejo» con las agujetas o extender la chamarra en el suelo, e insistirías en que siguiera intentándolo. ¿Por qué nos subestimamos cuando sabemos muy bien la frecuencia con la que la perseverancia abre posibilidades en nuestra vida?

Es fundamental combinar la mentalidad de crecimiento con la disciplina interna. A esta integración la llamo «mentalidad centrada en el crecimiento», un enfoque que te ayudará a estar deseando aprender habilidades para mejorar la salud y a disfrutar del proceso no porque sea fácil, sino precisamente porque no lo es. Gracias a los desafíos mejoramos el cuerpo y la mente, lo que tiene como resultado una vida con sentido. Ya va siendo hora de reconocer que tener una vida «fácil» es un engaño en el que se entremezclan sueños incumplidos y autocomplacencia. Si eliges el camino «fácil», la vida acabará por ser difícil; si eliges el camino difícil, la vida acabará siendo fácil. Y voy a enseñarte cómo.

> El truco definitivo para la vida es el trabajo duro.
> Dra. Gabrielle Lyon

PRIMERA PARTE

LO QUE ESTÁ EN JUEGO

Se trata de aprender. Se trata de crecer. Se trata de entender quién eres y cuáles son tus capacidades y tus limitaciones para que puedas ponerte a practicar y entrenar, practicar y entrenar, y volver a intentarlo de nuevo. La combinación de entrenamiento y práctica diarios con los desafíos, aplicando la mentalidad de que el fracaso no es una opción, acelera los progresos.

Mark Divine,
comandante retirado de los Navy Seal

1
CAMBIO DEL PARADIGMA CENTRADO EN LA GRASA

Después de pasarse toda la vida a dieta, mi paciente Layla decidió que ya era suficiente. Layla, una chef de cuarenta y seis años aquejada por una artritis reumatoide que le provocaba fatiga y dolores, pesaba 144 kilos cuando empecé a tratarla. Los fármacos que necesitaba para controlar el sistema inmunitario la hacían ganar peso y agotaban su energía. Estaba a punto de darse por vencida.

Layla no estaba sola en su lucha. La obesidad es endémica en Estados Unidos. Actualmente, siete de cada diez personas tienen sobrepeso (¡alrededor del 40% poniendo su vida en peligro!). Los Centros para el Control de Enfermedades (CDC, por sus siglas en inglés) estiman que el cambio de factores del estilo de vida, como la mala alimentación, la frecuencia del ejercicio físico, el tabaquismo y la calidad del sueño, podría contribuir a disminuir la mayoría de los casos de enfermedades cardiacas, derrame cerebral y diabetes tipo 2. Además, el cambio de estos factores del estilo de vida reduce hasta un 40% el riesgo de sufrir determinados tipos de cáncer.

Y, sin embargo, aunque todos sabemos que necesitamos comer mejor y hacer ejercicio, ¿por qué nos resulta tan difícil adoptar este cambio?

El 75% de los estadounidenses no alcanza el mínimo semanal recomendado por el gobierno federal de 150 minutos de ejercicio moderado (o 75 minutos de ejercicio vigoroso), y mucho menos los más de dos días de entrenamiento de fuerza de cuerpo entero que recomienda el Colegio Estadounidense de Medicina Deportiva (ACSM, por sus siglas en inglés).[1] Muchos factores psicológicos, fisiológicos, sociales e incluso religiosos, como explicaré en las próximas páginas, pueden hacer que nos resulte más difícil ponernos en forma. La trampa de sentirnos agotados, abrumados y atraídos por ideas falsas sobre la propia capacidad de cambio nos ha impedido realizar la transformación que sentaría las bases de la salud y la longevidad a largo plazo. Si has llegado a un punto en el que crees que lo mejor que puedes hacer al final del día es acurrucarte en el sillón y encender la tele, sumergirte en una fuente de macarrones con queso, servirte una copa de vino o dejarte tentar por un delicioso postre, voy a enseñarte otra forma de hacer las cosas.

En el caso de Layla, mi primer objetivo fue ayudarla a mover la aguja de la báscula. Para darle el impulso de una victoria inicial, el primer paso fue ponerla en marcha. Empezó a caminar durante el descanso de la comida e incorporó tres paseos adicionales, de diez minutos cada uno, a lo largo del día. Más adelante empezó a hacer ejercicios de resistencia para ayudar con una pérdida de peso de calidad que redujera el tejido adiposo sin sacrificar los músculos. (Más información en el capítulo 9).

Cuando Layla se acostumbró a moverse, nos centramos en su nutrición. Cargamos de proteínas la primera comida del día y la última, y eliminó el picar entre comidas.

En siete meses había perdido veintisiete kilos. Por muy emocionante e inusitada que fuera esa pérdida de peso, ni siquiera fue su mayor logro. Estaba orgullosísima de lo que había mejorado su salud al cambiar su composición corporal. Disminuyó su dolor de articulaciones, lo que le permitió reducir la dosis de medicación para la artritis. Mejoraron sus marcadores sanguíneos, como la insulina en ayunas, la glucosa en sangre, los triglicéridos y la proteína C reactiva de alta sensibilidad (PCR-as), que pueden medir el riesgo de arteriopatía coronaria.

Sin embargo, la parte más inspiradora de su historia fue que se dio cuenta de que su cuerpo quería estar más fuerte. Sorprendida por el éxito, Layla tenía menos hambre y estaba más animada. No daba crédito a lo fácil que le resultaba sentirse mucho mejor. Una y otra vez he presenciado la transformación de cientos de pacientes al seguir las directrices de nutrición y ejercicio del Protocolo Lyon. Aprenden casi de inmediato que **la fuerza es algo que se puede desarrollar por dentro y por fuera**.

Este libro es tu oportunidad para orientarte en el caos. La información que facilitaré en las páginas siguientes pretende ayudarte a sentirte bien, en tus propios términos. El envejecimiento llegará sí o sí, pero en estas páginas te explicaré exactamente qué te proporcionará recursos para defenderte de los contratiempos, con el fin de mantener el cuerpo preparado y alcanzar una salud que te durará toda la vida.

CÓMO TENDER UN CAMINO HACIA DELANTE

No cabe duda de que necesitamos un enfoque distinto en materia de salud, bienestar y longevidad. Al margen de las afecciones ya mencionadas, la mala salud muscular también contribuye al alzhéimer, la sarcopenia, la osteoporosis, el deterioro cognitivo, el síndrome de ovario poliquístico, la fatiga, la deficiencia inmunitaria e incluso al cáncer. Sin embargo, todos hemos tenido que enfrentarnos a la confusión y la frustración de intentar abrirnos paso entre el exceso de información contradictoria que ofrecen las directrices de salud, sobre todo en lo relativo a la alimentación y el ejercicio.

El resultado es un círculo vicioso de estrés físico y mental. Los consejos contradictorios nos llevan a muchos a seguir dietas y a someternos a largas sesiones de ejercicio cardiovascular continuo, pero resultan insuficientes para desarrollar o proteger una musculatura de calidad. Los programas que se centran en un exceso de ejercicio aeróbico, a expensas del entrenamiento de resistencia, y no proporcionan suficiente combustible para impulsar el crecimiento muscular dejan a la gente frustrada y fatigada. Si solo haces zumba y te saltas la sala de pesas, cualquier kilo que pierdas incluirá tanto grasa como músculo. Este enfoque habitual, aunque erróneo, no solo socava la motivación y la capacidad para impulsar el cambio, sino que también agota el tejido que fortalece la vida (es decir, el músculo), necesario para combatir contra las fuerzas del envejecimiento y la enfermedad. El entrenamiento de resistencia bien orientado y planificado (véase el capítulo 9) no solo mejora la composición corporal, sino que también permite realizar las actividades diarias al mismo tiempo que se mejora la salud metabólica.

Incluso mis pacientes que habían conseguido perder peso (algo que, por estadística, es difícil de lograr y mantener) seguían luchando. Después de pasar meses reduciendo las calorías acababan por bajar kilos, pero perdían el tipo de peso incorrecto. Esto se debe a que los planes tradicionales de pérdida de peso que se centran únicamente en la restricción calórica suelen producir una pérdida de masa muscular desfavorable. Luego, cuando el peso vuelve a acumularse en forma de grasa, la gente acaba aún más desanimada que antes. Lo peor de todo es que cada vez que el yoyó sube y baja a ritmo de la última dieta de moda se reduce el preciado tejido muscular, que es más difícil de recuperar con cada año que pasa.

Algunas de las personas a las que trato se han visto inundadas de enfoques basados en las verduras (*plant based*) que han destrozado cualquier equilibrio nutricional razonable y las han empujado a consumir niveles aterradoramente altos de hidratos de carbono. Suelen acabar sufriendo problemas digestivos y fatiga. (Más información en la p. 71).

La verdad es que la obsesión de nuestra sociedad por la grasa y la falta de atención a la musculatura esquelética (el motor interno que impulsa todos los sistemas) llevan a mucha gente por el mal camino. Durante esta última década he visto en mis pacientes el dolor provocado por nuestros malos enfoques hacia la salud. Como la mayoría, muchos de ellos empiezan por ideas superficiales sobre la musculatura esquelética: piensan en el aspecto, la movilidad o el rendimiento funcional. El entrenamiento de fuerza puede asociarse negativamente a la vanidad o a los musculosos de gimnasio que dan consejos sin saber. Pero el cometido de los músculos va mucho más allá de mejorar el aspecto físico. Este dinámico tejido, que constituye aproximadamente el 40% de la masa corporal, es el órgano clave en la salud. La salud de los músculos es fundamental para el buen funcionamiento del cuerpo. Por eso, si quieres cambiar tu cuerpo, por dentro y por fuera, el primer paso es reparar los músculos dañados y desarrollar nueva masa muscular magra.

EL GRAN PODER DE LA MUSCULATURA ESQUELÉTICA

La musculatura esquelética (el conjunto de músculos que mueven los huesos para controlar la locomoción) no solo crea nuestra estructura física, sino que también influye en nuestra infraestructura fisiológica. Se trata de un recurso muy subestimado que quema grasas, impulsa el metabolismo, protege contra enfermedades y mucho más.

- Las mejoras casi inmediatas (medibles en dos semanas) propiciadas por el aumento de la salud muscular incluyen **una mejor regulación del azúcar en sangre, el control del hambre y un aumento de la movilidad.**
- Entre los beneficios a largo plazo figuran **un cuerpo y unos huesos más fuertes, una mejora del perfil sanguíneo que incluye niveles más bajos de triglicéridos, la protección del metabolismo, la mayor posibilidad de supervivencia frente a casi todas las enfermedades y una mejora del estado de ánimo**.
- Muscle-Centric Medicine® aprovecha este poderoso sistema para **curar enfermedades, desarrollar una mejor**

composición corporal, potenciar la energía, aumentar la movilidad y combatir los trastornos asociados al envejecimiento.

Imagina que la musculatura esquelética es tu armadura corporal y que el Protocolo Lyon es tu plan de batalla. *Siempre fuerte* te enseñará qué hacer y cómo entrenar la mente para cumplir tu misión. Con una nutrición, un estilo de vida y un ejercicio adecuados, el tejido muscular sano aporta innumerables beneficios para la salud y, en última instancia, es la clave para envejecer tal como quieres, no de la forma que la sociedad te lleva a aceptar. Cuanto mejores sean tus hábitos y más cuidadosa la ejecución, más te acercarás a la excelencia en este ámbito personal. Trata bien a tus músculos y el resultado te sorprenderá. Y voy a enseñarte cómo.

TODO SOBRE LA MUSCULATURA: EL ÓRGANO DE LA LONGEVIDAD

El desarrollo muscular es la garantía más importante para una buena salud, ya que es el sistema corporal que nos permitirá vivir una vida más larga, más autónoma y más plena.

La clave es la salud metabólica. Al aumentar la masa muscular saludable, no solo cambiarás la estructura física de tu cuerpo, sino que también lo encaminarás a utilizar correctamente los alimentos y la energía. El entrenamiento hará que aumente la densidad de mitocondrias musculares, las encargadas de producir energía en casi todas las células del cuerpo. Esto permitirá a tu cuerpo utilizar nutrientes, como hidratos de carbono y grasas, y convertirlos en energía que podrás usar para llevar a cabo las actividades cotidianas. El entrenamiento también mejora la función inmunitaria gracias a los péptidos, unas pequeñas moléculas compuestas de aminoácidos que se liberan durante la contracción muscular. Los péptidos clave pueden enviar al cuerpo señales que ayudan a combatir los patógenos y reducir la inflamación.

Por el contrario, los músculos que no están sanos no solo son más débiles, sino también menos eficaces como sumideros metabólicos. En resumidas cuentas, el desarrollo muscular crea una especie de armadura corporal que nos protege en todos los ámbitos de la salud. Lo que haces y la forma en que vives (en concreto, lo que comes y lo que entrenas) afectan drásticamente a estos órganos a corto y largo plazo. Con determinados comportamientos focalizados podrás, literalmente, cambiar tu destino, dando a tus músculos la capacidad de hacer funcionar de manera saludable el sistema de procesamiento de energía y mensajes químicos del cuerpo.

VOLVEMOS A CLASE DE CIENCIAS NATURALES (PERO PROMETO QUE SERÁ BREVE)

Concédeme un minuto para que te explique los conceptos básicos de la función celular y la forma en que los músculos utilizan los nutrientes proporcionados por los alimentos. En primer lugar, conviene entender que el principal azúcar que se obtiene de los alimentos es la glucosa, un nutriente imprescindible para el correcto funcionamiento del cerebro, el corazón y el sistema digestivo, así como para la salud visual y cutánea. Las investigaciones demuestran que la glucosa (y no las grasas ni las proteínas) es el combustible metabólico que prefieren los músculos.[2] El cuerpo prioriza la quema y el almacenamiento de glucosa por encima del de las grasas y las proteínas, ya que si los niveles de azúcar en sangre son demasiado altos durante demasiado tiempo, la glucosa se vuelve tóxica. (*Nota*: todo puede ser tóxico para el cuerpo en determinada cantidad, solo depende de la dosis. ¡Hasta se puede sufrir una sobredosis de agua!). De hecho, una mala depuración de la glucosa, como ocurre en los casos de resistencia a la insulina o de diabetes, daña los tejidos corporales.

Nuestro organismo utiliza diversos mecanismos para eliminar el exceso de glucosa ingerida en un máximo de dos horas. Podemos medir el éxito de este proceso mediante una prueba oral de tolerancia a la glucosa que revela cuánto tarda nuestro cuerpo en eliminar este azúcar de la circulación. Cuanto menos tarde, más sensible a la insulina o más tolerante a la glucosa es la persona.

Explicaré todo esto con más detenimiento un poco más adelante y te enseñaré una estrategia clave para la salud: cómo mitigar la respuesta a la glucosa dosificando adecuadamente los hidratos de carbono en cada comida. Explicaré lo perjudicial que pueden ser los tentempiés ricos en hidratos de carbono tanto para la pérdida de peso como para los objetivos de optimización de la salud metabólica. La disfunción metabólica es el principal factor desencadenante de la mayoría de las enfermedades a las que nos enfrentamos como sociedad. Hace que los músculos no estén sanos y tengan vetas de grasa, como ocurre con la carne entremezclada. Esto puede provocar fatiga crónica, pérdida de fuerza y resistencia a la insulina, así como una limitación en las actividades cotidianas.

Para combatir estos efectos, hay que hacer crecer los músculos y convertirlos en fábricas de mitocondrias. La disminución de la masa muscular y, por tanto, de las mitocondrias reduce la capacidad del cuerpo para almacenar y quemar glucosa, lo que resulta en un sistema de control de la insulina sobrecargado que hace horas extras en busca de lugares en los que deshacerse de este nutriente. Lo más importante que hay que entender ahora es que **es perfectamente posible optimizar o restablecer la función metabólica correcta si se desarrolla la musculatura y se mantienen los músculos sanos**.

Además de facilitar la eliminación de la glucosa, el tejido muscular es uno de los principales lugares donde se produce la oxidación de los ácidos grasos. Los ácidos grasos se pueden clasificar en cuatro grupos primordiales: saturados, monoinsaturados, poliinsaturados y trans. En reposo, los músculos queman ácidos grasos como principal fuente de energía.

Actualmente, a cuarenta millones de estadounidenses se les recetan estatinas para reducir el colesterol LDL causado por la disfunción metabólica, pero prácticamente no se les orienta sobre la forma de optimizar la salud metabólica mejorando la calidad y la cantidad de la musculatura. Cuanto más tejido muscular sano tengas para procesar grasa y glucosa, mejor será tu salud metabólica y menos intervenciones farmacológicas necesitarás.

Ventajas de un estilo de vida musculocéntrico

- Equilibrio del azúcar en sangre
- Aumento de la energía
- Lucidez
- Reducción de la grasa corporal
- Mejora de la composición corporal
- Disminución de los antojos

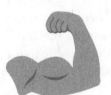

La musculatura esquelética también actúa como almacén de aminoácidos y en ausencia de comida mantiene el flujo de estos nutrientes fundamentales para el cuerpo. Esta es la función metabólica de los músculos. Si te pones enfermo o te lesionas, tu cuerpo extraerá aminoácidos del tejido muscular disponible para repararse y protegerse. Numerosos estudios han demostrado que, cuanto más sanos estén tus músculos, mayor será tu capacidad de supervivencia cuando las cosas vayan mal. De hecho, la capacidad para sobrevivir a la caquexia, una enfermedad debilitante que suele acompañar al cáncer, está directamente relacionada con la masa muscular total.

EL PODER METABÓLICO DE LOS MÚSCULOS

Si los músculos se convierten en el principal objetivo para mejorar tu salud, puedes crear un impulso positivo basado en lo que puedes ganar, no en lo que necesitas perder. Dado el poder que tienen los músculos para ayudar a prevenir enfermedades que se suelen atribuir al envejecimiento, deberíamos pensar en ellos como en un nuevo objetivo de salud.

En un examen médico estándar se miden signos vitales como la presión arterial, el pulso y el peso. Pero para hacerse una idea más exacta de la salud general, el médico también debería medir la masa muscular en cada examen anual, además de evaluar la fuerza y realizar otras pruebas. Esto le proporcionaría información inmediata sobre la tendencia del estado muscular del paciente, lo que determina en gran medida su salud general. Hasta que el sistema médico se ponga al día, es imprescindible que tomes las riendas de tu propia longevidad.

La salud muscular se puede dividir en dos: 1) física y 2) metabólica. En la salud física interviene la fuerza y la masa, mientras que la metabólica pasa por la sensibilidad a la insulina, la regulación de la glucosa, la oxidación de los ácidos grasos y la salud de las mitocondrias. Las mitocondrias, también conocidas como «centrales energéticas de las células», desempeñan un papel fundamental a la hora de transformar los alimentos en energía utilizable por las células. La salud mitocondrial determina la salud de tejidos y órganos, mientras que su disfunción puede ser la causa de afecciones mortales.

Para comprender cómo ayudan los músculos a impulsar el metabolismo y por qué es tan importante su efecto, resulta útil entender tres conceptos básicos:

1. La glucosa se vuelve tóxica para el cuerpo cuando hay demasiada en el torrente sanguíneo durante demasiado tiempo, es decir, más de dos horas. (Este estado patológico se denomina «diabetes»).
2. La insulina es el principal mecanismo del cuerpo para eliminar la glucosa del torrente sanguíneo.
3. Una de las principales causas de obesidad y enfermedades asociadas (diabetes tipo 2, hipertensión, enfermedades cardiovasculares y alteración de la fertilidad, entre otras) es la

disminución de la sensibilidad a la insulina, también conocida como «resistencia a la insulina».

Y aquí es donde entra en juego el ejercicio. **La contracción muscular durante el entrenamiento aeróbico y de resistencia estimula la absorción de glucosa sin necesidad de recurrir a la insulina.** Esta absorción independiente de la insulina supone un eficaz mecanismo adicional para eliminar el exceso de glucosa de la sangre. Y no solo eso: en respuesta al entrenamiento de resistencia, en concreto, el cuerpo se beneficia de la absorción de glucosa derivada de la contracción **hasta dos días después del entrenamiento**, ya que el ejercicio mejora la absorción de glucosa estimulada por la insulina. Durante este periodo tras el entrenamiento, sigue habiendo una mayor densidad de transportadores de glucosa en la membrana de las células musculares, que siguen haciendo su trabajo de eliminar el exceso de glucosa en la sangre, por lo que se sigue requiriendo menos insulina. Otra ventaja es que la glucosa que se almacena en el tejido muscular en forma de glucógeno sirve de combustible tanto para el ejercicio breve e intenso como para el entrenamiento aeróbico prolongado. Dicho de otra forma, con una nutrición adecuada, el glucógeno resintetizado tras el entrenamiento **devuelve al cuerpo la energía necesaria para seguir entrenando**. Como puedes ver, este sistema funciona como un circuito cerrado. El ejercicio no solo ayuda a regular los niveles de azúcar e insulina en sangre, sino que también prepara los músculos. Después de quemar glucógeno (glucosa) con el ejercicio, el tejido muscular queda preparado para la absorción de glucosa. Entonces, un reabastecimiento nutricional adecuado repone las reservas de glucógeno, con lo que le da al cuerpo lo que necesita durante el entrenamiento, lo que impulsa este ciclo energético saludable a largo plazo. Entender la interacción de estas dinámicas es una solución de por vida.[3]

Ahora veamos qué sucede en la situación opuesta, cuando no se trabajan suficientemente los músculos, lo que impide que el ejercicio tenga cualquier efecto positivo en el organismo.

SUELTA EL EQUIPAJE

Piensa en los músculos como en una maleta. Si no paras de comer lo que no te conviene y en cantidades que no te convienen, llenas tanto la maleta que se sale lo que llevas dentro. Lo que «se sale» en este caso son la glucosa, los ácidos grasos o los aminoácidos, que vuelven al torrente sanguíneo. El cuerpo tiene que buscar la forma de deshacerse de todo lo que le sobra. Ahí es cuando empiezan los procesos patológicos iniciales. Tanto si lo que se presenta al principio es obesidad como si es diabetes u otra afección, la patología subyacente es la misma. Cuando el músculo, el principal órgano metabólico, se ve sobrecargado y abrumado, se gana grasa. Esta grasa va creando una inflamación moderada. Si no tienes los músculos sanos, una mala alimentación puede provocar inflamación posprandial cada vez que comes, lo que daña la regulación metabólica de los músculos y provoca muchos otros problemas.[4]

Los problemas de salud asociados a la musculatura esquelética suelen aparecer en las primeras etapas de la vida. Cuando somos jóvenes y parecemos estar lo suficientemente sanos, pensamos que podemos salir libres de culpa aunque tomemos malas decisiones, aunque seamos sedentarios, ya que seguimos usando ropa de la misma talla. En realidad, **no existen las personas inactivas y «sanas»**. Las enfermedades que solemos atribuir al envejecimiento se deben en realidad al deterioro muscular.

La información que proporciono aquí sobre la función de los músculos en cuanto órgano pone patas arriba las creencias generalizadas sobre la relación entre comida, ejercicio, grasa y musculatura. Si entiendes estas interacciones, tendrás todo lo necesario para priorizar la salud muscular cuando tomes decisiones. **Optimizar los músculos optimizará tu vida.**

> **Cinco formas de hacer magia muscular**
>
> ❶ Haz entre diez y veinte sentadillas cada hora.
> ❷ Trabaja de pie con una mesa elevable.
> ❸ Aumenta la frecuencia cardiaca yendo con rapidez al baño o a la fuente de agua diez veces al día.
> ❹ Llévate a la oficina una banda de resistencia para hacer una serie rápida de *curls* de bíceps (diez repeticiones) entre tarea y tarea.
> ❺ Ponte un chaleco con algo de peso mientras trabajas para añadir un poco más de resistencia.

EN QUÉ CONSISTE LA RESISTENCIA A LA INSULINA

La insulina es una hormona peptídica, liberada por el páncreas, que transporta la glucosa hasta las células. El déficit de insulina es mortal. Su exceso también es mortal. Cuando la resistencia a la insulina hace que el cuerpo la necesite en mayor cantidad, pueden presentarse enfermedades metabólicas y un desequilibrio de los lípidos en sangre. Un crucial artículo de Kitt Petersen demostró que la resistencia a la insulina en la musculatura esquelética, debida a problemas en la síntesis del glucógeno muscular (piensa en esa maleta llena), puede aumentar los niveles de triglicéridos (TG) y de colesterol de lipoproteínas de baja densidad (LDL), además de bajar los niveles de colesterol de lipoproteínas de alta densidad (HDL).[5]

La resistencia a la insulina que experimentaron esos sujetos era independiente de los cambios en la obesidad intraabdominal. ¿Ves adónde quiero llegar? Si la resistencia a la insulina se presenta sin que aumente la grasa abdominal, es posible que el tejido adiposo y la obesidad no desempeñen un papel fundamental como causantes de la resistencia a la insulina en las primeras etapas de este síndrome metabólico.

Aunque el hígado es otro órgano fundamental en esta historia, la manera más funcional de interrumpir esta progresión insalubre pasa por desarrollar la musculatura esquelética. ¿Por qué? Porque, que yo sepa, no es posible ejercitar el hígado. Además, la musculatura tiene tanta masa que es el tejido más eficaz que podemos elegir como objetivo.

La ciencia demuestra claramente que la musculatura esquelética es la zona en la que se presentan los daños iniciales que dan lugar a la resistencia a la insulina, lo que a su vez produce la diabetes tipo 2. Los autores de uno de mis artículos favoritos lo expresan sucintamente en su título: «La resistencia a la insulina de la musculatura esquelética es la anomalía originaria de la diabetes tipo 2».[6] Diez o más años antes de que el fallo de las células beta del páncreas (el eje de la diabetes) provoque niveles elevados de azúcar en sangre en ayunas, la resistencia a la insulina ya puede detectarse dentro de la musculatura esquelética.

Por tanto, si se quiere corregir la resistencia a la insulina, lo lógico es centrarse en la mayor zona originaria de este tipo de resistencia que hay en el cuerpo. Así apuntamos al centro de la diana. Para alcanzar (y mantener) una correcta regulación de la insulina, hay que empezar por «vaciar el depósito» y, a continuación, mantener sana la musculatura esquelética.

EL MÚSCULO COMO ÓRGANO ESTABILIZADOR DEL AZÚCAR EN SANGRE

Los músculos no solo ayudan a prevenir los niveles altos de glucosa en sangre, sino que también evitan que bajen demasiado. Si la dieta no contiene hidratos de carbono, los aminoácidos liberados por los músculos pueden usarse para sintetizar glucosa en el hígado, lo que contribuye directamente a los niveles de glucosa en sangre. Gracias a este mecanismo, los músculos pueden ayudar a estabilizar la concentración de azúcar en sangre.

Si ajustas el consumo de proteínas y das prioridad al entrenamiento para alcanzar tus objetivos metabólicos, podrás paliar los efectos del envejecimiento; por ejemplo, la disminución de esteroides naturales (es decir, hormonas anabólicas) como la testosterona, que estimulan la síntesis de proteínas musculares y el crecimiento muscular al mismo tiempo que previenen la resistencia a la insulina. Aumentar la ingesta de proteínas también protege la capacidad del cuerpo para regenerar tejidos, al mismo tiempo que estimula la capacidad del tejido muscular para detectar nutrientes, lo que le permite aprovechar mejor las proteínas de la dieta. Todos estos factores respaldan tus esfuerzos por conservar tu masa muscular.

Ahondemos un poco más en la capacidad para detectar nutrientes que acabo de mencionar. Resulta que los músculos son notablemente maleables y sensibles. Ya hemos comentado que el músculo esquelético reacciona bioquímicamente a la contracción muscular (es decir, al ejercicio) de una forma beneficiosa. También responde directamente a la nutrición como ningún otro órgano. Los músculos son capaces de detectar las proteínas que se consumen y estimular en consecuencia el crecimiento de tejido nuevo en función de la disponibilidad de una cantidad correcta y suficiente de aminoácidos. Los aminoácidos son los componentes básicos de las proteínas, esto es, de las biomoléculas que determinan la estructura física del cuerpo y hacen posibles todas las reacciones metabólicas necesarias para la vida.

¡No te preocupes! Ya explicaré todo esto más detenidamente en el capítulo 5, donde aportaré todos los datos, cifras y ecuaciones necesarios para ayudarte a establecer el equilibrio de nutrientes que tu cuerpo necesita según tu estado actual y tus objetivos para el futuro.

METABOLISMO: MISTERIOS Y CONCEPTOS ERRÓNEOS

Bueno, ¿estás preparado para sorprenderte?

Probablemente habrás oído que los músculos son muy importantes para quemar calorías y acelerar el metabolismo en reposo. Pero no te dejes engañar. Aunque el papel de los músculos es muy importante en el metabolismo, no es por el motivo que parece.

Esto es lo que oirás en el gimnasio: cada diez kilos de diferencia en masa magra hace que se gasten unas 100 kcal más al día. Esto significa que **cada kilo de músculo ganado tan trabajosamente solo quema unas 10 calorías en reposo**. Ahora cabría pensar: «¡Un momento! ¿Todo ese esfuerzo solo para quemar unas míseras diez calorías de más?». El caso es que las calorías que quemas simplemente por tener músculo no son el efecto principal, a pesar de la frecuencia con que se repite este dato.

Sabemos que el ejercicio quema calorías, pero este es el poder metabólico que tiene: el tejido muscular bien entrenado usa las calorías de forma más eficaz y eficiente. Por tanto, el tejido muscular sano acelera el metabolismo, pero no de la forma en que, probablemente, lo entendías hasta ahora. Los músculos estimulan el metabolismo usando energía para reponer las proteínas. **Cuanto más músculo sano tengas, más capacidad tendrá tu cuerpo para mantenerse en homeostasis (equilibrio).**

Seguramente habrás oído eso de que se pierde o se gana peso en función de «las calorías que entran y las calorías que salen». Esta métrica se utiliza para describir los principales elementos que determinan nuestro gasto energético con el fin de alcanzar objetivos excepcionales de salud y bienestar. Pero, desde una perspectiva musculocéntrica, hay que reconsiderar las bases de esta ecuación y añadirle los efectos de las leyes de la termodinámica. Aquí te darás cuenta de que hasta esta sencilla ecuación, arraigada en el pensamiento binario que hemos utilizado durante decenas de años, nos ha impedido ver otras piezas importantes del rompecabezas.

Los problemas que causan la obesidad intraabdominal y los efectos del envejecimiento en la fuerza muscular han quedado patentes.[7] A fin de desterrar un mito generalizado en torno a la obesidad, el exceso de grasa no solo se almacena en el tejido adiposo, sino también en otros tejidos, como los músculos. Esta es una mala noticia en lo que respecta a la fuerza real (generación máxima de fuerza muscular) y a la salud metabólica, además de tener otros muchos efectos indeseados. Al margen de los devastadores deterioros de la movilidad y el metabolismo, el tejido adiposo intramuscular (IMAT) es un importante factor que predice afecciones como el derrame cerebral, las lesiones de la médula espinal, la diabetes y la enfermedad pulmonar obstructiva crónica (EPOC).

Aunque las consecuencias que acabo de describir no son bonitas, ahora viene una buena noticia: todos llevamos dentro potentes herramientas para mejorar la salud muscular. Es posible revertir en parte, si no por completo, el daño sufrido por los músculos. Con el estímulo adecuado de la dieta y el ejercicio, una persona sarcopénica puede ponerse fuerte a cualquier edad.

LA MAGIA DE LAS MIOQUINAS

Igual que la tiroides libera determinadas hormonas que regulan el peso, los niveles de energía y la temperatura interna, el tejido muscular libera unas pequeñas proteínas señalizadoras, conocidas como «mioquinas», que actúan tanto en un lugar específico como en todo el cuerpo. La capacidad del músculo esquelético de liberar estas proteínas móviles, parecidas a las hormonas, **confiere carácter de órgano endocrino al tejido muscular**. En realidad, el músculo esquelético libera sustancias que viajan por el torrente sanguíneo e influyen en otras células para ayudar a regular numerosas funciones corporales que van mucho más allá de la mera locomoción. Las mioquinas liberadas en respuesta a las contracciones musculares durante el ejercicio desempeñan un importante papel en la utilización de energía. Estas proteínas, que ayudan a regular el metabolismo de todos los tejidos del cuerpo, también tienen determinados efectos antiinflamatorios en varios tejidos, al mismo tiempo que mejoran la función inmunitaria y el metabolismo.[8]

Si no has oído hablar del papel de los músculos como órgano endocrino o secretor, es porque se trata de un concepto relativamente nuevo que aún le resulta extraño a la mayoría, incluidos muchos profesionales de la medicina. Una investigación pionera estableció la capacidad de la contracción muscular para influir en el metabolismo mediante la estimulación, la producción y la liberación de citoquinas que combaten enfermedades.

A su vez cambió radicalmente el paradigma: confirió al músculo esquelético el carácter de órgano endocrino; de hecho, es el mayor sistema orgánico del cuerpo humano.[9] Puede que hasta sea el sistema orgánico más importante para combatir la crisis médica actual, recuperar una salud excepcional y maximizar el rendimiento físico.

Saber de estas poderosas moléculas cambió drásticamente mi forma de pensar sobre la alimentación y el ejercicio físico, ya que me recordó la función crucial de los músculos. Esta investigación me demostró lo importante que es comer de tal forma que se permita al cuerpo almacenar menos grasa y, a la vez, utilizar el ejercicio como una potente herramienta para provocar cambios metabólicos. La calidad de vida está directamente relacionada con la salud muscular: si tienes unos músculos sanos, vivirás mejor.

Aparte de los beneficios ya mencionados, los últimos datos científicos han revelado otra importante ventaja para la salud del entrenamiento de resistencia: aumenta la producción y liberación de mioquinas. Las mioquinas son un conjunto de pequeñas proteínas y péptidos que se liberan en el torrente sanguíneo durante la contracción del músculo esquelético. Dado que actúan como señales químicas que provocan cambios metabólicos y hormonales, las mioquinas ayudan al cuerpo a metabolizar la glucosa del torrente sanguíneo sin usar insulina. Este efecto es beneficioso para todo el mundo, pero puede suponer una corrección metabólica significativa para las personas resistentes a la insulina. Trabajar activamente para ejercitar el tejido muscular no solo te ayudará a regular las hormonas, sino que también te permitirá regular mejor los niveles de azúcar en sangre y mejorar tu composición corporal.

Las mioquinas también mejoran la sensación de bienestar y la capacidad de aprender. Se ha demostrado en estudios que el ejercicio aumenta el flujo de sangre al cerebro, lo que promueve el desarrollo de nuevas células cerebrales al mismo tiempo que ayuda a eliminar toxinas.[10] Durante el ejercicio, los músculos liberan dos mioquinas llamadas «catepsina B» e «irisina», que pueden pasar al torrente sanguíneo y atravesar la barrera hematoencefálica, con lo que estimulan la producción del factor neurotrófico derivado del cerebro (BDNF, por sus siglas en inglés). Este aumento del BDNF estimula la neurogénesis (o formación de nuevas neuronas), lo que facilita el aprendizaje y la memoria.[11] Los niveles más altos de BDNF se asocian a una menor incidencia de trastornos del estado de ánimo, mientras que los aumentos de BDNF inducidos por el ejercicio aeróbico se asocian con un aumento del volumen del hipocampo, la zona del cerebro que regula el aprendizaje, la memoria y la percepción espacial.[12]

En resumidas cuentas, te sorprendería la cantidad de musculatura que tienes la capacidad de desarrollar (aunque estés luchando contra una enfermedad prolongada o sientas que ya zarpó el barco de la salud) y el papel que desempeñará esa musculatura para salvarte la vida. ¡Sigue leyendo y sabrás cómo!

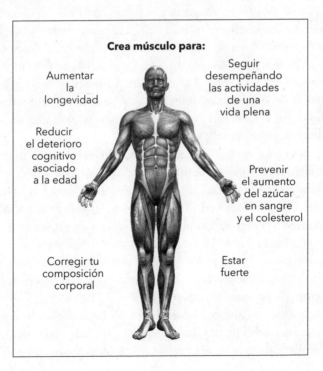

REAJUSTE MENTAL

OBTÉN EL CONTROL DE TUS PENSAMIENTOS

¿Qué distingue a los militares de élite, a los directores de empresas prósperas y a otras personas que han alcanzado el éxito? La mentalidad. No se dejan desviar del objetivo por tonterías. La clave consiste en entrenar la mente para que sea un activo y no un pasivo. Mi mentor y amigo de toda la vida, el excomandante Mark Divine, me enseñó que podemos aprender a neutralizar el monólogo interior negativo y tomar las riendas de nuestras pautas de pensamiento.

En mi práctica clínica trabajo con cualquier persona que esté lista para subir de nivel en su vida. Pueden ser atletas, ejecutivos, madres o padres, marines o una combinación de ello. Lo que los lleva a mi consultorio es la promesa del bienestar. Pero ese es solo el punto de partida de una reestructuración interna aún más significativa que cultivamos juntos. Utilizo la medicina para proporcionar a la gente una vida llena de victorias. Siempre les digo a mis pacientes que el primer músculo que deben trabajar es el que tienen entre oreja y oreja. Y lo mismo te digo a ti. Vamos a crear un marco organizativo que te guíe en tu camino hacia unos resultados reales y duraderos aprovechando toda mi experiencia en la preparación de mis pacientes para el éxito.

Que alcances tus objetivos de bienestar depende de dos factores centrales: **que sepas QUÉ hacer**, es decir, que asimiles los consejos probados que te facilitaré en relación con la dieta, el ejercicio y otras intervenciones en el estilo de vida, y **que sepas CÓMO hacerlo**. Con esto último no solo me refiero a los pasos técnicos para planificar una comida o un entrenamiento (aunque ahondo en ambas cosas en los capítulos 7 y 9, así como en mi canal de YouTube), sino también a encauzar la mentalidad necesaria, con todos sus matices, para ponerlos en práctica.

Y ese trabajo consiste en asumir el cien por ciento del control y de la responsabilidad de tu propio bienestar. Lo único que podemos controlar es lo que pensamos, así que empezaremos por ahí. El primer paso consiste en tomar conciencia de los factores mentales inconscientes que funcionan en segundo plano.

El «CÓMO» implica tomar las riendas del propio panorama mental. Si aprendes a abrirte paso por tu acrobática mente, podrás identificar tus puntos fuertes y débiles, sortear los obstáculos y obtener el control de tu logística interna. Este enfoque no consiste en establecer objetivos, sino en definir criterios que te ayudarán a enfrentarte a los miedos ocultos y a liberarte de los obstáculos que te impiden vivir mejor tu vida. Adoptaremos este mismo enfoque verticalista tanto con el entrenamiento nutricional como con el físico. Tu creciente fuerza mental te ayudará a dar forma a tu creciente fuerza física, y a la inversa. Juntas consolidarán el valor y la resiliencia.

Plantéate estas situaciones: ¿sueles ser positivo contigo mismo, pero recurres a comportamientos autodestructivos después de una tensa reunión de negocios o una pelea con tu pareja? ¿Dices: «Me merezco este pastel» o «Necesito una copa después de un día tan largo»? Puede que estas pautas te hagan ganar peso. Quizá acabes convencido de que has fracasado tú, en lugar de darte cuenta de que es tu plan lo que necesita ajustes. En vez de dejarte llevar por la vergüenza y la culpa, considera lo que puedes aprender de la experiencia. Fíjate en las trampas. ¿Dónde están los agujeros de tu red de seguridad? ¿Qué salvaguardas puedes establecer para la próxima vez?

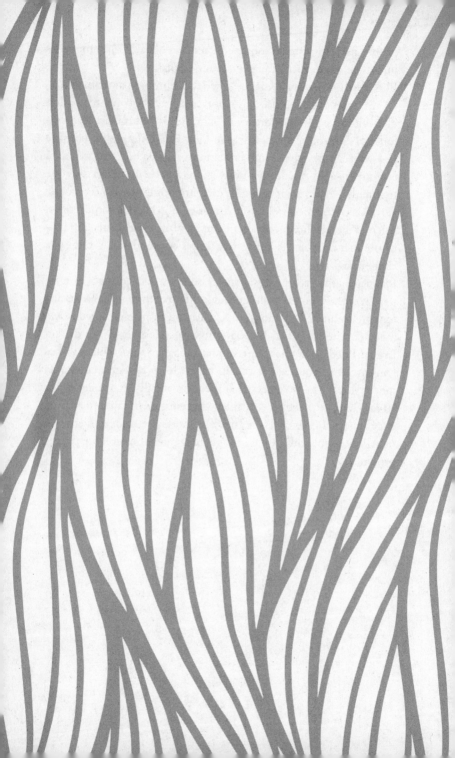

2
CÓMO VENCER A LA ENFERMEDAD

Por muchas veces que hayas ganado y perdido el mismo peso, **puedes reparar tu metabolismo y tu tejido muscular**. ¿Hasta los músculos que ya tienen infiltraciones de grasa? ¡SÍ! El Protocolo Lyon, que explico en la página 177, te permitirá mejorar la salud de la musculatura existente y desarrollar más.

Al evaluar nuestra salud, muchos nos centramos en las experiencias sensoriales de bienestar inmediatas, día a día, hora a hora. Pero no solemos tomarnos el tiempo necesario para relacionar estos síntomas con sus repercusiones a largo plazo. Fíjate en estos ejemplos: fatiga, memoria, estado de ánimo y regulación del azúcar en sangre. ¿Sabes qué tienen en común? Son solo algunos de los principales puntos de referencia de salud perceptibles que gestiona el tejido muscular.

Normalmente, el sistema médico occidental se centra en lo que nos enferma y pasa por alto la prevención. Esta tendencia lleva a muchos médicos a centrarse en la grasa y la glucosa, sin tener en cuenta que la musculatura esquelética podría corregir el desequilibrio. En vez de detener el ciclo de la enfermedad, somos como un perro que se muerde la cola. Para combatir esta omisión y resaltar el papel fundamental de los músculos en la salud a largo plazo, **propongo que la masa muscular se considere un fin en sí mismo: un biomarcador de la salud general.**[1]

LA VERDADERA FUENTE DE JUVENTUD

Mi objetivo es nada menos que cambiar la medicina moderna para que se centre en los músculos como fuente de la juventud. En la vida real no existe un elixir fantástico ni una cura milagrosa. Aun así, la musculatura puede ser una píldora mágica para transformar los resultados en lo referente a la salud. Y, por suerte, resulta que la musculatura también es **el único órgano sobre el que podemos ejercer control voluntariamente**. Aceptar este pequeño milagro te empoderará para ponerte en modo de ejecución y mejorar tu salud a partir de ahora.

Recurre a esta máxima para mantener la motivación: **cuanto mayor sea tu masa muscular sana, mayor protección tendrás frente a todas las causas de mortandad y enfermedad.**

¿Eres capaz de realizar tus actividades cotidianas? ¿Sientes dolor a lo largo del día? ¿Sientes que gozas de buena salud? ¿Tienes la suficiente energía para hacer lo que te gusta? Estos son los factores clave que debes considerar para evaluar tu salud actual y prepararte para realizar mejoras. Prevenir y controlar las siguientes afecciones habituales te permitirá sentirte fuerte y mantenerte joven.

SARCOPENIA

Todos envejecemos día tras día, y mucho antes de que los efectos se aprecien desde afuera, nuestro organismo está cambiando sin que lo veamos. Si no nos esforzamos para mantener la musculatura, corremos un gran riesgo de sufrir sarcopenia, la reducción progresiva de la masa muscular debida al envejecimiento, que reduce la capacidad funcional del tejido muscular.[2]

Todos hemos presenciado la sarcopenia en acción. Puede que hayas visto a parientes mayores que parecen encogerse año tras año mientras se esfuerzan por tener algo claro de toda la información contradictoria en materia de salud o, simplemente, deciden darse por vencidos.

Tal vez hayas notado flacidez muscular después de que te quitaran un yeso: la extremidad estaba más delgada, pálida y débil que antes de que te enyesaran. En una ocasión me rompí un omóplato y tuve el brazo inmovilizado con un cabestrillo durante semanas. Cuando por fin pude volver a usarlo, no podía creer la fuerza y el volumen que había perdido. En todos estos casos podemos ver lo que ocurre cuando el cuerpo no es capaz de reparar y reemplazar adecuadamente los tejidos.

Aunque suele asociarse al deterioro propio de la edad avanzada, la sarcopenia puede empezar en los treinta, igual que la demencia y las enfermedades cardiacas. Entender y abordar los problemas derivados de la inactividad y el consumo subóptimo de proteínas es fundamental para disminuir el aumento de grasa y la pérdida de masa muscular en la vejez.

¿Es más perjudicial perder músculo o ganar grasa? La respuesta es perder músculo. Un estudio realizado entre hombres de edad avanzada, en el que se comparaba la obesidad con la sarcopenia, determinó que el déficit de masa muscular aumentaba el riesgo de lesiones en mayor medida que la abundancia de grasa y tenía un mayor impacto negativo en el rendimiento. Estos hallazgos, que respaldan una visión musculocéntrica de la longevidad, demuestran la importancia de desarrollar musculatura para protegerte conforme envejeces.[3] Perder calidad muscular significa perder las ventajas metabólicas de los músculos; en concreto, la potencia, la fuerza y las mitocondrias. Es importante recordar que estas desventajas pueden producirse cuando se pierde tejido muscular a cualquier edad.

Si entiendes que los músculos son la clave de la longevidad y tomas medidas para reequilibrar los efectos de perder y ganar musculatura, podrás ralentizar el proceso de envejecimiento. Cuando envejecemos, la degradación (catabolismo) de los músculos se produce a un ritmo acelerado. Si no se controla, el cuerpo entra en un estado de deterioro constante. Al inclinar la balanza hacia un proceso más favorable de desarrollo muscular (anabolismo), te proteges del catabolismo durante el máximo tiempo posible. Esto te ayudará a evitar las consecuencias negativas de la inflamación severa, como la que se produce cuando aparece la obesidad, que empujan el equilibrio metabólico a un estado en el que resulta más difícil ganar y mantener una musculatura sana.

A las personas con obesidad e inflamación moderada les cuesta ganar musculatura, pero eso es precisamente lo que necesitan para mejorar y mantener su salud. Las razones son numerosas. En primer lugar, la inflamación crónica inhibe la respuesta al ejercicio, y los músculos dañados por la grasa y el comportamiento sedentario no detectan los nutrientes con tanta precisión, no responden al ejercicio con tanta eficacia y no se recuperan adecuadamente después de un entrenamiento. La menor capacidad de respuesta muscular hace que sea más difícil volver a un estado de equilibrio que ayude a prevenir el alzhéimer, las enfermedades cardiovasculares y la hipertensión, entre otras afecciones. Aun así, tomar medidas estratégicas puede ayudar a superar los efectos de la obesidad.

No es tarde para hacer cambios en la dieta y el ejercicio (te doy una pista: siguiendo el Protocolo Lyon) que pueden eliminar el «entremezclado» muscular y devolverte la salud.

Las personas con menos masa muscular tienen una tasa de supervivencia menor en casi todas las enfermedades. Cuando surge la infección, el trauma físico o el cáncer, el cuerpo humano requiere una aportación de aminoácidos considerable. Los obtiene de su propio almacén de aminoácidos: el tejido muscular.

Cuanto más tejido muscular de alta calidad tengas para proporcionárselos, más tiempo podrás sobrevivir.

Consideremos un caso extremo. Cuando estudiaba Medicina dediqué un tiempo a investigar la regeneración de las quemaduras. Para tener una curación normal (según el tamaño de la lesión), los pacientes podían necesitar tres veces las proteínas recomendadas por el Departamento de Agricultura de Estados Unidos (USDA).[4] Este consumo de proteínas era necesario para proporcionar el material de la síntesis de proteínas que ayuda a regenerar y estructurar tejido nuevo. En condiciones de curación acelerada aumenta considerablemente la necesidad de aminoácidos de la mayoría de los tejidos, incluidas las células hepáticas y los leucocitos, que dependen en gran medida de la glutamina, un aminoácido.

Puede que la unidad de quemados sea un ejemplo muy drástico, pero el hecho es que nuestro cuerpo trabaja continuamente para sanar mientras se enfrenta a diversos estados de estrés. Este ejemplo pone de relieve la mayor necesidad de proteínas en cualquier tipo de curación física. La ingesta de las proteínas adecuadas, con las vitaminas y los minerales asociados, acelera la recuperación y, a la vez, preserva el valioso tejido muscular.

FUNDAMENTOS DEL SISTEMA INMUNITARIO

El sistema inmunitario puede dividirse en innato y adaptativo. El sistema inmunitario innato constituye la primera línea de defensa del cuerpo frente a una amplia gama de invasores, e incluye barreras inmunes (piel o mucosas), ácidos estomacales y glóbulos blancos que atacan a todos los patógenos posibles para destruirlos. Por el contrario, el sistema inmunitario adaptativo genera respuestas únicas a patógenos concretos y recuerda estas respuestas para futuros encuentros.

Las células y los órganos se llevan bien para proteger al cuerpo. Los fagocitos, un tipo de leucocitos del que forman parte los neutrófilos (el ejército que lucha contra las bacterias), actúan como un lavador de cerebros que devora organismos invasores. Los linfocitos ayudan al cuerpo a recordar a cada invasor y facilitan su destrucción cuando reaparece. Los linfocitos B pueden considerarse el sistema de inteligencia militar del organismo. Como la CIA, los linfocitos B localizan sus objetivos y mandan defensas. Igual que los soldados a los que se envía a combatir a las fuerzas enemigas, el sistema de defensa de los linfocitos T (o células T) se centra en los invasores y los desactiva.

El sistema inmunitario necesita que los linfocitos B detecten y eliminen las sustancias extrañas (antígenos). Alertado por el cuerpo, el sistema inmunitario estimula los linfocitos B para que produzcan anticuerpos (también llamados «inmunoglobulinas»). Estas proteínas se dirigen a antígenos concretos y los inhabilitan. Cuando se producen anticuerpos, estos suelen quedarse en el cuerpo para ayudarnos a librar futuras batallas contra los invasores. ¿Cómo actúan los músculos en todo esto? Prepárate y verás.

Cómo estimula la musculatura al sistema inmunitario

Muchos estudios han demostrado la importancia de hacer ejercicio y actividad física con frecuencia para potenciar la capacidad corporal para combatir infecciones a largo plazo. Esto no solo es importante como respuesta a una nueva pandemia vírica, por ejemplo, sino también en cuanto estrategia para combatir otras enfermedades. Dado que tenemos la capacidad de controlar voluntariamente la musculatura esquelética, el entrenamiento de resistencia es una importante herramienta para mejorar el sistema inmunitario.

Las mioquinas liberadas por la musculatura esquelética afectan al sistema inmunitario en sus vertientes innata y adaptativa. En concreto, se ha demostrado que dos mioquinas que se secretan en respuesta al ejercicio, IL-6 e IL-15, influyen significativamente en la inmunidad. El tejido muscular libera IL-6 durante el entrenamiento aeróbico estable, y libera IL-15 sobre todo durante el entrenamiento de resistencia y, en cierta medida, al realizar cardio.[5] Aunque, por lo general, el efecto de los músculos en el sistema inmunitario pasa desapercibido, las pruebas de laboratorio nos permiten vislumbrar el funcionamiento de estos procesos. Aún se están buscando formas de analizar los marcadores sanguíneos para medir la eficacia de la musculatura esquelética como órgano endocrino. Los resultados de determinados análisis de sangre no solo revelan algunos aspectos de la salud muscular general, sino que también pueden usarse, junto con otros biomarcadores, para orientar y cuantificar el efecto del ejercicio en la función inmunitaria.[6]

Una investigación reciente refuerza este nuevo enfoque «dosis-respuesta» del ejercicio. Hace tiempo que sabemos que un recuento elevado de leucocitos totales se asocia a un mayor riesgo de cardiopatía coronaria y muerte, y que el ejercicio aeróbico se asocia a recuentos totales más bajos. Sin embargo, hasta hace poco, ningún estudio había examinado el efecto que podría tener en estos recuentos una cantidad concreta (una «dosis») de ejercicio aeróbico. En el estudio DREW, mujeres posmenopáusicas sedentarias, con sobrepeso u obesidad, participaron en un programa de entrenamiento aeróbico durante seis meses. Estas mujeres se dividieron en tres grupos con diferentes pautas de ejercicio semanal. A un grupo se le indicó que hiciera ejercicio para quemar 4.5 kcal/kg de peso corporal por semana; el segundo debía quemar 9 kcal/kg, y el tercero, 18 kcal/kg. Sorprendentemente, los resultados de este estudio revelaron una reducción del recuento total de leucocitos dependiendo de la dosis; las mujeres que quemaron más calorías haciendo ejercicio fueron las más beneficiadas. Estas pruebas se sustentan en los hallazgos de un ensayo aleatorio de 2012 que reveló que el aumento de la actividad física reduce significativamente el riesgo de morbilidad por enfermedades cardiovasculares, sobre todo en mujeres con inflamación multiorgánica moderada.[7]

Ejercicio y enfermedades autoinmunes

Según los Institutos Nacionales de Salud (NIH, por sus siglas en inglés), 25 millones de estadounidenses se ven afectados por más de ochenta enfermedades autoinmunes.[8] Estas enfermedades se caracterizan por una disfunción del sistema inmunitario que hace que el cuerpo empiece a atacar sus propios tejidos. Pueden deberse a toxinas ambientales, a infecciones o a factores genéticos. Algunos diagnósticos, como la artritis reumatoide y el lupus, afectan profundamente la vida de los pacientes. En muchos casos, los rasgos clínicos habituales con repercusiones físicas y mentales en el bienestar, como el dolor, la fatiga crónica y la depresión, están provocados y agravados por la falta de actividad física. Combinados afectan a 23.5 millones de personas en EUA, y los estudios indican que estas cifras van en aumento.

Una búsqueda rápida en internet para encontrar tratamientos para enfermedades autoinmunes da como resultado una larga lista de opciones farmacológicas y quirúrgicas. El criterio actual en el tratamiento médico consiste en recetar fármacos que inhiben el sistema inmunitario: corticoesteroides y productos biológicos. Por lo general, los dos tratamientos mayoritarios (glucocorticoi-

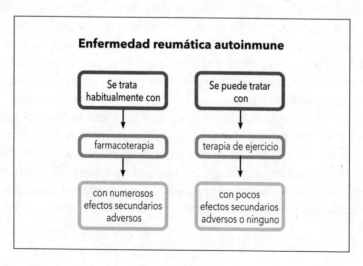

des e inmunosupresores) solo proporcionan alivio a corto plazo y, en muchos casos, tienen efectos secundarios considerables; uno de ellos son los daños en el músculo esquelético, que es el órgano capaz de ayudar a regular estas enfermedades. El consumo prolongado de estos fármacos se ha asociado a la pérdida de masa ósea y muscular, así como a la disfunción cardiovascular: ¡justo lo contrario de la vida larga y sana que buscamos aquí! Además, es posible que estos medicamentos no logren impedir la progresión de las discapacidades, ya que pueden destruir precisamente los tejidos que ofrecen protección.

Aunque algunas personas pueden necesitar estos fármacos según la gravedad de sus síntomas, una gran mayoría puede mejorar considerablemente su calidad de vida cambiando lo básico:

- saliendo a caminar al aire libre,
- empezando a entrenar con pesas y
- comenzando simplemente a mover el cuerpo, lo que puede ayudar a aliviar el dolor y la rigidez.

La ciencia indica claramente que las enfermedades autoinmunes son más frecuentes entre quienes no practican ejercicio. También se ha demostrado en estudios que la actividad física y muscular saludable podría potenciar el tratamiento al aumentar la densidad de linfocitos T e inducir una respuesta antiinflamatoria que ayuda a regular la salud inmunológica.[9] Ten en cuenta que una de las fuerzas motoras de estas enfermedades es la inflamación sostenida, que mantiene las defensas en alerta máxima constante.

Se ha demostrado claramente en investigaciones que la musculatura esquelética interviene en la regulación de un sistema inmunitario saludable. En mi consultorio, casi el cien por ciento de los pacientes con estas enfermedades se sienten mucho mejor realizando ejercicio físico que tomando fármacos. Por supuesto, si experimentas síntomas graves, debes acudir al médico. Pero, además, puedes empezar con una rutina de ejercicios y notar los efectos positivos en tu cuerpo.

En general, los músculos son una especie de reloj biológico que activa la patología cuando el tejido no está sano y que permite aplicar soluciones fisiológicas cuando se mantiene su calidad. Es decir, **el estado del tejido muscular puede intensificar los procesos patológicos o corregir el metabolismo, así como la enfermedad subyacente**. ¿No quieres empezar a desarrollarlos antes de que se asiente la enfermedad?

CÁNCER

El cáncer es un complejo conjunto de procesos patológicos que ni siquiera las mentes más brillantes han conseguido entender del todo. Hay riesgos conocidos y desconocidos que nos exponen a él. Dado que todos tenemos el ADN dañado en mayor o menor grado, todos nuestros cuerpos son susceptibles de contraer diversos tipos de cáncer. Para complicar más las cosas, están las falsas asociaciones entre algunos alimentos y el cáncer, lo que enturbia las aguas con mitos peligrosos. Veremos estos factores dietéticos un poco más adelante. De momento explicaré los mecanismos fundamentales del cáncer para establecer una base de comprensión que nos permita examinar con sentido crítico la información que circula por el mundo.

El cáncer afecta a decenas de millones de personas al año.[10] De aquí al año 2040 habrá 27.5 millones de nuevos casos de cáncer y 16.3 millones de muertes, según las predicciones de la Asociación Estadounidense contra el Cáncer (ACS, por sus siglas en inglés). La malignidad empieza con una fase inicial resultante de una alteración genética causada por la exposición a factores oncogénicos, es decir, cancerígenos, como el tabaquismo, el sol, el alcohol y otros. Sabemos que el cáncer y la obesidad están relacionados y que la grasa corporal es un factor de riesgo modificable. Uno de los motivos son los daños que sufre el ADN con el tiempo a causa de la inflamación moderada debida al exceso de tejido adiposo. También existen otros factores, como las diversas anomalías metabólicas asociadas a un alto porcentaje de tejido adiposo intraabdominal. La dieta occidental, en particular, se asocia firmemente al cáncer de hígado, páncreas y riñón, por mencionar unos pocos.

Sabemos que las personas con sobrepeso y obesidad tienen más probabilidades de sufrir afecciones o trastornos relacionados con la inflamación local crónica que las personas de peso saludable.[11] Una forma de evitar este factor de riesgo consiste en desarrollar, mantener y optimizar una musculatura sana. La obesidad se asocia firmemente al aumento del riesgo de padecer trece tipos de cáncer distintos. Estos son algunos de ellos:

- **Cáncer de endometrio.** Las mujeres de peso saludable tienen una probabilidad significativamente menor de desarrollar cáncer de endometrio (cáncer del revestimiento del útero) que las mujeres obesas y con sobrepeso. El riesgo de cáncer de endometrio se incrementa con el aumento de peso en la edad adulta.[12]
- **Adenocarcinoma de esófago.** Las personas de peso saludable tienen una probabilidad dos veces menor de desarrollar un tipo de cáncer de esófago llamado «adenocarcinoma de esófago» que aquellas con sobrepeso u obesidad, mientras que las personas extremadamente obesas tienen una probabilidad más de cuatro veces mayor.[13]
- **Cáncer de estómago en la zona del cardias.** Las personas con sobrepeso y obesidad presentan aproximadamente el doble de riesgo de sufrir cáncer de estómago en la zona del cardias (la unión con el esófago) que las personas de peso saludable.[14]
- **Cáncer de páncreas.** Las personas de peso saludable tienen una probabilidad aproximadamente 1.5 veces menor de desarrollar cáncer de páncreas que quienes presentan sobrepeso u obesidad.[15]
- **Cáncer colorrectal.** Un índice de masa corporal (IMC) más alto se asocia a un aumento del riesgo de cáncer de colon y de recto tanto en hombres como en mujeres,

aunque son los hombres quienes experimentan un incremento mayor.[16]
- **Cáncer de vesícula biliar.** En comparación con las personas de peso saludable, quienes presentan sobrepeso u obesidad corren un mayor riesgo de sufrir cáncer de vesícula biliar; este riesgo se incrementa un 5% por cada cinco unidades de IMC.[17] Este aumento del riesgo es ligeramente mayor en las mujeres que en los hombres.
- **Cáncer de mama.** Muchos estudios han demostrado que, en las mujeres posmenopáusicas, un IMC más alto se asocia a un aumento del riesgo de cáncer de mama. Por ejemplo, un aumento de cinco unidades del IMC aumenta un 12% el riesgo.[18] Las mujeres posmenopáusicas de peso saludable tienen un riesgo entre un 20 y 40% menor de desarrollar cáncer de mama positivo para receptores de estrógenos que las obesas.[19]
- **Cáncer de ovario.** Un IMC más alto se asocia a un ligero aumento del riesgo de cáncer de ovario, sobre todo en mujeres que no han tenido ninguna terapia hormonal tras la menopausia.[20]

¿Te preguntas de qué te sirven todas estas aciagas estadísticas? ¡Lo que pretendo no es deprimirte, sino inspirarte! Menciono esos datos para demostrar que la mejor manera de reducir el riesgo de aparición de cáncer es no engordar. La forma más eficaz de lograrlo pasa por seguir una dieta rica en proteínas que permita controlar el hambre y mantener la musculatura, a la vez que se mejora la composición corporal realizando actividad física focalizada.

Construye tu armadura corporal

En lo relativo al cáncer, el primer objetivo es, por supuesto, prevenirlo con una composición corporal saludable. Pero si acaba diagnosticándose, tener una composición corporal óptima puede convertirse en una poderosa defensa. Un estudio de 2016 del Memorial Sloan Kettering, por ejemplo, demostraba que el ejercicio físico reduce el aumento del riesgo de enfermedad cardiovascular en mujeres con cáncer de mama en las primeras etapas.[21] Cuanto más ejercicio haga una mujer, mayor será el beneficio, al margen de su edad, de su peso o de la forma en que le traten el cáncer. También he observado muchas pruebas anecdóticas que respaldan la capacidad que tiene el movimiento de reducir el riesgo de cáncer. A lo largo de los años he visto a muchos pacientes someterse a tratamientos oncológicos y he constatado que tener una base de masa muscular saludable mejoraba los resultados. Una mayor masa muscular no solo puede ayudar a los pacientes durante la quimioterapia y la radioterapia, sino que también aumenta la probabilidad de supervivencia.

Cuando se habla de cáncer, la quimioterapia es lo primero en lo que solemos pensar. Sin embargo, rara vez se menciona la atrofia muscular inducida por el cáncer, que afecta a la mitad de los pacientes y desempeña un papel muy importante en el resultado: la caquexia por cáncer. La caquexia afecta a unos nueve millones de personas en todo el mundo. La causa principal de este aplastante síndrome es un grado de inflamación elevado. El 80% de los pacientes hospitalizados o con cáncer en estadio avanzado desarrollan caquexia,[22] que acaba por convertirse en la causa inmediata de muerte en al menos el 22% de los pacientes.[23]

A pesar de las claras pruebas en contra, la Asociación Estadounidense de Oncología Clínica publicó recientemente unas directrices para la gestión de la caquexia por cáncer donde concluía que el ejercicio es ineficaz cuando ya se ha presentado la caquexia[24] y, por tanto, no se recomienda. Esto me pareció no solo sorprendente, sino también peligroso, sobre todo teniendo en cuenta que no se basaban en ensayos. Incluso en ensayos sobre la caquexia por cáncer en animales, el entrenamiento con ejercicios de resistencia aumentaba la masa corporal[25] y muscular.[26] Además, ya se han realizado estudios sobre el entrenamiento con ejercicios de resistencia en personas afectadas por cáncer con formas de caquexia particularmente agresivas (por ejemplo, el cáncer de páncreas).[27] Cabe destacar que este entrenamiento no solo demostró preservar la masa muscular en pacientes con caquexia por cáncer de páncreas y de pulmón,[28] sino que incluso provocó un aumento de la masa corporal[29] y muscular[30] en pacientes con caquexia por cáncer de páncreas, y un aumento de la masa muscular en pacientes con cáncer de cabeza y cuello sometidos a radioterapia con una pérdida considerable (> 8.5%) de masa corporal.[31] Estos hallazgos indican que los pacientes con caquexia por cáncer pueden ganar una fuerza y una masa muscular clínicamente significativas gracias al entrenamiento supervisado con ejercicios de resistencia.[32] Pero hacen falta más ensayos para determinar el tipo de entrenamiento de resistencia más eficaz y los parámetros concretos (intensidad, volumen, tiempo bajo tensión) que aumentan la masa muscular y, a la vez, reducen la inflamación. Ya va siendo hora de que la medicina convencional reconozca el poder correctivo de la musculatura sana en oncología y otras especialidades.

El desarrollo de masa muscular antes de que ataque la enfermedad es nuestra mejor defensa contra afecciones como la caquexia. Pero incluso después del diagnóstico, **los programas de nutrición y ejercicio focalizados, destinados a promover y mantener la musculatura esquelética, aportan intervenciones inmediatas que pueden aumentar las tasas de supervivencia a la caquexia y hasta ayudar en la recuperación**. La dieta y el ejercicio potencian la prevención y el tratamiento, mientras que la supervivencia y la recuperación dependen de la causa subyacente de la caquexia. La comida y los nutrientes se pueden considerar una parte eficaz, fácil y accesible del tratamiento médico. El primer paso imprescindible es reconocer claramente el papel fundamental que puede desempeñar la combinación de nutrientes clave y actividad física a la hora de alcanzar la verdadera salud y la supervivencia.

Ya existen intervenciones farmacológicas para reducir la inflamación, estimular el apetito y disminuir la atrofia muscular.[33]

Pero es demasiado habitual pasar por alto la actividad física necesaria para maximizar los beneficios de esos tratamientos. Los beneficios del entrenamiento físico como parte del tratamiento médico del cáncer están bien establecidos en la literatura. Aun así, la comunidad médica sigue sin integrar estas recomendaciones en los protocolos de tratamiento estándar.

Los pacientes deberían contar con todos los medios de defensa posibles frente al deterioro muscular, más allá de los fármacos. En el caso de la caquexia, es importante aprovechar la capacidad del propio cuerpo para generar musculatura mediante estímulos, y aprovechar la fuerza y capacidad física de los pacientes para impulsar los procesos bioquímicos en una dirección favorable.[34] El ejercicio debe prescribirse con la misma atención y precisión que cualquier otro tratamiento médico.

DEMENCIA Y ALZHÉIMER

Se sabe desde hace mucho que el sobrepeso y la obesidad afectan negativamente a la memoria. Existen muchos trabajos que demuestran la asociación entre el exceso de tejido adiposo y el bajo volumen cerebral. Existen datos sólidos recientes que demuestran que se destruyen realmente las estructuras cerebrales. Se espera que, de aquí a 2050, el total de personas con demencia en todo el mundo aumente a 106 millones.[35] ¿Sería posible reducir ese número si se identifican los precursores de esta afección antes de que aparezcan los síntomas? Los hallazgos recientes indican que podría ser así.

Mientras realizaba las prácticas de investigación y medicina de la obesidad en la Universidad de Washington (St. Louis), fui testigo de la relación entre el exceso de grasa y las enfermedades cerebrales. Las imágenes cerebrales de personas de entre cuarenta y cincuenta años revelaban que un mayor diámetro de la cintura se asociaba a un menor volumen cerebral. Estudios más recientes han confirmado estos hallazgos. Un estudio longitudinal, en el que se midió el diámetro abdominal de 6 583 personas a lo largo del tiempo, reveló que los participantes con un mayor diámetro tenían una probabilidad casi tres veces superior de desarrollar demencia que aquellos con un diámetro menor.[36] Esto significa que el mero hecho de tener sobrepeso aumenta exponencialmente el riesgo de perder la memoria.

La sociedad nos ha convencido de que los problemas de memoria relacionados con la edad son imparables. Sin embargo, yo sostengo que la pérdida de memoria depende más directamente de la falta de músculo esquelético que de la edad. Si dejáramos de considerar inevitable el deterioro de la forma física que va de la mano de la madurez,[37] ¿podríamos ver más claramente la verdadera relación?

Cómo puede afectar al cerebro la circunferencia de la cintura

Al igual que la diabetes, las enfermedades cardiovasculares y la hipertensión, el alzhéimer es, en algunos casos, una enfermedad metabólica que se puede prevenir. Aunque el alzhéimer es multifactorial y tiene componentes genéticos, aquí me centraré en los aspectos metabólicos, lo que incluye la relación entre el control del peso y el azúcar en sangre, que contribuye a la degeneración cerebral. Se puede considerar que el alzhéimer es una «diabetes cerebral de tipo 3».

Un metaanálisis reciente que incluía a 1.3 millones de personas reveló que un IMC superior debido a un exceso de grasa se asocia, más de veinte años después, al diagnóstico de demencia.[38] Esto significa que los factores precursores empiezan dos décadas antes de que aparezcan los síntomas relacionados con la memoria.[39] Estos hallazgos tienen implicaciones para muchísimas personas. Se espera que, en el año 2030, 1350 millones de adultos tengan sobrepeso, de los cuales 573 millones serán obesos. Curiosamente, se ha demostrado que la obesidad aumenta el riesgo de demencia, incluso al margen de la diabetes tipo 2.

La relación entre el diámetro de la cintura y las enfermedades cerebrales implica que gran parte de **la demencia es predecible**. No aparece de la noche a la mañana. El deterioro mental empieza con la aparición gradual de déficits sutiles, como problemas para utilizar palabras, procesar información o recordar dónde se dejó algo o qué se iba a hacer. A medida que estos cambios se hacen más patentes, pueden crear sentimientos de inquietud y preocupación por esta mayor vulnerabilidad, lo que puede bajar el estado de ánimo y la motivación. Aquí vemos otro resultado negativo para la salud, predecible, cuya causa es el deterioro muscular. La pérdida de memoria y la destrucción cerebral son de las pocas cosas que la medicina no puede revertir, por lo que la prevención es la mejor estrategia.

Como ya vimos una y otra vez, el tejido muscular sano es una armadura corporal clave contra un sinfín de enfermedades devastadoras, desde el cáncer hasta las enfermedades cardiacas, pasando por varias más. Estos estados patológicos empiezan con el deterioro de la musculatura esquelética, lo que pone en marcha un círculo vicioso de desequilibrio metabólico y problemas de salud.

Sabemos que las decisiones que se toman durante la mediana edad aceleran la trayectoria del envejecimiento. Perder músculo esquelético implica perder las mitocondrias que producen energía en las células. No debería sorprendernos que producir menos energía provoque fatiga. La fatiga, combinada con la reducción del número de mitocondrias, hace que se utilice menos energía y se quemen menos calorías de las que se consumen. Estas calorías se almacenan en forma de grasa, lo que conduce al sobrepeso. Y así continúa el ciclo de la enfermedad.

Preservar las mitocondrias protegiendo la musculatura esquelética te ayudará a conservar tu armadura corporal contra el desequilibrio metabólico y el envejecimiento. Así pues, ¿qué querrías hacer para regalarle a tu cuerpo salud y longevidad?

REAJUSTE MENTAL

ESTABLECE CRITERIOS PARA LOGRAR LA SALUD QUE MERECES

No hablo mucho de fijarse «metas» de bienestar. En mi opinión, ese enfoque deja demasiado margen para el fracaso, lo que hace que mucha gente continúe en el círculo vicioso de la enfermedad cuando se merece la libertad de gozar de una salud óptima. En lugar de metas, centrémonos en establecer los criterios necesarios para que tu yo del futuro sea fuerte por dentro y por fuera.

La doctora Emily Balcetis, psicóloga social y autora de *Clearer, closer, better: How successful people see the world* («Más claro, más de cerca, mejor: cómo ven el mundo las personas con éxito»), recomienda una fórmula de tres pasos para realizar cambios: 1) soñar a lo grande, 2) hacer planes concretos y 3) adelantarse al fracaso.[40]

Analicemos cada paso.

PRIMER PASO: SOÑAR A LO GRANDE

Identifica QUIÉN quieres ser. ¿QUÉ cualidades posee esa persona? ¿Está en forma? ¿Tiene disciplina? ¿Tiene objetivos? A continuación, identifica una acción que encarne ese yo del futuro. Sueña a lo grande. Define en qué consistiría el éxito para ti. Visualiza la ACCIÓN o el HÁBITO que te llevará adonde quieres llegar.

SEGUNDO PASO: HACER PLANES CONCRETOS

Pon en práctica un protocolo como los descritos en este libro. Divide la ejecución del plan en pasos menores:

1. Programa la compra de comida.
2. Planifica el tiempo que dedicarás a cocinar.
3. Prepara tus comidas para el día.

Identifica todas las tareas logísticas que tienes que hacer HOY para interiorizar hábitos que reduzcan la distancia entre tu yo del presente y tu yo del futuro. Vuelve a seguir estos mismos pasos mañana, pasado mañana y todos los días posteriores. Los grandes avances se realizan poco a poco no solo en lo relativo a la salud, sino también en lo que respecta al cambio de mentalidad.

TERCER PASO: ADELANTARSE AL FRACASO

¿Qué puede consumir suficiente energía para desviar tu atención de esos planes? ¿Cuáles son los obstáculos cotidianos a los que se enfrentan la concentración y la energía, y que pueden impedirte alcanzar los criterios que te has fijado? Para identificarlos debes ser consciente de tus debilidades personales. Algunos ejemplos:

- ¿No has salido a correr porque te resultaba intolerable dormir cuarenta minutos menos? Ese entrenamiento podría haberte ayudado a aumentar la energía y a despejar la mente para empezar el nuevo día.
- ¿Te perdiste el entrenamiento de la tarde porque saliste del trabajo sin energía y estabas desesperado por «desconectarte» frente a la pantalla? Ver series en la elíptica podría haberte dado el impulso que necesitabas para seguir adelante con tu programa de entrenamiento.
- ¿Te saltaste el gimnasio porque creías que merecías relajarte con unas copas el viernes por la tarde? Imagina lo mejor que te habrías sentido el sábado por la mañana si, en vez de despertarte con todo tu ser hinchado por los excesos, tuvieras unas agradables molestias por el entrenamiento.

Todas estas situaciones hipotéticas describen trampas predecibles de la naturaleza humana, junto con alternativas vigorizantes. Sucumbir a impulsos que impiden pasar a la acción acabará con cualquier objetivo de salud. Por tanto, piensa bien las cosas antes de tomar decisiones. Considera los obstáculos a los que te enfrentarás y tenlos previstos. En lugar de apartarte del camino como de costumbre, visualiza una nueva estrategia ANTES de terminar en una situación indeseable.

Para cumplir criterios exigentes hace falta trabajo duro y planificación. No pierdas de vista el precio que tiene continuar con tus hábitos negativos mientras cultivas la positividad que te impulsará a seguir los planes. Nuestro objetivo final es que tengas esas acciones saludables tan trilladas e interiorizadas que se conviertan en tu respuesta por defecto, que crees un estilo de vida que respalde tu propia visión de ti mismo.

Hablando de esa visión... ¿sabías que desarrollar músculo puede ayudarte a alcanzar objetivos adecuados para tu edad?

3
BLINDA TU CUERPO CAMBIANTE PARA ESTAR MÁS FUERTE A CUALQUIER EDAD

Envejecemos a diario. Todos y cada uno de nosotros. Nadie es inmune a esa realidad. Pero las decisiones que tomemos, basándonos en nuestros conocimientos, determinarán en gran medida la calidad y la trayectoria de nuestra vida ahora y en el futuro. El primer paso consiste en establecer un marco saludable desde el que contemplar el envejecimiento. Gracias a mi formación en geriatría, puedo decirte por experiencia que lo que importa es conservar la CALIDAD de vida a lo largo de los años. Aunque no desarrolles ninguna enfermedad importante, en lo relativo a las actividades cotidianas, nada influye más en la calidad de vida que la salud muscular. La movilidad es esencial para preservar tu propia autonomía y tu capacidad de hacer aquello que te gusta. La salud metabólica impulsa a todo el organismo la fuerza y el vigor de tus funciones corporales.

A medida que envejecemos, muchas cosas mejoran y se refuerzan: la fortaleza mental, la capacidad de resolver problemas, la profundidad de las relaciones... Pero al mismo tiempo el cuerpo no deja de perder potencia por dentro y por fuera. Si planificamos los cambios naturales y previsibles que ocurrirán a lo largo del tiempo, podremos adoptar estrategias nutricionales y de entrenamiento que contrarresten todo tipo de deterioros. ¿Tienes dudas? Piensa en los atletas de toda la vida, que, a los setenta años, tienen más tejido muscular y más saludable que muchas personas a las que doblan la edad.

Identificar los procesos fisiológicos innatos que intervienen en el bienestar nos permite influir en aquellos factores que están a nuestro alcance y tomar, en gran medida, las riendas de la propia longevidad. El primer paso consiste en aprender a descifrar los cambios corporales para entender mejor por qué poner en práctica las estrategias que recomiendo. Tendemos a pensar que los estados patológicos son binarios: o se tiene una enfermedad o no se tiene. Sin embargo, normalmente suelen evolucionar como si fueran una llama pequeña y humeante: si no se controla, se convertirá en un incendio forestal en toda regla. Cuanto más permitas que se propague el fuego, más difícil te resultará recuperarte del daño. Que todos envejezcamos no significa que acabemos desvalidos, sino que tenemos que trabajar de forma más inteligente e intencionada, y concentrarnos en seguir *siempre fuertes*.

EMPIEZA JOVEN

Recuerda que en esta vida sobrevive el más fuerte. Es fundamental saber de nutrición y de física (saber qué comer y cómo moverse), y nunca es demasiado pronto para empezar. La obsesión de la sociedad por la obesidad de los adultos se extiende a nuestra preocupación por los niños. Pero centrarse más en la grasa que en los músculos sigue llevándonos por el mal camino. En el caso de los jóvenes, también es fundamental desarrollar y mantener un tejido muscular sano, y centrarse en el desarrollo muscular desde una etapa temprana sienta las bases de la longevidad.

Según los CDC, las tasas de obesidad infantil se han triplicado en las tres últimas décadas y afectan al 20% de los jóvenes de entre dos y diecinueve años, es decir, alrededor de 14.7 millones. Entre 2001 y 2017, el número de menores de veinte años con diabetes tipo 2 aumentó un 95%, según datos de los CDC.[1] La

Academia Estadounidense de Pediatría (AAP, por sus siglas en inglés) afirma que la mala alimentación aumenta en niños y jóvenes el riesgo de diabetes, asociada a la hipertensión, la apnea del sueño, la enfermedad del hígado graso y la depresión. Según esta organización, se trata de una de las enfermedades pediátricas crónicas más frecuentes.[2] Mientras tanto, los datos de la Encuesta Nacional sobre Salud Infantil de 2021 mostraron que, en una semana normal, el 32% de los niños no comía ninguna ración de fruta al día, el 49% no comía ninguna ración de verdura al día y el 57% bebía como mínimo una bebida azucarada al día. Teniendo en cuenta todo lo que sabemos sobre el hecho de que una dieta adecuada favorece un crecimiento y una salud óptimos, **¿cómo hemos podido permitir que la franja nutricional baje tanto?**

Al igual que ocurre con las cuentas de ahorro, invertir pronto en salud muscular genera recompensas que se acumulan con el tiempo. El ejercicio de resistencia y los alimentos ricos en nutrientes preparan a los jóvenes para alcanzar su máximo potencial físico y mental. Además, tener más conciencia corporal los ayuda a sentirse más poderosos y seguros de sí mismos. Por supuesto, el ejercicio es crucial para la salud cardiovascular en la juventud. Igual de importantes, aunque se suelan pasar por alto en la infancia y la adolescencia, son los beneficios que tiene estar en buena forma a nivel muscular, lo cual se traduce en fuerza, potencia y aguante muscular local.[3] Todos nacemos con una cantidad determinada de fibras musculares,[4] pero que logremos alcanzar todo el potencial de nuestros músculos haciendo crecer esas fibras y creando otras a partir de células satélite (madre) depende de lo que dediquemos a mantener una buena forma física a lo largo de la vida. Dado que el cuerpo dispone de memoria muscular, vale la pena ir realizando ingresos de fuerza en la cuenta, ya que esto influye positivamente en los principales genes reguladores que intervienen en la adaptación muscular al ejercicio de resistencia.[5]

Según la Academia Estadounidense de Pediatría, el entrenamiento de resistencia es seguro y eficaz en niños y jóvenes, y mejora la salud y la forma física, reduce las lesiones y el tiempo de rehabilitación, y fomenta la conciencia física.[6] El ejercicio de resistencia no solo consiste en levantar pesas, sino que puede incorporar una amplia gama de movimientos usando el peso corporal (incluyendo ejercicios divertidos como los saltos de rana, la caminata del oso, los pasos de cangrejo y los saltos de canguro o con una sola pierna). Pese a lo que afirma ese mito desfasado de que los niños no pueden levantar pesas, el entrenamiento de resistencia es adecuado para todas las personas y a todas las edades.

Un entrenamiento divertido y bien supervisado que ponga énfasis en la ejecución técnica correcta es una forma segura de despertar y conservar el interés por el ejercicio. El entrenamiento de fuerza en niños aumenta la capacidad de reclutar neuronas motoras, lo que aporta beneficios de por vida. La clave consiste en construir a partir de una base sólida, asegurándonos de que el niño pueda realizar correctamente los movimientos básicos necesarios antes de añadir carga. Durante la pubertad se puede empezar más en serio con el levantamiento de pesas, más allá de las mancuernas de menos de cinco kilos.

Dado que los jóvenes se encuentran en una fase de crecimiento impulsada por las hormonas, el tejido muscular responde mucho mejor a esas edades. Un entrenamiento de fuerza realizado de manera segura y a unos niveles apropiados para el desarrollo consolida unos cimientos que duran toda la vida. Aunque este libro no esté dirigido específicamente al público infantil, es fundamental entender que el Protocolo Lyon establece unos sólidos principios de alimentación y ejercicio que pueden beneficiar a toda la familia. Cuanto más activo físicamente sea un niño, más beneficiosas pueden ser las proteínas para su crecimiento.[7]

De todos los factores en los que podemos influir, la dieta en la niñez es uno de los principales. Proporcionar a los niños alimentos nutritivos e integrales que tengan una cantidad equilibrada de macronutrientes puede predisponerlos a un desarrollo saludable, a una composición corporal magra y a hábitos de nutrición que les resultarán útiles durante la adolescencia y la edad adulta.[8] Seguir dietas bajas en proteínas durante estos años críticos puede obstaculizar el crecimiento y provocar fatiga a la hora de realizar deporte y jugar activamente. Por otro lado, una dieta rica en proteínas proporciona a los jóvenes el combustible necesario para aprender, crecer, prosperar y asumir retos, además de ayudar a prevenir desastres metabólicos en el futuro. Sabemos que los efectos de la salud muscular son acumulativos. Por eso necesitamos establecer cuanto antes el entrenamiento en fuerza como protocolo estándar en la infancia.

¿Sabías que mientras tu hijo aprende a trepar por las barras de los juegos infantiles o por un muro para escalar está cambiando la naturaleza y la capacidad de sus células musculares? Muchas veces hablamos de «memoria muscular» en sentido figurado, pero hallazgos recientes revelan que **los músculos realmente adquieren y conservan recuerdos a nivel celular**, ya que aumentan los mionúcleos como consecuencia de la práctica de ejercicio.[9]

Se ha demostrado en estudios que los músculos previamente ejercitados tienen más mionúcleos, lo que indica que empezar pronto con el entrenamiento de resistencia permite al tejido muscular obtener «memoria celular» a raíz de este aumento. Las fibras musculares que tienen más mionúcleos crecen más deprisa, sobre todo cuando se exponen a ejercicios de resistencia en el futuro.[10]

¡EMPIEZA AHORA!

Al contrario de lo que mucha gente cree, el envejecimiento del que hablamos —**los inevitables cambios fisiológicos en los músculos y en la composición corporal general**— **comienza a los treinta**. Empezar a desarrollar tu musculatura en la juventud te permite crear una reserva biológica cuyos efectos se notarán toda la vida. A fin de cuentas, la capacidad de las personas mayores para mantener la fuerza y la masa muscular no depende solo del ritmo de pérdida, sino también del punto de partida de esa pérdida, es decir, del máximo de masa muscular que se hubiera alcanzado en etapas anteriores de la vida.¹¹ Las decisiones que se toman pronto influyen en todo el cuerpo y, en última instancia, determinan la energía, la vitalidad y la capacidad de conservación.

Aun así, **nunca es tarde para empezar**. Es posible que los cambios positivos no sean tan rápidos, pero te prometo que verás mejoras. Los pasos que des ahora mismo (¡HOY!) pueden reescribir tu futuro.

En definitiva, cuanto más sana esté tu masa muscular, mayores serán tus posibilidades de vivir y prosperar.

TUS VEINTE Y TUS TREINTA

Puede que, cuando tienes entre veinte y treinta años, seas capaz de someterte a dietas de moda y a desintoxicación con jugos, seguir todas las tendencias nutricionales que te convenzan y acumular suplementos, consumir «superalimentos», hacerte vegano o forzar la máquina y optar por productos de origen vegetal a expensas de las proteínas.¹² Pero a veces es perjudicial contar con demasiada información. Yo creo que hay que centrarse en lo que la ciencia recomienda a largo plazo en vez de dejarse llevar por la última moda.

Alerta, spoiler: las soluciones rápidas nunca funcionan. En cambio, seguir paso a paso mi Protocolo Lyon sentará unas bases sólidas sobre las que construir un futuro lleno de fortaleza, buena salud y longevidad. Los beneficios que tiene para la salud llevar un estilo de vida activo durante la adolescencia y el principio de la edad adulta no son solo físicos. También hay cada vez más pruebas de que el ejercicio tiene un efecto positivo en el desarrollo cognitivo, la socialización, la reducción del estrés y la sensación general de bienestar mental.

Al inicio de la edad adulta, las hormonas alcanzan su máximo nivel: la testosterona, la hormona del crecimiento y el factor de crecimiento insulínico tipo 1 (IGF-1) se preparan para facilitar el crecimiento. Puede que, a nivel superficial, puedas estar libre de culpas con menos disciplina mientras abunden en ti estas hormonas, puesto que tu cuerpo aprovechará óptimamente cualquier nutrición que le des. Pero confiar en que la juventud todo lo puede provoca malos hábitos a la larga. En cambio, con diligencia y con una atención focalizada puedes establecer pautas de comportamiento que te serán útiles tanto ahora como a largo plazo.

La información que te ofrezco debería ayudarte a ir por el buen camino para lograr un buen estado de salud, a pesar de lo aparentemente resistente que eres a los veintitantos o treinta y tantos. **Es probable que alcances tu nivel máximo de masa ósea entre los veinticinco y los treinta años.** La salud ósea depende en gran medida de la fuerza muscular y de la comunicación entre estos sistemas de órganos. Existe una clara correlación positiva entre la masa corporal magra y la densidad ósea.[13] Y ya sabes qué pasa cuando se llega a lo más alto, ¿verdad? Una vez alcanzada la cima, todo va cuesta abajo. ¿Por qué no prepararte para el mejor descenso posible?

LA HISTORIA DE CINDY

Una de mis pacientes, una bióloga llamada Cindy, siempre había hecho ejercicio, pero le costaba ganar músculo. Estaba delgada, tenía poca masa muscular y le sobraba grasa pese a tener el peso ideal. Cuando pasó de un trabajo físico a uno de oficina, terminó sentada todo el día, luchando contra la fatiga. Mantenía a raya las calorías, pero consumía sobre todo comida chatarra y alimentos ultraprocesados con una baja densidad de nutrientes. Su salud se vio aún más deteriorada tras exponerse a una serie de factores ambientales, como la mala calidad del agua y del aire interior y exterior. En el caso de Cindy, la exposición habitual al entorno propio de la vida en EUA se vio agravada por el moho tóxico que tenía en casa.

Aunque Cindy se alimentara lo suficiente, estaba desnutrida porque seguía una dieta sin fibra ni alimentos integrales. A causa de sus bajos niveles de hierro y zinc, tenía el cabello y las uñas frágiles y quebradizos. Sus largas sesiones de cardio en el gimnasio le consumían mucho tiempo, pero tenían poco efecto. Cindy había caído en una trampa demasiado habitual. Como tantas otras mujeres que tienen miedo de «ganar volumen», nunca se había parado a pensar en el entrenamiento de fuerza.

Para cambiar su vida, estructuré sus pautas de alimentación con horarios de comida claros y constantes. Aumenté su ingesta de proteínas, la disuadí de comer solo alimentos envasados bajos en calorías y centré su dieta en alimentos integrales ricos en nutrientes. Su transformación fue como la de una flor marchita cuando se riega. Ganó músculo y empezó a alcanzar récords personales de fuerza. Su nivel de energía saltó del dos al diez. Ya no necesitaba un aporte constante de cafeína, y pudo reducir el consumo de café por la mañana de cuatro tazas a solo una. Le mejoraron los marcadores sanguíneos, incluidas las reservas de hierro. Le brillaban el cabello, la piel y las uñas. También fue capaz de controlar los antojos de comida, centrando la atención en su deseo de gozar de bienestar general. Ya no estaba agotada a las tres de la tarde, y no daba crédito a la energía que le daba su nueva normalidad.

En cuanto le proporcioné una orientación clara, Cindy se convirtió en una paciente estrella, una reina de la ejecución. Le fue muy bien tener una estrategia alimentaria clara, cuidadosamente equilibrada, que corregía la densidad de macronutrientes de su dieta. También modifiqué su programa de entrenamiento y le di herramientas para que volviera a dormir bien. El cambio fue radical. Con el depósito ya lleno de los macronutrientes y micronutrientes que necesitaba, los niveles de energía de Cindy despegaron. Ya no le bajaba drásticamente el estado de ánimo durante la menstruación, ni se aterrorizaba cada vez que consumía hidratos de carbono, como veo que les pasa actualmente a tantas mujeres jóvenes. Nutría su cuerpo en lugar de imponerle restricciones. Ganó músculo sin ensancharse y perdió grasa corporal a pesar de ser «delgada», e incluso participó en su primer desfile en bikini: ahora tenía la confianza suficiente para subir al escenario en traje de baño. La pérdida de peso no era su objetivo, lo que quería era completar la transformación, y así fue.

FERTILIDAD

La infertilidad, igual que la obesidad y el sobrepeso, va en aumento, y no solo en los países occidentales, sino en todo el mundo. La fertilidad suele considerarse exclusivamente una cuestión de hormonas, pero en realidad está estrechamente vinculada a la dieta y al estilo de vida tanto en hombres como en mujeres. A su vez, la composición corporal magra desempeña un importante papel en la optimización, la maximización y los marcadores objetivos de salud que impulsan la fertilidad.

Infertilidad femenina

Según la Organización Mundial de la Salud (OMS), la infertilidad, que suele definirse como la «incapacidad de concebir tras doce meses o más de intentos de fertilización natural», afecta a 50-80 millones de mujeres.[14] La causa más frecuente de infertilidad en mujeres en edad reproductiva es la falta de ovulación, que afecta al 40% de las mujeres con problemas de fertilidad.[15] Se sabe que la obesidad altera la fertilidad femenina, e incluso un ligero sobrepeso puede asociarse a la disminución de las tasas de embarazo.[16]

Un reto al que se enfrentan nada menos que cinco millones de mujeres en EUA (aproximadamente del 6 al 12% de las mujeres en edad reproductiva) es el síndrome de ovario poliquístico, que se asocia a la resistencia a la insulina, a las diferencias en el tejido muscular y, con frecuencia, a la obesidad sarcopénica en etapas posteriores de la vida.[17] Esta afección influye directamente en el tejido muscular, reduce la absorción de glucosa mediante la insulina y, en ocasiones, provoca errores en la señalización de la insulina. Es frecuente asociar el síndrome de ovario poliquístico a la obesidad, pero las personas afectadas tienen una significativa resistencia periférica a la insulina, al margen de su IMC. Incluso las mujeres delgadas con síndrome de ovario poliquístico tienen niveles más altos de grasa intramuscular, lo que quizá provoque esa menor sensibilidad a la insulina. Independientemente de la obesidad, las personas con síndrome de ovario poliquístico tienen una menor capacidad para eliminar la glucosa. La musculatura esquelética es uno de los principales focos del tratamiento. Esto enfatiza el papel clave del ejercicio de alta intensidad para revertir los problemas de resistencia a la insulina.[18] Para mejorar la fertilidad no basta con mitigar los efectos del exceso de grasa; también hay que abordar los problemas con la insulina a nivel molecular. El ejercicio y la nutrición pueden servir para amplificar la señalización celular que ayuda en estos dos aspectos. Ahora está más que claro que hay que reconocer los músculos como punto focal para entender una de las causas más extendidas de infertilidad femenina.[19]

Embarazo

La musculatura esquelética es fundamental para un embarazo sano. Este notable sistema orgánico puede adaptarse a los cambios normales que ocurren durante el embarazo, permitiendo al feto acceder a nutrientes esenciales y amortiguando el impacto de esos cambios en la madre. Un embarazo sano modifica el metabolismo, las hormonas y la circulación sanguínea. También, por defecto, conlleva una resistencia a la insulina. Las investigaciones demuestran que, durante el embarazo, la eliminación de glucosa mediada por la insulina se reduce un 50% en todo el cuerpo.[20]

Ya hemos hablado de los peligros de la resistencia a la insulina. ¿A qué se debe que sea una parte esperable del proceso de la gestación? Resulta que hay un buen motivo: el embarazo aumenta la glucosa en sangre y los ácidos grasos libres en la madre para que el feto pueda disponer de ellos. Esto significa que, simplemente por estar embarazada, sube el nivel de glucosa en sangre. Las mujeres con una tolerancia normal y saludable a la glucosa pueden gestionar el cambio aumentando la producción de insulina, pero cuando el cuerpo de la madre no puede producir y utilizar toda la insulina que necesita, la glucosa se queda en el torrente sanguíneo, lo que aumenta los niveles de azúcar en sangre y, en última instancia, provoca la diabetes gestacional. Cada año, casi el 10% de los embarazos en EUA se ven afectados por la diabetes gestacional.[21] Aunque esta afección es tratable, aumenta el riesgo de hipertensión en la madre y también puede dañar al feto. La diabetes gestacional aumenta el riesgo de que el bebé pese cuatro kilos o más al nacer, lo que puede complicar el parto; de que el parto sea prematuro, lo que puede provocar problemas respiratorios y de otro tipo, y de que el bebé tenga poca azúcar en sangre al nacer, con lo que podría desarrollar diabetes tipo 2 más adelante.

La mejor defensa, para ti y para el bebé, es que estés en la mejor forma física posible al principio del embarazo. Si te embarazas mientras llevas una vida sedentaria o cuando ya tienes una musculatura esquelética resistente a la insulina, partes de un estado de salud desfavorable.[22] Dadas las crecientes tasas de obesidad, cada vez hay más mujeres que empiezan el embarazo con sobrepeso y con mala salud, y corren un riesgo mayor porque ya tienen problemas metabólicos de entrada.[23]

Se ha pasado muchísimo por alto el papel que tiene una musculatura esquelética sana en la protección de la madre y el bebé. La resistencia a la insulina durante el embarazo es normal, pero la diabetes gestacional no lo es.[24] Si la musculatura esquelética goza de buena salud, puede ayudar a impedir que las madres desarrollen diabetes gestacional, y se ha demostrado en estudios la importancia del ejercicio de resistencia y aeróbico para mejorar los niveles de glucosa en sangre.[25] La clave consiste en incorporar más actividad muscular en cualquier programa de entrenamiento perinatal.

Infertilidad masculina

La grasa reduce la testosterona al convertirla en estrógenos en el tejido adiposo sobrante y en los músculos poco sanos, intercalados de grasa. También provoca los problemas de azúcar en sangre que ya mencionamos y esto aumenta los niveles de cortisol, lo que reduce la fertilidad masculina.

La buena noticia es que **la contracción muscular puede influir positivamente en la reproducción**. Al mejorar la producción y la respuesta hormonal, así como la composición corporal, y al regular las respuestas inflamatorias del cuerpo, tener una buena salud muscular mejora la fertilidad. Cada vez existen más datos sólidos de que diferentes tipos de entrenamiento pueden mejorar diversos aspectos de la función reproductiva masculina en hombres fértiles e infértiles.[26] De hecho, se ha demostrado que el ejercicio mejora la cantidad y la calidad de los espermatozoides viables, además de aumentar el volumen de esperma.[27] Si la grasa reduce la fertilidad, puede ser útil desarrollar más musculatura sana, lo que mejorará el metabolismo.

DE LOS TREINTA Y MUCHOS A LOS CUARENTA Y POCOS

«No sé qué me pasa, doctora Lyon. Como y hago ejercicio como siempre, pero ahora estoy ganando peso». Oigo decir esto casi a diario a mis pacientes de este grupo de edad. Es algo absolutamente predecible, habitual y esperable. Las personas de entre treinta y muchos y cuarenta años han llegado al punto de inflexión metabólico, algo que se les empieza a manifestar en el cuerpo y, en ocasiones, en los análisis de sangre. Hay una cosa segura: cuantos más cambios se aprecien en el exterior, más probable es que haya músculo esquelético que no está sano en el interior. Si sigues comiendo y entrenando como el típico veinteañero, empezarás a engordar y a aumentar el deterioro de la salud muscular. Afortunadamente, siguiendo unos principios con base científica es posible corregir las conductas que acentúan los cambios metabólicos provocados por la edad. **Si perdiste el tren cuando eras más joven, este es tu mejor momento. Aprovecha esta década para concentrarte en desarrollar la protección corporal que necesitas.**

No tienes por qué esperar al futuro para experimentar los beneficios de invertir hoy mismo en tu salud. Si corriges tu composición corporal, podrás ver un reequilibrio en los análisis de sangre. Pero también te sentirás cada día mejor. **La salud metabólica permite dormir mejor y tener más energía.** Ahora que tus hormonas están en su punto máximo, **tener unos músculos sanos te hará mentalmente más fuerte, potenciando tu capacidad para sobresalir en el trabajo** en una época en que el desarrollo profesional suele ser una preocupación primordial. Una vida musculocéntrica puede incluso **impulsar tu vida amorosa, ayudándote a ser más flexible y a sentirte más a gusto sin ropa**. Además, se ha demostrado que el ejercicio aumenta la libido.

Todos estos efectos pueden afectar a quienes te rodean. ¿Sabías que hay investigaciones que indican que la obesidad se puede «contagiar» a través de las redes sociales? (Un estudio de 2007 demostró que si una persona se volvía obesa durante un intervalo determinado, la probabilidad de que sus amigos siguieran su ejemplo aumentaba un 171%).[28] Lo mismo puede decirse del «contagio» de la salud humana. Así que lo que haces puede aumentar el nivel de bienestar de quienes te rodean.

¿Adivinas cuál es el elemento clave para protegerte del deterioro asociado al envejecimiento? ¡Las proteínas (y el entrenamiento de resistencia)! Es posible que, a medida que pasabas de la enseñanza secundaria a la universidad o al mundo laboral, los viejos hábitos te pisaran los talones. Cuando concluye el periodo de crecimiento físico, debemos realizar cambios inteligentes para optimizar la composición corporal y mantener una buena salud. Este es el momento clave para entender y maximizar la vital capacidad del músculo en cuanto órgano sensible a los nutrientes, una de las vías más eficaces hacia el crecimiento y la salud muscular.

DE LOS CUARENTA Y TANTOS A LOS CUARENTA Y MUCHOS

Envejecer es inevitable. Nos pasa a todos, en todo momento, todos los días. Explicar que los músculos son la fuente de la juventud no implica negar ni minimizar la realidad del envejecimiento. Lo que quiero es ayudarnos a enfrentarnos directamente a las transformaciones inevitables y previsibles que se producen con el tiempo para que resulten tan llevaderas como sea posible.

¿Estás harto de ganar y perder los mismos cinco kilos? ¿Estás desesperado por pasar toda una noche durmiendo como un tronco? ¿Te gustaría no tener la sensación de que te arrastras a partir de las tres de la tarde? ¿Tienes problemas de confusión, te cuesta recordar palabras o te sientes desmoralizado? ¡Pues vengo a decirte que la solución está a la vuelta de la esquina! Aquí y ahora tienes la oportunidad de tomar las riendas de tu salud en lugar de dejar que el proceso de envejecimiento te arrebate la libertad.

Sabemos que la sensibilidad de los músculos para detectar nutrientes disminuye con la edad. Cuando los músculos se vuelven menos reactivos a las proteínas, y sobre todo a las dosis bajas de aminoácidos, el tejido cambia. Al producirse estos cambios, la capacidad metabólica del tejido muscular se reduce considerablemente, lo que aumenta el riesgo de presentar enfermedades, fatiga y obesidad. Cuando el tejido empieza a destruirse (algo que puede pasar a cualquier edad, pero que, por lo general, se detecta a partir de los cuarenta), cuesta más combatir la inevitable pérdida de peso y los problemas de salud.

La obesidad daña los músculos al sumirlos en un entorno metabólico tóxico. Los productos tóxicos derivados de las grasas sobrecargan nuestra «maleta» de músculo esquelético y nos debilitan, nos vuelven menos flexibles y hacen que nos cueste procesar con eficiencia las calorías de los alimentos. El depósito de lípidos en el músculo esquelético dificulta su capacidad para contraerse, además de impedirnos sintetizar adecuadamente los aminoácidos con el fin de convertirlos en tejido muscular nuevo y sano. La grasa no se acumula solo en las células adiposas, sino que se extiende a los músculos. Esto hace que sea más difícil recuperarse del ejercicio o de una lesión, además de limitar la capacidad de desarrollar más musculatura.

Dado que los músculos deteriorados responden peor a las proteínas, los adultos mayores de cuarenta años requieren un plan de nutrición que priorice la activación de la síntesis de proteínas musculares, es decir, la conversión de aminoácidos en músculo esquelético. No te preocupes: en el capítulo 5 explicaré mucho más a fondo todo este proceso. Mientras tanto, te aseguro que la ineludible realidad metabólica del envejecimiento se tiene en cuenta en mi plan para ayudarte a largo plazo.

El Protocolo Lyon también considera los cambios en la resistencia muscular a la insulina. Aunque la reducción de la capacidad regenerativa es una realidad, eso no significa que no tengas control directo sobre otros cambios que influirán en tu vitalidad. Podemos considerar que esta es la década decisiva. Si se hiciera un tráiler de esta etapa, saldría una toma tras otra de grasa corporal, porque es lo más llamativo. Sin embargo, en segundo plano se produce un efecto más sutil: la destrucción lenta y silenciosa de los músculos.

Sin una dieta adecuada y sin entrenamiento de resistencia, el deterioro de la masa muscular esquelética (sarcopenia) y el declive de la fuerza y la potencia (dinapenia) que empiezan a los treinta y tantos suelen saltar a la vista a partir de los cincuenta. Estas reducciones se producen, respectivamente, a un ritmo de entre el 0.8 y 1% y de entre el 2 y 3% al año. Esta trayectoria conduce a una pérdida de masa muscular combinada con el aumento de la grasa corporal, lo que resulta en sarcopenia combinada con obesidad, esto es, obesidad sarcopénica. Tanto la sarcopenia como la obesidad son signos de una mala salud metabólica. Por tanto, la obesidad sarcopénica puede conllevar un riesgo aún mayor de trastornos metabólicos y enfermedades cardiovasculares mortales.[29]

Por eso, hacer ejercicio no es solamente una cuestión de coquetería. Si dejas de moverte, tus músculos empiezan a encogerse. Un estudio mostró en adultos mayores una disminución de alrededor del 3% en el tejido muscular de las piernas después de solo siete días de reposo en cama.[30] (¡Ay!). Aunque podrías descartar el reposo en cama por ser algo que solo afecta a los enfermos y a las personas de edad avanzada, **cualquier persona que enferme, se vuelva inactiva o simplemente deje de entrenar corre el riesgo de sufrir una reducción significativa del tejido muscular**. El reposo en cama no es un tratamiento benigno exento de efectos secundarios. De hecho, puede hacer más mal que bien. El reposo en cama es una práctica desfasada que se recomienda para casi todos los pacientes hospitalizados, a pesar de que una revisión sistemática realizada en 1999 determinó que no reportaba beneficios para ninguna de las diecisiete afecciones estudiadas.[31] Esta es otra de las consecuencias de la falta de reconocimiento del poder metabólico de los músculos por parte de la medicina convencional. Inmovilizar a las personas en la cama, cuando en su mayoría ya parten de una masa muscular magra insuficiente, es un «tratamiento» potencialmente dañino que debería revisarse a fondo.

A no ser que hayas hecho deporte toda la vida y que siempre hayas priorizado las proteínas y el desarrollo muscular, es probable que te haga bien aumentar la masa muscular saludable. Según cálculos recientes, entre el 8 y 36% de los menores de sesenta años y del 10 al 27% de quienes superan esta edad se consideran sarcopénicos. La sarcopenia grave entre los mayores de sesenta años oscilaba entre el 2 y 9%.[32] A partir de la quinta década de la vida resulta considerablemente más difícil mejorar el metabolismo, pero la ventana de oportunidades de bienestar nunca se cierra del todo. A esta edad, si ingieres proteínas de calidad en una cantidad y distribución adecuadas, y si entrenas intensivamente (véanse los capítulos 5 y 9) para sanar y desarrollar tus músculos, podrás revertir la disfunción metabólica y, según cuáles sean tus métricas actuales, recuperar kilos de músculo en unos meses. Así pues, ¡manos a la obra!

Nunca es tarde para empezar a estar *siempre fuerte*.

> Recuerda: la edad es el gran igualador.
> Tus hábitos determinarán tu calidad de vida
> a lo largo de los años.

DE LOS CINCUENTA A LOS SESENTA

Al envejecer, adquirimos madurez, perspectiva y, a veces, hasta sabiduría. Además, una investigación realizada a lo largo de veinte años demostró que muchos sentimos menos estrés a medida que envejecemos.[33] Aun así, el tiempo también nos castiga con la pérdida de masa musculoesquelética. Aproximadamente a partir de los cincuenta años, la masa muscular disminuye a un ritmo anual de entre el 1 y 2%.[34] El músculo perdido suele sustituirse por grasa corporal, lo que reduce la fuerza y la movilidad muscular y, a su vez, altera el metabolismo.

Esto hace que la fuerza muscular se reduzca aún más. A menudo se genera una «tormenta perfecta» de reducción de la actividad, nutrición deficiente, disminución de las hormonas, lesiones e inflamación. Pero a diferencia de lo que ocurre con la climatología, podemos cambiar las fuerzas que generan estos declives. Podemos mitigar tanto la pérdida de masa muscular como la de fuerza si tomamos decisiones inteligentes acerca de la ingesta de proteínas en la dieta y de la práctica de ejercicio de resistencia. Como ya he comentado, los adultos mayores necesitan consumir más proteínas para mantener un buen estado de salud, facilitar la recuperación de enfermedades y conservar la funcionalidad.

Beneficios de consumir más proteínas para los adultos mayores

- Mayor densidad ósea
- Menor tasa de deterioro óseo
- Menor tasa de pérdida muscular
- Mayor resiliencia

Combinar una ingesta óptima de proteínas con el entrenamiento de resistencia mantiene la salud muscular y ayuda a resolver las conductas alimentarias disfuncionales, la enfermedad del hígado graso, la obesidad, la hipertensión, la hiperglucemia y el colesterol alto, además de prevenir muchas otras enfermedades. Tras haber instruido a tantas personas sobre el poder de las proteínas, estoy en disposición de formular las soluciones nutricionales que acaban marcando la diferencia. Una y otra vez, he ayudado a mis pacientes a lograr estas proezas que les cambian la vida.

Los profesionales de la salud pueden desgañitarse todo lo que quieran sobre la conveniencia de comer menos proteínas y más verduras, pero esos argumentos solo son válidos para jóvenes y personas de mediana edad. Ningún geriatra respetable afirmará que seguir una dieta baja en proteínas o sacrificar masa muscular es seguro para la población adulta madura. La lenta reducción de la masa musculoesquelética provocada por la sarcopenia, que aumenta el riesgo de sufrir enfermedades crónicas, es un factor predictor directo de la discapacidad. Nuestro objetivo debe ser ganar y mantener la mayor cantidad de masa muscular posible con el fin de prepararnos para este declive inevitable. Afortunadamente, hasta los músculos que envejecen siguen teniendo plasticidad, lo que significa que siempre es posible mejorar.

Menopausia

Casi todas las mujeres menopáusicas o premenopáusicas pueden dar fe de los cambios que se producen durante este periodo en la distribución de la grasa corporal. A medida que se reduce la producción de estrógenos y progesterona con la menopausia, su desequilibrio relativo en comparación con el cortisol exacerba más aún la resistencia a la insulina. Estos cambios hormonales, combinados con una disminución del gasto energético, pueden provocar un aumento de peso. Pero que puedan provocarlo no significa que lo vayan a provocar. **¡Ni el exceso de grasa ni la disminución de la salud muscular son inevitables!**

A medida que empiezan a bajar los niveles de progesterona y de estrógenos, puedes contrarrestar los efectos de este declive con los poderosos estímulos que ofrecen la intervención dietética y el entrenamiento cardiovascular y de resistencia focalizado. Tienes en tus manos, bajo tu control directo y voluntario, las herramientas necesarias para mitigar los cambios de la menopausia. ¿Verdad que es increíble?

El problema más habitual al que se enfrentan las mujeres durante esta transición es que, casi de inmediato, se produce un gran aumento de la grasa y una disminución de la masa muscular. Esto afecta a la confianza en una misma, al bienestar emocional y a la calidad de vida en general. Muchísimas veces he visto a mujeres darse por vencidas y decir: «Ya soy vieja. Este es el aspecto que tendrá mi cuerpo a partir de ahora y no tiene sentido intentarlo». Eso no podría estar más lejos de la realidad.

Cuando entiendas las alteraciones que se producen de la mano de los cambios hormonales, podrás crear un plan que te permita ganar sea cual sea tu situación hormonal. La perimenopausia es el momento de cambiar realmente de mentalidad, pulir el entrenamiento de intervalos de alta intensidad (HIIT, por sus siglas en inglés; véase pág. 255), optimizar la ingesta de proteínas y moderar el consumo de hidratos de carbono, sobre todo después del entrenamiento y antes de ir a la cama. Seguir estos pasos te proporcionará una base metabólica fuerte y saludable de masa muscular magra que te ayudará a resistir los cambios que se avecinan.

La menopausia hace que el nivel de estrógenos disminuya rápidamente, con lo que aumenta la densidad relativa de testosterona. Al instaurarse la menopausia, los ovarios se convierten en órganos secretores de andrógenos y producen aproximadamente el 25% de la testosterona del cuerpo. No es que se produzca más testosterona en general, sino que la disminución de los estrógenos hace que se contrarresten en menor medida los efectos de los andrógenos. Mientras que los estrógenos distribuyen el peso de la mujer en caderas y glúteos, la testosterona estimula la grasa abdominal. Esta transición se expresa con una reducción repentina de la masa muscular y la densidad ósea, así como con un mayor riesgo de obesidad troncal.

Las investigaciones indican que, en la mujer, los estrógenos intervienen tanto en el funcionamiento como en la hipertrofia (aumento de masa) de la musculatura esquelética.[35] A medida que bajan los niveles de estrógenos, el sistema orgánico que es la musculatura esquelética, que antes se sustentaba gracias a los niveles juveniles de estrógenos, empieza a decaer. Puesto que los estrógenos suponen un apoyo fundamental para los tendones y ligamentos, el declive asociado a la menopausia aumenta el riesgo de lesiones y el dolor de articulaciones. Este mismo efecto se puede observar en mujeres que toman píldoras anticonceptivas, ya que inhiben la producción natural de hormonas.

La vulnerabilidad de este periodo se ve exacerbada por el consumo errático de comida. Veo a muchas mujeres luchar contra los efectos de haber comido melón a mediodía y una ensaladita de pechuga de pollo acompañada de café con leche a la hora de cenar, lo cual combinan con un entrenamiento estándar de tipo caminata, zumba o pilates. Esa no es la medicina que necesitamos para fortalecer a las mujeres menopáusicas en un futuro.

Sin embargo, un estilo de vida musculocéntrico que incluya una dieta rica en proteínas (basada en macronutrientes equilibrados y cantidades fijas de calorías), combinado con un riguroso entrenamiento de resistencia que convertirá esa proteína en músculo, puede mantenerlas fuertes, sanas y llenas de energía durante la menopausia.

LA HISTORIA DE KIM

A los sesenta y tres años, Kim era increíblemente activa. Llevaba varios años siguiendo una dieta cetogénica y levantaba pesas con regularidad. Al llegar a la menopausia hacía una década, Kim había empezado a tomar una terapia de reemplazo hormonal. Normalmente ayunaba hasta el mediodía. A partir de ahí siguió una estricta dieta cetogénica, baja en hidratos de carbono. Aun así, empezó a ganar grasa abdominal, notó que perdía cabello y, a pesar de levantar pesas tres veces por semana, tenía problemas para ganar músculo. Acudió a mí en busca de ayuda para pulir su rutina. «Ya escuché todas tus entrevistas —dijo, y me enseñó las tablas de macronutrientes que había elaborado siguiendo el Protocolo Lyon—. Quiero repasar contigo todos los detalles para asegurarme de que estoy haciendo lo correcto para tener una vejez increíble». Aunque había acudido a mí con una excelente salud muscular general, su equilibrio entre ejercicio y consumo de proteínas necesitaba algunos ajustes.

En primer lugar, nos ocupamos de su nutrición. Su dieta cetogénica era demasiado rica en grasas y demasiado baja en proteínas para poder contrarrestar los cambios metabólicos del envejecimiento. Esto hacía que fuera incapaz de desencadenar la respuesta de crecimiento muscular, hasta que reestructuré su programa de alimentación. Le dije que dejara de ayunar y la animé a cambiar la dieta cetogénica por una rica en proteínas. Aumentamos su ingesta de proteína a 80 gramos por día (aproximadamente 1.6 g/kg) para compensar la pérdida muscular. Añadimos creatina y aminoácidos de cadena ramificada (BCAA, por sus siglas en inglés), así como un licuado de proteína de suero de leche en momentos determinados. El objetivo de este suplemento era mantener bajo su consumo de calorías y, al mismo tiempo, favorecer la salud cerebral y muscular con la aportación de creatina y estimular la síntesis muscular con BCAA. Además, como ya no entrenaba tanto como veinte años atrás, añadimos una bebida de aminoácidos esenciales para aumentar aún más su consumo de proteínas sin las calorías adicionales que habría necesitado quemar en el gimnasio. Siguiendo este programa al pie de la letra, ganó casi un kilo y medio de músculo durante el primer mes.

También contribuyó a que aumentara el volumen y el foco de su entrenamiento. Redujimos los ejercicios cardiovasculares para que dedicara ese tiempo a ejercicios que la llevaran a la fatiga y al fallo

> muscular. Kim aprendió a esforzarse al máximo dedicando dos días al entrenamiento de fuerza de cuerpo entero, otro día al entrenamiento de la parte superior y otro día a la inferior. También aprendió lo satisfactorio que era el esfuerzo extenuante. Conseguimos detener la pauta de pérdida muscular, lo que la ayudó a ganar casi medio kilo de músculo cada dos meses. Al dejar de ayunar, reducir el consumo de grasa, añadir los suplementos adecuados, centrarse en las proteínas y aumentar el entrenamiento, mostró una mejora espectacular.

Andropausia

No solo las mujeres experimentan cambios hormonales con la edad. La disminución de la testosterona, una parte natural y esperable del proceso de envejecimiento masculino, provoca una reducción de la masa muscular y un aumento de la grasa, lo que puede provocar un desequilibrio en la composición corporal y un aumento de las enfermedades derivadas de la disminución de la salud muscular.

La testosterona mejora la síntesis de proteínas musculares, lo que ayuda a prevenir la degradación del tejido muscular y las enfermedades cardiovasculares. Estas funciones se vuelven cada vez más importantes con la edad o cuando nos enfrentamos a problemas médicos. Al intervenir en el aumento de la masa y la fuerza musculares, la testosterona incrementa la cantidad de células satélite disponibles para promover el crecimiento, la reparación y la regeneración normales. Sin la estimulación que supone el entrenamiento de resistencia, estas células pueden «ponerse en pausa» o entrar en un estado latente, y cuanto más tiempo estén inactivas, más difícil será reactivarlas. Estimular estas células con el ejercicio físico puede proteger frente a la inactividad y mitigar el deterioro muscular.[36]

Dicho de otra forma, un hombre que da prioridad al entrenamiento de resistencia a medida que envejece puede evitar la «pausa» de las células satélite y, a la vez, contar con músculos mejor equipados para repararse y crecer en tamaño y fuerza. Por el contrario, los músculos de un hombre que lleva una vida sedentaria durante el proceso de envejecimiento no tendrán estas capacidades de regeneración y crecimiento. Como resultado, acabará con músculos más débiles y más resistentes a la insulina.

Esto establece un punto de partida que puede desencadenar una serie de problemas adicionales. A diferencia de la menopausia, que se produce en un intervalo breve y localizado, la andropausia (niveles bajos de testosterona) es un proceso que dura varias décadas. Aparte de los análisis, ¿cómo puedes saber si tienes niveles bajos de testosterona? Puedes estar atento a síntomas como la reducción de la libido, la dificultad para desarrollar musculatura o el aumento de la grasa abdominal. Recuerda que, aunque envejecer es inevitable, ¡el deterioro de la salud derivado de la disminución de la masa muscular NO lo es! **Un estilo de vida musculocéntrico que incorpore cambios nutricionales y de movimiento puede reescribir tu historia.**

A PARTIR DE LOS SESENTA

A esta edad es cuando cosecharás los frutos de los hábitos que hayas cultivado para fomentar la fuerza y el esfuerzo físico focalizado. Tus músculos tienen memoria celular, así que un sistema nervioso bien entrenado para el movimiento estará preparado para protegerte. Si hasta ahora no has tenido precisamente unos hábitos saludables, puede que la apabullante pérdida de masa muscular y otros cambios en la composición corporal sean la llamada de atención que necesitas para cambiar de verdad las cosas de hoy en adelante. Dado que este es un momento en que la inactividad crónica, combinada con las lesiones, puede limitar la movilidad, tomar medidas informadas para fortalecerte por dentro y por fuera es una parte esencial para sentar las bases de unas prácticas saludables que te serán útiles el resto de tu vida.

En las personas mayores de sesenta años, la calidad de vida pasa a ser la consideración principal en cualquier plan de alimentación y ejercicio. Repetimos: **la mejor forma de salvaguardar tu independencia es proteger tu masa musculoesquelética**. Según los CDC estadounidenses, cada año se atienden en urgencias a tres millones de personas mayores por caídas. Esto es, cada año, una de cada tres personas mayores de sesenta y cinco años sufre una caída. Una cuarta parte de las personas que se rompen la cadera muere al año siguiente, y la causa más habitual de muerte accidental entre mayores de sesenta y cinco años son las lesiones relacionadas con caídas.[37] ¡No tienes por qué formar parte de estas estadísticas!

Las investigaciones demuestran que un programa de entrenamiento de resistencia bien estructurado, de dos a cuatro días por semana, aumenta la fuerza máxima, la masa muscular, la potencia muscular y la capacidad funcional de las personas mayores de sesenta y cinco años. Otros estudios destacan los beneficios cognitivos del entrenamiento cardiovascular y de resistencia en personas de este grupo de edad, y establecen que las hormonas del bienestar liberadas por la combinación de estos tipos de ejercicio estimulan el cerebro y la conciencia corporal.[38] Aunque las mejoras no se presentan tan deprisa como en personas más jóvenes, un programa bien diseñado puede proporcionarte estos beneficios incluso si empiezas a hacer ejercicio a una edad avanzada.

Dado que no es muy frecuente morir por caerte de un barranco, puede parecer que la cifra de muertes por caída no es para tanto. Sin embargo, la realidad es que los problemas de movilidad y de salud muscular son la base de al menos nueve de las diez principales «causas» de muerte. Para poner esto en perspectiva, la obesidad tampoco figura como una de las principales causas de muerte según los CDC. Sin embargo, es la afección subyacente que conduce, entre otras cosas, a enfermedades cardiacas, cáncer, diabetes, problemas respiratorios o alzhéimer. La obesidad y la mala movilidad y salud muscular son importantes factores de mortalidad, pero los CDC no tienen forma de cuantificar esta relación; tan solo informan de lo que ponen los médicos en los certificados de defunción.

Después de una caída, mantener las actividades cotidianas puede convertirse en un problema considerable que influye en todo, desde el bienestar cognitivo y emocional hasta la salud metabólica. En EUA cada año ingresan en el hospital más de 300 000 adultos mayores de sesenta y cinco años por fracturas de cadera. Esto sienta las bases para que se produzca una crisis catabólica en los años siguientes. En EUA se producen cada año unas 380 000 muertes por «enfermedad cardiaca». Otras 320 000 personas fallecen porque se les para el corazón por motivos desconocidos. Si vemos las caídas en el contexto de esta crisis catabólica, se convierten en la principal causa de lesiones y muerte entre las personas de sesenta y cinco años o más, y en la segunda causa principal de muerte no intencional en todo el mundo.[39] ¡El músculo esquelético es tu armadura corporal en la batalla de la vida!

No pienso endulzar los procesos científicos reales que dificultan la reparación de los músculos dañados, pero puedo decirte, sin lugar a dudas, que **¡nunca es tarde para mejorar la salud muscular!**

Incluso si una enfermedad, una lesión o simplemente la vida te han hecho menos activo de lo que deberías, puedes hacerte más fuerte, ponerte en forma y disfrutar de una explosión de energía renovada. Aunque estés convaleciente de una lesión, existen innumerables soluciones para aumentar tu nivel de actividad de forma segura y controlada. Esto ayuda a despejar de la ecuación cualquier negociación emocional. Simplemente, convéncete de que hoy es el día en que empezarás (o volverás) a entrenar. Desde luego, de entrada no tendrás la fuerza y la agilidad que te gustaría tener o que tenías antes, pero no dejes que la actitud derrotista se interponga en tu camino. Elige algo factible que te haga sentir bien. El objetivo es que, en vez de atormentarte por lo que has perdido, te sientas inspirado para seguir adelante.

REAJUSTE MENTAL

SUPERACIÓN DEL DESCUENTO HIPERBÓLICO

Controlamos el tiempo, el dinero y las calorías, pero rara vez se nos ocurre comprobar cómo está nuestra compleja mente y organizarla. Tu propia naturaleza lleva todo este tiempo influyendo en tu salud. Así que te voy a proporcionar un modelo funcional para que establezcas la organización mental y el control necesarios para obtener el cuerpo que mereces. Una vez colocado este andamiaje, podremos adelantarnos a los obstáculos que, probablemente, te encontrarás por el camino. Uno de los más difíciles de superar es el sesgo conocido como «descuento hiperbólico».

El descuento hiperbólico es la tendencia humana a priorizar las necesidades y los deseos actuales sobre los objetivos personales a largo plazo. Básicamente, tomamos decisiones que favorecen más a nuestro yo del presente que al del futuro. Nos enfrentamos al descuento hiperbólico en la batalla contra la procrastinación: eso de dejar para mañana lo que podemos hacer hoy. En la clínica veo demasiados ejemplos de este sesgo cognitivo. A pesar de que mis pacientes están desesperados por perder grasa y ganar músculo magro y sano, a algunos les cuesta muchísimo seguir con constancia una dieta que saben que les será útil en el futuro. En lugar de centrarse en la forma en que sus acciones afectarán a sus objetivos de salud a largo plazo, acaban por ceder a los deseos inmediatos de galletas, vino o papas fritas.

El sesgo del descuento hiperbólico es una tendencia arraigada en los humanos que nos lleva a caer en la tentación del corto plazo a expensas de los resultados a largo plazo. Este sesgo involucra al yo actual y al del futuro, y la separación entre ellos puede ser enorme. Tanto el yo del presente como el yo del futuro forman parte de ti. Aquel al que cuides más dominará al otro.

Veámoslo con un ejemplo. Mi paciente María no encontraba la forma de recuperar su figura después de haber tenido a sus tres hijas. Llevaba tres años luchando por perder nueve kilos. «Quiero perder peso, de verdad, y soy muy estructurada durante el día. Pero por la noche, cuando las niñas comen galletas, yo también las como —explicaba—. Siempre me digo que al día siguiente lo haré mejor».

Pero María llevaba al menos tres años esperando ese «día siguiente». Este es un excelente ejemplo de la victoria del yo del presente sobre el yo del futuro. Analicemos cómo ocurre esto. Las decisiones contraproducentes de este tipo implican optar por la recompensa menor de disfrutar de caprichos inmediatos en lugar de optar por la recompensa mayor de estar en forma en el futuro. Al sucumbir a las galletas, María intentaba aliviar la incomodidad y la presión de hacer lo que no quería.

Desde un punto de vista psicológico, los motivos pueden ser muy diversos. Puede que la persona que hace esto tenga una baja autoestima (consulta la pág. 240 para medir tu nivel de autoestima). Puede que tenga la impresión de que no merece perder peso. Puede que tenga por costumbre recurrir a la comida en busca de consuelo emocional. Ya sea de un modo consciente o inconsciente, está interpretando el guion del yo del presente, lo que socava sus sueños futuros y sabotea su vida. A un nivel muy primario, eso no es culpa suya. Todos tenemos un yo del presente al que debemos enfrentarnos para conseguir lo que realmente queremos en la vida. María y yo tuvimos una conversación sincera y bastante dura sobre la forma en que su yo del presente saboteaba a su yo del futuro, hasta que por fin hizo clic. En primer lugar, le presenté a su yo del futuro: esa parte de María que es disciplinada, está en forma y entiende que, para preservar el yo del futuro, debe reducir la distancia que lo separa del yo del presente. Debe permitir que su yo del futuro sea más fuerte que su yo del presente. Aquí es donde entra en juego el verdadero entrenamiento. No el de pesas, sino el mental.

Juntas establecimos claramente quién quería ser y describimos, paso a paso, las acciones que la llevarían allí. A continuación incorporamos las consecuencias como forma de erigir barreras de seguridad. Lo que funcionó para María fue esto: cada vez que permitía que su yo actual comiera galletas, tomaba veinte galletas y las tiraba a la basura. Eso le dolía porque odiaba desperdiciar comida, así que era una consecuencia perfecta cada vez que traicionaba a su yo del futuro. ¿Sabes cuántas veces tuvo que atenerse a esa consecuencia? Una. Le bastó con una vez para cambiar de hábito definitivamente. Establecer barreras de seguridad apropiadas y a su vez fomentar una estrecha conexión con su yo del futuro nos permitió unir los dos yoes de María para que, al fin, pudiera alcanzar sus objetivos.

PROYECCIÓN DE FUTURO

Es frecuente que nos aconsejen visualizar lo que queremos y cómo nos sentiremos al conseguirlo. He descubierto que lo que funciona mejor es hacer una proyección futura del precio que tendrá mantener los malos hábitos actuales. Esto es increíblemente eficaz: pone de relieve a qué habrá que renunciar si se siguen tomando decisiones negativas.

Siéntate en un lugar tranquilo e imagina...

Si continúas con estas prácticas negativas, ¿qué precio habrán tenido en dos años? ¿Y en cuatro? ¿Y en veinte?

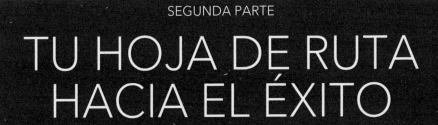

SEGUNDA PARTE

TU HOJA DE RUTA HACIA EL ÉXITO

4
EL ÉXITO ARROLLADOR DE LA NUTRIOLOGÍA

Antes de ahondar en mis planes de acción para alcanzar el éxito, me gustaría abordar uno de los principales obstáculos a los que muchos nos enfrentamos al intentar estar más sanos: ¿cómo podemos saber qué directrices nutricionales seguir cuando hay tanta [des]información contradictoria? Examinar datos de dominio público que estén comprobados clínicamente puede ayudarnos a evitar confusiones y encontrar un camino práctico hacia una vida más saludable.

Las estrategias nutricionales del Protocolo Lyon son un componente fundamental de tu hoja de ruta hacia el éxito. **Recopilar información fiable que te ayude a seguir con la mente centrada en tus objetivos es una parte clave a la hora de desarrollar un plan infalible.** Para mantener la motivación es imprescindible entender las verdaderas consecuencias de nuestras elecciones, tanto positivas como negativas. Esto implica enfrentarse directamente a cualquier sesgo relacionado con la salud que podamos haber adoptado.

Dado que gran parte de la «sabiduría» nutricional que circula por ahí se basa en un conjunto de premisas erróneas, es probable que la mayor parte de la «ciencia» que conoces necesite una revisión muy puntual. Saber qué hacer es solo una parte de este programa. Otro pilar es «aprender a pensar» en la nutrición para tomar decisiones fundamentadas a diario y examinar cualquier nueva información sobre la salud que te llegue. Mi mayor privilegio es poder ayudarte a corregir cualquier idea errónea. También es un trabajo pesado para el que hay que estudiar algo de ciencia y algo de historia. Pero no te preocupes: dividiré la información en trozos digeribles.

La ciencia de la nutrición moderna es una disciplina relativamente joven. A principios del siglo XX, el estudio de la nutrición humana lo llevaban principalmente a cabo químicos que examinaban la composición de proteínas, grasas e hidratos de carbono de los alimentos. Fue en 1926 cuando los científicos aislaron e identificaron la primera vitamina. Este fue el punto de partida de cinco décadas de investigación centrada en la prevención de enfermedades derivadas del déficit de nutrientes. Más recientemente, y sobre todo en este siglo, la atención se centró en la influencia de la nutrición en dolencias crónicas como las enfermedades cardiovasculares, la diabetes, la obesidad y el cáncer.[1] Aún no nos hemos desprendido de las prioridades y convicciones del pasado, por mucho que se hayan descartado en investigaciones posteriores.

De vez en cuando me pregunto cómo se sentían los primeros científicos nutricionales cuando estaban deseosos de compartir datos nuevos con el público. Supongo que el proceso era muy similar al actual: un montón de personas aportaban sus opiniones y había *influencers* de gran alcance cuyos mensajes llegaban más lejos. Parte de mi objetivo en este capítulo, dentro de esta versión tan truncada de la historia, es explorar la forma en que la ciencia refleja las perspectivas de cada momento histórico. Para ayudarte un poco más a abrirte paso por la avalancha de información sobre nutriología, haré hincapié en que los consejos sobre nutrición van de la mano de los movimientos culturales. También te enseñaré trucos para leer entre líneas los titulares y determinar el rigor de las últimas noticias sobre nutrición, para lo cual hará falta una introducción al peso probatorio.

EL NACIMIENTO DE LA NUTRIOLOGÍA Y LAS DIRECTRICES DIETÉTICAS

ALERTA, SPOILER: las directrices alimentarias estadounidenses no se establecieron con la ciudadanía en mente.

En lugar de priorizar la salud óptima de los ciudadanos, las recomendaciones nutricionales siempre se han visto influidas por consideraciones políticas.[2] Al analizar la historia de estas directrices, se revela el turbulento origen de la desinformación que ha llevado a tanta gente a tener un exceso de grasa, falta de musculatura y un enorme desconcierto. La política, los intereses sociales, la moralidad y la religión siempre han desempeñado un papel en las decisiones alimentarias, pero ¿sabías hasta qué punto han influido estos factores externos en la nutriología?

Como profesional de la medicina centrada en datos objetivos y resultados, me resulta fascinante analizar el tremendo impacto que han tenido las fuerzas políticas y sociales en la alimentación a lo largo del tiempo. Un ejemplo fascinante de lo entrelazadas que están la dieta y la moralidad fue la enorme influencia que tuvo a mediados del siglo XIX un ministro presbiteriano llamado Sylvester Graham (que dio nombre a unas galletas), conocido como el «padre del vegetarianismo». Preocupado al ver que tanto la carne como el alcohol promovían la gula, que era nociva para las personas, las familias y la sociedad, Graham abogaba por «una dieta más simple, más sencilla y más natural» que excluyera la carne, las harinas refinadas, los condimentos y las bebidas alcohólicas en favor del consumo de más frutas y verduras frescas. Proclamando que la comida sana crea personas sanas,[3] Graham contribuyó al lanzamiento de una de las primeras corrientes de vegetarianismo en EUA. La dieta que prescribía se presentó como un antídoto contra la corrupción social, espiritual y física. Este desplazamiento del consumo de proteína animal hacia los hidratos de carbono recibió un impulso aún mayor de la mano de un seguidor de Graham llamado John Harvey Kellogg. Sí, ese Kellogg, el de la marca de cereales, el que creó la «granola» en 1878.

Me resulta fascinante la influencia increíblemente poderosa que siguen teniendo estos dos hombres en la dieta estadounidense estándar.

CÁLCULOS EN TIEMPO DE GUERRA

La religión no es la única fuerza social que ha influido en las costumbres alimentarias estadounidenses; la guerra también ha tenido siempre un papel. Las cuestiones pragmáticas sobre la mejor forma de alimentar al ejército han guiado la ciencia notablemente y han financiado continuamente investigaciones encaminadas a este fin. En 1917, el presidente Woodrow Wilson creó la Administración de Alimentos de EUA para garantizar la buena alimentación de las tropas que luchaban en el extranjero durante la Primera Guerra Mundial. Este organismo, dirigido por Herbert Hoover, pionero del lema «la comida ganará la guerra», controlaba el suministro, la distribución y la conservación de alimentos. Una parte de sus medidas pasaron por racionar los alimentos estableciendo determinados días «sin carne», «sin dulces», «sin trigo» y «sin cerdo».

Antes de la Segunda Guerra Mundial, los científicos seguían esforzándose en identificar las vitaminas y los minerales de los alimentos. Entonces, de repente, y bajo la presión de la inminente participación de EUA en el conflicto, la importancia de dar con una dieta saludable alcanzó cotas geopolíticas. Durante la Gran Depresión, las dificultades económicas condujeron a dietas bajas en proteínas, con la consiguiente desnutrición, en grandes sectores de la población estadounidense. Cuando al ejército le costó reclutar a suficientes hombres sanos para sus tropas, el gobierno recurrió a destacados dietólogos y financió centros que constituirían el eje central de la nutriología como disciplina médica.

A partir del momento en que EUA entró en la guerra, el consumo de alimentos estuvo dictado por el racionamiento, ya que casi toda la comida rica en nutrientes y proteínas se enviaba al extranjero.[4] En enero de 1943, Hoover alertó del estado de los suministros de carne estadounidenses. Declaró que «en esta guerra, las carnes y las grasas son una munición tan importante como los tanques y los aviones»,[5] enfatizando lo patriótico que era abstenerse en casa por el bien de las tropas.

En las tres décadas siguientes se vivió un auge de la investigación nutriológica que provocó grandes avances en la comprensión de los alimentos, la fisiología y el procesamiento de la comida, pero desde un punto de vista muy concreto y con la finalidad de fortalecer a los soldados. Las conclusiones de aquellos estudios siguen aplicándose en la actualidad: sus hallazgos continúan sentando las bases de las recomendaciones alimentarias que nos afectan a todos, a pesar de que la investigación se centró en hombres jóvenes y pasó por alto a mujeres, niños y adultos mayores. **Los estudios financiados por el gobierno, orientados a prevenir déficits y centrados expresamente en mejorar el rendimiento a corto plazo en vez de optimizar la salud a largo plazo, llevaron al desarrollo de directrices alimentarias que siguen influyéndonos en la actualidad.**

Si nos fijamos en las tendencias nutricionales a lo largo del tiempo, nos damos cuenta de cuáles son los distintos vientos que guían el barco. Basta con pensar que cuatro décadas después de que el racionamiento en época de guerra limitara el acceso a las preciadísimas carnes y a otros productos de origen animal, la gente empezó a autorrestringirse las proteínas con la moda de los alimentos bajos en grasas y colesterol de la década de 1980. Esta vez, el cambio no se basó en el racionamiento ni en el patriotismo, sino en la presión pública y la información errónea. ¿Cómo hemos acabado demonizando las proteínas de alta calidad que en otros tiempos se consideraban tan valiosas que la población que se quedó en casa tuvo que renunciar a ellas por el bien de los soldados? Y ¿cómo nos ha llevado esta progresión a la moda actual de las imitaciones de «carne» a base de proteínas vegetales?

Indaguemos un poco...

Reitero que es fundamental reconocer que las directrices nutricionales financiadas por el gobierno jamás tuvieron la finalidad de ayudar a la población a alcanzar una salud excepcional. Lo que se hizo fue establecer unos valores de ingesta mínima con el objetivo de prevenir cualquier déficit. Como ya vimos, los primeros estudios se centraron en los micronutrientes (las vitaminas y los minerales que necesitamos para sobrevivir), y había un buen motivo para ello: el déficit de micronutrientes es mortal a corto plazo. Sirvan de ejemplo enfermedades como el escorbuto, el raquitismo y el beriberi, ocasionadas por la falta de un nutriente concreto. Por ejemplo, el escorbuto, provocado por el déficit de vitamina C, mató a dos millones de marineros entre los siglos XVI y XVIII, antes de que la Royal Navy británica y la Marina estadounidense empezaran a añadir vitamina C a las raciones.[6]

A lo largo de la historia, las respuestas a la pregunta «¿qué necesitamos suministrar a estos soldados?» no han dejado de establecer valores de referencia para los niveles de nutrición que posteriormente se aplican a toda la población. Curiosamente, las principales recomendaciones alimentarias actuales, que abogan por consumir menos proteínas y más cereales, se asemejan en algunos aspectos a las dietas de la Gran Depresión que en su momento dejaron desnutridas a tantas personas. La diferencia es que ahora ese enfoque alimentario se presenta envuelto en una narrativa diferente. A lo largo de la historia, los seres humanos han valorado la carne, pero últimamente ha caído en desgracia, desbancada por las «carnes» de origen vegetal «procesadas por completo». Por desgracia, esto no responde a la aparición de nuevos hallazgos con rigor científico, sino a la industria, las políticas y el discurso académico.

La nutriología lleva mucho tiempo aquejada de los problemas resultantes de una simplificación excesiva, del enfoque en la grasa como origen de trastornos de salud y de la falta de adaptación a la nueva información científica. Hacer caso omiso del importante papel de las proteínas en la salud y la longevidad ha tenido tremendas consecuencias. Antes de profundizar en las

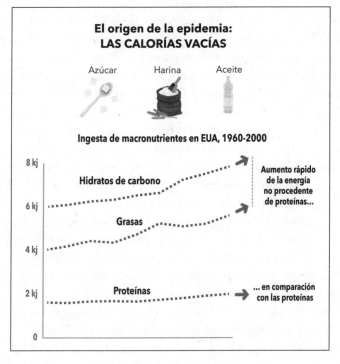

Crédito de la gráfica: Dr. Ted Naiman.

políticas y la propaganda en torno a la nutriología, te daré herramientas para evaluar todos los consejos sobre salud que inundan los medios de comunicación.

EL PESO PROBATORIO

Un debate de gran calidad requiere pruebas de gran calidad. Para no dejarnos llevar por la última tendencia del *fitness*, vamos a hablar de qué tipo de pruebas deberían usarse como base para tomar las decisiones relacionadas con la salud. Para evaluar las directrices nutricionales es necesario entender que no toda la información disponible sobre los alimentos que ingerimos tiene el mismo peso. Con mucha frecuencia se presta menos atención a los ensayos controlados aleatorizados y a otras pruebas de gran calidad que a conclusiones derivadas de la correlación, no de la causalidad. Uno de los motivos por los que se acaba restando importancia a los ensayos controlados aleatorizados es que en ellos suelen participar pocas personas. Esto se debe a que es difícil controlar todos los aspectos de la vida humana, a no ser que los sujetos vivan en una sala metabólica (una habitación pequeña y aislada en la que se introduce una composición conocida de aire) con unas condiciones muy alejadas de la realidad cotidiana.

La persona que se encuentra dentro de esta sala metabólica, al respirar, consume oxígeno y expulsa dióxido de carbono. Este intercambio de gases, monitorizado por sensores, permite calcular con precisión la energía gastada. La proporción entre oxígeno y dióxido de carbono indica si la persona está quemando principalmente hidratos de carbono o grasas. Para medir las tasas de oxidación de proteínas, los investigadores analizan la orina. No es exactamente un estilo de vida normal, ¿verdad?

Este tipo de retos a la hora de realizar investigaciones hace que proliferen «estudios» basados en pruebas de mala calidad, así como respuestas emocionales y opiniones que se consideran hechos objetivos y se difunden porque quedan muy bien en los titulares. No es de extrañar que sea tan difícil para los consumidores y los desconocedores acceder a información de calidad. Este fenómeno es el motivo por el que quiero dedicar tiempo a guiarte sobre la forma de evaluar la información que te llega. El primer paso es entender la jerarquía del peso probatorio.

Vamos a desglosarla. Las pruebas de menor calidad son datos históricos u opiniones de expertos sin corroborar. Por ejemplo, si te digo que las proteínas son muy buenas para perder peso porque he «visto» que funcionan, no me creas, al menos hasta que te presente las pruebas y te explique los mecanismos que lo hacen posible. Sin un fundamento científico sólido que respalde una afirmación, la opinión de un experto no es más que una opinión. (Afortunadamente, mantengo siempre mi compromiso de basar todas mis recomendaciones en estudios verificables de gran calidad, y si comparto una opinión basada en la experiencia clínica, ¡lo diré!).

El siguiente «peldaño» en la escala del peso probatorio son los estudios observacionales. Estas pruebas incluyen estudios e informes de casos, estudios de cohortes y estudios de control de casos, en los que se observa a las personas participantes a lo largo del tiempo o de forma retroactiva, sin ninguna intervención. Los hallazgos de este tipo se consideran pruebas débiles porque no pueden demostrar la causalidad, aunque sí pueden aportar información sobre conceptos que deberían investigarse más a fondo. El valor clave de estos enfoques es que generan hipótesis que se pondrán a prueba en estudios de gran calidad, como los ensayos controlados aleatorizados.

Aunque los estudios observacionales contribuyen al desarrollo científico correcto, no son ciencia en sí mismos. Dado que se basan en una correlación sin causalidad, no deben emplearse para hacer afirmaciones médicas. A pesar de eso, en el presente, el ámbito de la salud y la nutrición depende en gran medida de los datos correlacionales porque es fácil acceder a ellos. Sin una intervención real, los investigadores tienen muchas menos variables que controlar. Por su parte, los informes de casos son pruebas débiles, simplemente porque cada uno se basa en un solo caso.

Ten en cuenta que muchos factores muy correlacionados pueden no tener absolutamente ninguna conexión real. Consideremos un ejemplo absurdo: durante un periodo de diez años, el consumo per cápita de margarina en EUA y la tasa de divorcios en el estado de Maine se correlacionaron a un nivel de 0.99 (la correlación más alta posible es 1.00).[7] Sin embargo, cabe suponer que lo uno no fue la causa de lo otro. ¿Ves el problema de este tipo de pensamiento?

Las pruebas más sólidas son las que se obtienen en los ensayos controlados aleatorizados. Los científicos utilizan hipótesis generadas a partir de los datos observados y crean un entorno experimental en el que son capaces de controlar las variables externas que podrían ser fuente de confusión. Mientras que los estudios observacionales no aportan estos beneficios, los ensayos controlados aleatorizados sí permiten aislar las hipótesis para conectar causas con efectos.

Otros criterios que se deben considerar al evaluar los estudios son los tamaños de la muestra, los criterios de exclusión y el riesgo relativo. Los datos sobre salud y nutrición más fiables provienen de ensayos controlados aleatorizados reproducibles y bien diseñados, extraídos de un gran conjunto de conocimientos. Los resultados de varios ensayos controlados aleatorizados sobre un asunto determinado también se pueden revisar y analizar en lo que se conoce como «revisión sistemática». Aunque no son tan infalibles, dado que la calidad de los hallazgos generales depende de la calidad de cada ensayo original, las revisiones sistemáticas pueden proporcionar información extremadamente valiosa. El examen estadístico da lugar a un metaanálisis, que constituye un método válido, objetivo y científicamente sólido para analizar y combinar diferentes resultados.

A estas alturas, es posible que te estés preguntando: «¿Qué se supone que debo hacer exactamente con toda esta información sobre las pruebas?». **Acabo de darte la fórmula para distinguir entre ciencia sólida y moda mediática. Te he proporcionado las herramientas necesarias para evaluar los datos en vez de limitarte a aceptar las afirmaciones habituales sobre nutrición.**

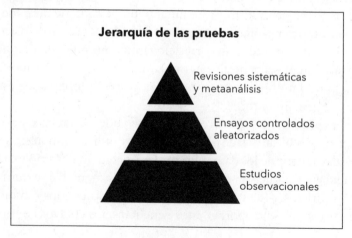

La próxima vez que Google te presente un titular, profundiza un poco más. En primer lugar, pregúntate: «¿Esta noticia está basada en un estudio o en una opinión?». Si la información proviene de un artículo publicado y revisado por pares, averigua si la investigación se realizó en animales o en humanos. A continuación, observa la jerarquía de la pirámide de pruebas para ver dónde encaja el estudio. Si los hallazgos son el resultado de una investigación que se encuentra en la base de esta pirámide, deberás agarrar con pinzas la información en lugar de aceptarla al pie de la letra.

En poco tiempo te darás cuenta de que casi toda la información sensacionalista relacionada con la salud y el bienestar se basa en datos de baja calidad cargados de emociones. Este es el primer paso para que encuentres la información por tu cuenta en lugar de confiar en «expertos» dispuestos a descartar los datos que no se ajusten a sus intereses.

Ahora que entiendes los diversos tipos de datos que se interpretan y aplican a las recomendaciones y regulaciones, puede que veas un poco más claro cómo pueden surgir los desacuerdos, sobre todo entre los interesados en convencerte de algo. La realidad es que, desde el momento en que empezaron a publicarse las directrices nutricionales, siempre hubo otras prioridades y preocupaciones en juego.

Creo que se puede confiar en que las personas que tienen acceso a información clara, sólida y verificable tomen buenas decisiones que sean a su vez saludables. Por tanto, este capítulo te ayudará a:

1. Entender los hechos que cambian los paradigmas establecidos.
2. Entablar las conversaciones necesarias para alcanzar una salud y un bienestar verdaderos y duraderos.

QUIÉNES ENTRAN EN JUEGO

¿Quién da consejos sobre nutrición?

¿Por qué los consejos alimentarios son tan confusos y a menudo contradictorios? Respuesta corta: porque la lista de entidades autorizadas para darnos información nutricional parece una sopa de letras: USDA, NIH, OMS, NASFNB... Para colmo de males, estos organismos no solo incluyen en sus recomendaciones públicas la nutriología basada en pruebas, sino también las prioridades de la industria alimentaria. No pierdas de vista el poder que tienen estos criterios, que los convierte en mucho más que simples sugerencias. Las directrices alimentarias del USDA (Departamento de Agricultura de Estados Unidos) y de los NIH (Institutos Nacionales de Salud) establecen una política pública del gobierno estadounidense que afecta a cualquier entidad que reciba financiación pública. Escuelas, residencias de ancianos, hospitales, cárceles, guarderías... Todos ellos deben planificar las comidas basándose en estas directrices. Mientras tanto, la NAS-FNB (Junta de Alimentación y Nutrición de la Academia Nacional de Ciencias estadounidense), que no tiene autoridad para imponer directrices, fija unas ingestas alimentarias de referencia basadas estrictamente en datos científicos.

¿Intereses públicos o privados? La verdad sobre las declaraciones de propiedades saludables (y las restricciones sanitarias)

Los dólares que invirtió el ejército estadounidense en investigaciones sobre nutriología no solo dieron lugar a recomendaciones alimentarias fundamentales, sino que también financiaron importantes cambios en el procesamiento de alimentos que hicieron que las empresas de alimentos envasados tuvieran más influencia en la información nutricional que llega a los consumidores. Dado que los alimentos envasados y los productos básicos están regulados por diferentes organismos, la inversión en marketing para promover los alimentos envasados y procesados supera con creces la de los pequeños productores agropecuarios.

En 2001, PepsiCo invirtió 1960 millones de dólares en publicidad en EUA.[8] Esta apabullante cifra corresponde a una sola empresa en un solo país. Existen muchos gigantes que hacen alarde de su fortaleza financiera en un mercado en el que los pequeños productores, en conjunto, hacen malabares para estirar su presupuesto de 750 millones de dólares. Aquí queda patente el considerable desequilibrio financiero de la influencia.

¿Qué son los productos básicos?

Cualquier habitante de EUA está harto de oír eslóganes como «Carne de res: es lo que hay para cenar», «Cerdo: la otra carne blanca» o «¿Tienes leche?». Fíjate en que ninguna de estas campañas menciona un proveedor ni una marca en concreto, sino que hacen referencia a un producto genérico. Los mensajes de este estilo son iniciativas aprobadas por el gobierno y financiadas por los pequeños productores para aumentar la demanda de sus productos.[9] Los productos básicos son los que proceden de la agricultura y la ganadería: soya, maíz, trigo, café, azúcar, aceite, huevos, leche, frutas, verduras, carne de res, algodón, caucho, etcétera.

Estos productos básicos no son «marcas». Una marca (piensa en las sopas Campbell's) tiene detrás una empresa, un presupuesto y un equipo profesional dedicados a desarrollar programas creativos de marketing y comunicación para distinguirse de sus competidores (por ejemplo, las sopas Knorr). Ahora piensa en la carne de res. Aunque hay muchas marcas disponibles, estos productos siguen vendiéndose sobre todo como carne de res, independientemente de la ganadería de la que procedan (y de los otros proveedores de la cadena de producción). Estos productores no tienen suficientes recursos para publicitar que su bistec es mejor que otro bistec. Así pues, para competir en el mercado, los agricultores y ganaderos hacen un fondo común para promover y comercializar categorías enteras de productos entre los consumidores. Los productores aúnan sus recursos para aumentar colectivamente la demanda y la concienciación sobre productos como los huevos, la leche o la carne. El USDA supervisa estos programas para garantizar que sean justos para todos los productores. También restringe y regula las declaraciones sobre propiedades saludables que se pueden divulgar sobre estos productos.

Los pequeños productores pueden afirmar que sus productos forman parte de una dieta saludable, pero no pueden decir, por ejemplo, que «la carne de res es una excelente fuente de zinc, hierro y proteínas biodisponibles». Esta diferencia ejemplifica un matiz poco entendido entre las capacidades de marketing/promoción de los productos envasados y los básicos. La Ley de Educación y Etiquetado Nutricional (NLEA) de EUA exige que los productos envasados muestren en su etiqueta información nutricional estandarizada, pero el USDA impone criterios a las comunicaciones sobre productos básicos mucho más estrictos que las reglas de etiquetado. Los pequeños productores no pueden comparar sus productos con otros alimentos (por ejemplo, no pueden mencionar la diferencia de calidad de las proteínas que tienen la carne de res y los frijoles), porque eso podría interpretarse como propaganda en contra de los frijoles. Aunque a los productores se les permite mencionar datos objetivos (por ejemplo, «la carne de res contiene nueve aminoácidos esenciales» o «la leche es buena para los huesos»), no pueden decir que el calcio de la leche de vaca tiene una mayor biodisponibilidad que el de la leche de almendras. Esto se debe a que los productos básicos, promocionados colectivamente, no pueden competir haciendo declaraciones sobre otros productos básicos. ¿Ves la diferencia?

Los productores no tienen permitido añadir a su publicidad declaraciones subjetivas ni cualitativas, como «la carne de res es la mejor opción para ayudar a desarrollar y mantener la musculatura, ya que contiene todos los aminoácidos esenciales», por mucho que esta afirmación sea cierta.[10] A diferencia de las declaraciones que hacen las empresas de alimentos procesados, todo lo que dice el marketing de los pequeños productores (sobre todo en relación con la salud y la nutrición) debe someterse a una estricta revisión científica como parte del programa de verificación. Una ventaja de esta investigación rigurosa, al menos para los consumidores, es que se puede confiar más en lo que dice la publicidad de los productos básicos.

Los criterios que se aplican a los alimentos procesados son mucho menos precisos, lo que da a las empresas que los fabrican más margen para la exageración. Los productores de alimentos procesados no están regulados por el USDA, sino que se rigen por las directrices de la Comisión Federal de Comercio (FTC, por sus siglas en inglés). No pueden afirmar que un producto va a curar una enfermedad, pero sí pueden hacer una gran variedad de afirmaciones en materia de salud, incluso en contra de los productos básicos, como «los huevos son malos para la salud» o «nuestros cereales de avena son buenos para el corazón». Mientras tanto, los productores de huevos no tienen ningún mecanismo para protestar por las afirmaciones falsas ni pueden apoyar financieramente una educación pública sostenible y basada en datos científicos sólidos. Aunque los vendedores y productores de alimentos envasados pueden infringir las normas de la FTC y están sujetos a demandas por hacer declaraciones engañosas, a la FTC le resulta imposible controlar todos los desvaríos que se divulgan.

Una nueva y poderosa fuerza en la competencia entre alimentos procesados y sin procesar son las empresas que comercializan «carnes» de origen vegetal. Estos fabricantes de alimentos emplean sofisticadas técnicas de marketing que pueden traspasar los límites y acabar difundiendo información engañosa. Así pues, en lo relativo al marketing, los productos envasados y los básicos no compiten realmente en igualdad de condiciones.

Como puedes ver, los pequeños productores acaban como un ratón con un micrófono, intentando hacer oír su voz por encima de la del reducido grupo de empresas de alimentos envasados que poseen y controlan la mayoría de los mensajes. Cabe mencionar que hay influencias ocultas, desde el mercado hasta el ejército, que han desempeñado un papel fundamental en el desarrollo de las narrativas populares sobre nutrición. Como resultado, tanto los médicos como los desconocedores utilizan, sin saberlo, información errónea que puede conducir a decisiones mortales. La poquísima formación en nutriología que se imparte en las facultades de Medicina es un producto derivado de la medicina basada en intereses en vez de en pruebas científicas. Esto hace que tanto médicos como pacientes estén atados de pies y manos en lo que respecta al bienestar.

LOS BENEFICIOS DE LAS PROTEÍNAS ESTÁN FUERA DE DUDA

No se puede negar que la energía, el dinero y la atención son recursos finitos. Centrarse en un área de la ciencia (como las grasas y las enfermedades cardiovasculares) a expensas de otra (como las proteínas, que la nutriología pasó por alto en gran medida durante bastante tiempo) puede dejarnos a todos con información sesgada. Curiosamente, a pesar de que las proteínas están subrepresentadas y marginadas, sus beneficios, a diferencia de las grasas y los hidratos de carbono, llevan mucho tiempo sin ponerse en duda. Las recomendaciones sobre los hidratos de carbono han ido cambiando a lo largo de los años. Hay grasas que se han demonizado y luego se han redimido. En todo ese tiempo, las proteínas no se han cuestionado tanto; más bien se han dejado al margen del debate.

Quizá sorprenda que la obsesión de los investigadores por las grasas acabara dejando a las proteínas como el macronutriente más importante pero el más infravalorado. Los nutricionistas actuales han recibido la formación necesaria para saber que, tras determinar las necesidades energéticas generales de un cliente o paciente, **el primer y crucial nutriente que se debe calcular** al elaborar una dieta es la proteína. **Una vez establecido el consumo de proteínas, se añaden las calorías restantes en forma de hidratos de carbono y grasas.**

¿Esto quiere decir que, por fin, las directrices gubernamentales se han puesto al día en lo relativo a la importancia de las proteínas? Dado que las recomendaciones nutricionales se deben revisar cada cinco años, los criterios actuales deberían ir a la par que el progreso científico, ¿verdad? Lo adivinaste: no tanto. A pesar del papel fundamental de las proteínas en la buena salud y la longevidad, entre 1980 y 2010 no se hizo demasiado caso a este macronutriente en las directrices de salud pública. Durante las tres últimas décadas, las recomendaciones sobre la ingesta de proteínas se han mantenido invariables, por debajo del umbral. Este es un punto clave y un claro ejemplo de cómo los consumidores pueden no tener ni idea de información fundamental que podría influir significativamente en su salud. El hecho es que, **a pesar de la formación básica que reciben todos los nutricionistas, las directrices gubernamentales actuales se ocupan primero de los hidratos de carbono y las grasas antes de incluir la ingesta recomendada de proteínas, que consideran como un mero porcentaje en relación con esos otros macronutrientes**. Se trata de un defecto significativo con consecuencias reales. Veamos por qué.

Cuantas menos calorías consumas, mayor debería ser la proporción de proteínas en esa ingesta de calorías. Pero como las proteínas son un requisito absoluto, puede resultar engañoso considerarlas como un porcentaje de las calorías totales. Esto se debe a que, según tu consumo de calorías, podrías terminar comiendo muy pocas proteínas. La cosa es así: si nos atenemos a las directrices que recomiendan que las proteínas representen el 15% de la ingesta calórica, un adulto de 70 kilos de peso que consumiera 2500 kcal/día obtendría 93 gramos de proteínas. Sin embargo, esa misma persona, con una dieta baja en calorías de 1400 kcal/día, consumiría solo 52 gramos de proteínas, y eso es muy poco para tener unos músculos sanos.

En el capítulo 5 ahondaremos en la cantidad, la calidad y la distribución de las proteínas, pero aquí voy a adelantar rápidamente algo que es relevante para lo que estamos tratando.

Los productos de origen animal son fuentes de proteínas de calidad y ricas en nutrientes, lo que pasa a ser especialmente importante si se tiene en cuenta que no consumimos las proteínas por sí mismas, sino por los aminoácidos. (Presta atención, porque voy a darte más detalles sobre cómo comer para obtener aminoácidos). Puedes consumir suficientes proteínas de origen vegetal, pero no es la estrategia ideal debido a la carga calórica y de hidratos de carbono de las plantas, así como a la densidad de nutrientes.

La ingesta diaria recomendada de proteínas, que, como ya comentamos, representa la cantidad mínima para prevenir su déficit, no ha cambiado en treinta años. Todos los datos científicos fiables disponibles dejan claro que, actualmente, la ingesta diaria recomendada (en particular, de proteínas) no se acerca siquiera a la óptima. Ahora se recomienda consumir 0.8 gramos de proteínas por kilogramo de peso corporal. Yo, mientras tanto, recomiendo de entrada 1.6 gramos por kilo, priorizando las necesidades y el bienestar del individuo. (Esta recomendación se basa en una innovadora investigación sobre el umbral de leucina necesario para desencadenar la síntesis de proteínas musculares, que analizaré a detalle en la página 135). Mi recomendación, en resumidas cuentas, es que **todos los adultos deben consumir a diario al menos 1 gramo por cada 450 gramos de su peso corporal ideal. En concreto, la primera y la última comida del día deben contener cada una un mínimo de 30 gramos de proteínas de calidad**.

Una fuente de presión en lo relativo a la política alimentaria es la OMS, cuyo objetivo es establecer requisitos factibles en los países subdesarrollados. Como ocurre con otras directrices nutricionales, las recomendaciones de la OMS no se centran en una salud óptima, sino en la economía y en que los desfavorecidos alcancen un nivel de salud mínimo. Los esfuerzos por hacer que estas políticas sean accesibles en los diversos países de todo el mundo responden a intentos de estandarización. La decisión de reducir la ingesta recomendada de proteínas no tiene que ver con la salud. Hablando con claridad, si en todas partes adoptáramos las políticas mundiales en materia de salud, tendríamos que rebajar nuestros criterios tan solo por motivos de inclusión.

Este es mi consejo: si tienes los recursos para gozar de una salud óptima, no escatimes en bienestar. Puede que vivamos en un entorno alimentario globalizado, pero que renuncies a un bistec no hará que aparezca en la mesa de otra persona al otro lado del mundo. Simplemente, las cosas no funcionan así. Por tanto, deberías considerar las consecuencias indeseadas de reducir la calidad de tu dieta. ¿Quizá un enorme aumento de los problemas médicos y los gastos asociados? Si reducimos la calidad de lo que comemos por alcanzar un denominador común, tendremos que renunciar a algo. ¿Conseguimos algo a cambio? Incluso si pudieras compensar los costos, para el cuerpo y para el medioambiente, de priorizar las proteínas, es fundamental que consideres también el precio físico y medioambiental que pagarías por ello.

Contrariamente a los mensajes que muchos recibimos hoy en día, comer un buen bistec es mucho más saludable que los alimentos de origen vegetal ultraprocesados como los Twinkies, los cereales Lucky Charms o la Impossible Burger. Según una encuesta reciente de Gallup, más de 12 millones de estadounidenses han eliminado por completo la carne de su dieta.[11] Y decenas de millones más han reducido el consumo de bistecs y hamburguesas.[12] Según datos del USDA, el consumo per cápita de carne de vacuno en EUA (en peso por persona por año) se redujo entre 1970 y 2020 en un promedio anual del 34%, sin que se vieran beneficios para la salud ni para el medioambiente. Sin embargo, todavía culpamos a la carne roja de casi todos los problemas sanitarios. Esto, como médica, me aterroriza.

Las proteínas de origen animal de gran calidad son el superalimento original que desempeña un papel fundamental en la salud. Un estudio reciente publicado en el *Journal of Nutrition* concluyó que, para garantizar niveles suficientes de otros nutrientes, los adultos necesitan sacar entre el 45 y 60% de su ingesta total de proteínas de alimentos de origen animal.[13] Si la gente sigue cambiando la carne roja por alimentos de origen vegetal de mala calidad, como los cereales, el pan, la repostería y las pizzas, las tasas de enfermedades crónicas seguirán disparándose. Está más que demostrado que las fuentes de proteínas de origen animal contienen otros nutrientes vitales como hierro, zinc, calcio y vitamina B_{12}. A medida que se reduce el consumo de proteínas de origen animal, también se ve afectada la ingesta adecuada de nutrientes en la dieta. Cuando alguien se pone a comer menos carne roja, normalmente se sacia con alimentos ultraprocesados. La dieta estadounidense actual ya tiene más de un 60% de ultraprocesados. Evitar los alimentos de origen animal se ha asociado a un mayor consumo de alimentos ultraprocesados, principalmente panes comerciales (refinados e integrales), cereales de desayuno listos para consumir, bizcochos, tentempiés dulces, pizzas, papas fritas, refrescos, bebidas de frutas y helados.[14]

Estos estudios coinciden con la tendencia que he observado a lo largo de los años en mi consultorio: quienes reducen el consumo de alimentos de origen animal no lo compensan con espinacas, sino con comida basura. Otro punto crucial es que las dos hortalizas más consumidas son las papas y los jitomates. Casi el 70% de estas papas se procesan o se congelan, y se comen en forma de papas fritas, puré o en hojuela. El 60% de los jitomates que se consumen vienen enlatados, y a menudo se ingieren en forma de cátsup y salsa para pizza.[15] Es evidente que no todas las dietas vegetarianas o veganas son beneficiosas para la salud. El consejo generalizado de promover los alimentos de origen vegetal y evitar los de origen animal tiene gran parte de la culpa del aumento de las tasas de enfermedades crónicas.

LA HISTORIA DE SHIREEN

Pude ver el daño que hace la propaganda de los alimentos de origen vegetal en el sufrimiento de mi paciente Shireen, de veinticinco años. Tratando de «comer bien» para contrarrestar los efectos de su ajetreada vida en Nueva York cuando empezó a trabajar como organizadora de eventos, Shireen seguía una dieta principalmente vegana que constaba sobre todo de jugos y licuados de frutas. Hacía ejercicio con regularidad, pero le costaba muchísimo mantener la energía necesaria para entrenar. Estaba delgada, tenía muy poca masa muscular y luchaba contra episodios periódicos de niveles bajos de azúcar en sangre. Tenía menstruaciones irregulares y estaba perdiendo cabello.

Ayudé a Shireen a realizar una transición lenta al Protocolo Lyon, ya que no había comido productos de origen animal en casi diez años. Redujimos su consumo de fructosa y lo sustituimos por licuados de proteínas que inicialmente eran de origen vegetal, antes de pasar gradualmente a la proteína de suero de leche. La adición de carne roja a su dieta solo una vez por semana provocó transformaciones asombrosas. En tres meses era una persona nueva. Dejó de caérsele el cabello y sus menstruaciones se volvieron regulares. Hasta le cambió el color de ojos, que se aclararon. En solo doce semanas, Shireen ganó casi un kilo de músculo y perdió cuatro kilos de grasa corporal, es decir, el 3.2%. Gracias a su edad le bastó con una cantidad de proteínas un poco menor de la que recomiendo normalmente, pero aun así vimos resultados espectaculares. Shireen lo había hecho todo con buena intención, pero mal informada. Una orientación clara y una intervención demostrada científicamente marcaron la diferencia.

MITOS SOBRE LA CARNE

Presentados como insalubres, insostenibles y poco éticos, los productos de origen animal se han visto demonizados en las últimas décadas, sobre todo en las zonas urbanas de Occidente. Es asombroso lo omnipresente que se ha hecho este mensaje, a pesar de los importantes beneficios para la salud que tiene el consumo de estos alimentos ricos en nutrientes. ¿Sabías que la reducción del consumo de proteína animal se ha relacionado con un aumento del diámetro de la cintura en las mujeres?[16] Con demasiada frecuencia, las personas que reducen su consumo de proteínas de origen animal las sustituyen por hidratos de carbono. Los hidratos de carbono procedentes de verduras como la col rizada o el brócoli pueden ser muy buenos para la salud, pero la gente tiende a consumir más alimentos como el pan blanco, la pasta o las papas fritas, que ofrecen poco valor nutricional. Más del 40% de las calorías diarias que se consumen en EUA provienen de hidratos de carbono de mala calidad, según un estudio de la Universidad de Tufts en el que participaron casi 44 000 adultos entre 1999 y 2016.[17]

La tendencia hacia la alimentación vegetariana lleva décadas en desarrollo. En la década de 1990, los nutricionistas les decían a los estadounidenses que la grasa era el origen de todos los problemas médicos. Cuando SnackWell comercializó sus galletas como alternativas saludables «sin grasa», los estadounidenses comieron tantas que esta marca superó en ventas a Oreo. A pesar de la etiqueta de «saludable», los clientes consumían casi la misma cantidad de calorías que con las galletas tradicionales, porque la grasa se había sustituido por azúcar.

Ahora se repite la historia, esta vez con el frenesí de la «carne» falsa de origen vegetal. Las cadenas de comida rápida están lanzando alternativas vegetarianas como el «Impossible Whopper» de Burger King, que intenta imitar una hamburguesa de res de 115 gramos, pero contiene menos proteínas, cinco veces más sodio, más grasas saturadas, casi las mismas calorías y una larga lista de aditivos.[18] No hay ningún planeta en el que estos productos seudocárnicos ultraprocesados sean más saludables ni más respetuosos con el medioambiente que la carne de res auténtica. Los estadounidenses deberían pensar dos veces antes de sustituir la carne por alimentos de origen vegetal. Una ventaja importante de consumir alimentos de origen animal es la alta biodisponibilidad de algunos nutrientes que son mucho más difíciles de obtener únicamente con alimentos de origen vegetal. Los productos de origen animal son una excelente fuente de compuestos nutricionales únicos que desempeñan un papel fundamental en el desarrollo, el buen funcionamiento y la supervivencia de gente de todas las edades.

Un solo bistec de 115 gramos aporta 28 gramos de proteínas, aproximadamente la mitad de la cantidad mínima para prevenir el déficit. (En la actualidad, la ingesta diaria recomendada en EUA es de 56 gramos de proteínas al día en los hombres y 46 gramos en las mujeres). Además, nuestro cuerpo procesa la carne roja con más eficacia que las proteínas de la soya o del trigo. Hay varios ácidos grasos de cadena larga (ácido eicosapentaenoico y ácido docosahexaenoico), minerales (zinc y hierro) y vitaminas (vitamina D y B_{12}) que están [casi] ausentes en las plantas o tienen una menor biodisponibilidad, y los factores antinutricionales pueden hacer que al cuerpo le cueste más absorberlos o utilizarlos.[19] De hecho, la carne roja es incluso más rica en nutrientes que el pollo o el pescado. La combinación de las proteínas con todas las demás vitaminas y minerales hace que la carne roja sea un alimento con una especial biodisponibilidad que favorece la salud muscular. Aunque todas las proteínas de origen animal tienen una gran biodisponibilidad, la carne roja es una de las mejores fuentes de hierro y vitamina B para los músculos. Muchas vísceras (casquería) tienen más vitaminas y minerales, pero no solemos comer mucho hígado, corazón o riñón. Como siempre, es fundamental que observemos cada tipo de alimento como un todo en vez de enfatizar un solo aspecto de su valor nutricional. Un vistazo rápido a la pirámide alimentaria revela que EUA, en esencia, lleva décadas adoptando dietas basadas en alimentos de origen vegetal, y eso nos está matando.

Aquí podemos ver cómo los legados nutricionales arrastrados hasta el día de hoy pueden hacernos tomar decisiones basadas en información errónea. Si tan solo pudiéramos retroceder en el tiempo... Si hubiéramos pasado las últimas décadas aplicando el paradigma correcto, habríamos visto avances. Podríamos haber resuelto el problema. Para cultivar un plan de vida musculocéntrico es esencial disipar los mitos, la desinformación y los mensajes erróneos en los que se basan tantas creencias dominantes sobre la salud y la nutrición.

PREJUICIOS CONTRA LA CARNE

La «resaca» de las grasas que queda plasmada en las principales recomendaciones sanitarias es tan solo uno de los motivos del actual sesgo de la comunidad nutriológica contra los alimentos de origen animal. Otros factores que complican la situación son las implicaciones morales y éticas de consumir carne y lácteos. Este asunto increíblemente complejo tiene muchas vertientes. La dicotomía entre la alimentación de origen animal y vegetal existe desde hace siglos. Más recientemente se han fundado sociedades vegetarianas en medio de un periodo de cambios infraestructurales en la cadena alimentaria. Estos cambios condujeron a la pérdida de pequeñas explotaciones agroganaderas familiares y a la industrialización de la ganadería, lo que empezó a desconectar a las personas de los procesos de crianza de animales para consumo humano.

Como ya vimos, la moralidad de las decisiones en torno a la alimentación no es nada nuevo. Durante milenios, las principales religiones del mundo han incluido preceptos alimentarios. Más recientemente, en 1971, el libro *La dieta ecológica* tuvo un enorme impacto en la sociedad, ya que para que una dieta fuera «buena» había que considerar ahora factores tanto nutricionales como medioambientales.[20] Esto dio lugar a nuevas contraposiciones, como artificial y natural, o animal y vegetal.[21]

Cada vez más, el consumo de alimentos de origen animal se presenta como poco ético y perjudicial tanto para nuestra salud como para el planeta. Actualmente hay quienes abogan por una dieta en la que estos productos no estén presentes o lo estén en poca cantidad. Hasta hay partidarios de acabar con la ganadería y poner en su lugar empresas de alimentos procesados que produzcan «carnes» y «lácteos» de origen vegetal. (La empresa de bebidas vegetales Oatly cita que su «objetivo central» es «promover a toda costa la nutrición de origen vegetal por encima de la de origen animal»).[22] La producción de alimentos influye en el medioambiente en todo el mundo, y sí, el cambio climático es real. Pero la verdad es que **no vamos a evitar el cambio climático con la comida**.

A tenor del discurso actual, cualquiera diría que para salvar el planeta hay que dejar de comer carne. La desinformación que rodea al candente tema del calentamiento global puede ofuscar y distorsionar las medidas viables. Recientemente, el ganado se ha convertido en un chivo expiatorio universal. Los científicos de la Agencia de Protección Ambiental estadounidense (EPA, por sus siglas en inglés) han cuantificado el impacto de la ganadería en EUA, que representa alrededor del 4.2% de todas las emisiones de gases de efecto invernadero: un 2.2% atribuible al ganado vacuno destinado a la carne y un 1.37% al destinado a la leche.[23] Desde un punto de vista global, estos porcentajes son mínimos. No podemos culpar al ganado por los pecados de los combustibles fósiles.

LAS CIFRAS DEL IMPACTO MEDIOAMBIENTAL

Se ha difundido y publicitado mucho la afirmación de que eliminar todos los animales de nuestra línea de producción de alimentos reduciría un 28% los gases de efecto invernadero a escala mundial.[24] Sin embargo, las cifras reales son mucho menores. Las emisiones de gases de efecto invernadero de todas las explotaciones agropecuarias de EUA solo representan aproximadamente el 10%, y la agricultura produce la mayor parte.[25] Desechar la ganadería solo aportaría una reducción del 3% del total de gases de efecto invernadero en EUA, o del 0.5% a escala mundial.

Estos modelos también muestran que eliminar los productos de origen animal de la dieta estadounidense aumentaría el déficit de nutrientes esenciales (es decir, aminoácidos y ácidos grasos) y el consumo total de calorías para satisfacer las necesidades mínimas de proteínas.[26] Como ya vimos, estos cambios solo exacerbarían las epidemias de obesidad y síndrome metabólico.

Otro aspecto que no suele tenerse en cuenta en la actual dicotomía entre los alimentos de origen animal y vegetal es que la ganadería beneficia las iniciativas de sostenibilidad. Piensa que los bovinos, como las vacas y las ovejas, reciclan los desechos agrícolas que no podemos digerir y los convierten en carne con abundantes aminoácidos esenciales y micronutrientes como carnitina, creatina, zinc, hierro hemo y vitaminas del grupo B.[27]

Estos animales también desempeñan un papel indispensable en el mantenimiento y el restablecimiento de la capa superficial del suelo y en el ciclo del carbono.[28] Se calcula que la erosión de la capa superior del suelo derivada de las prácticas agropecuarias industriales modernas en EUA contribuye con alrededor de una gigatonelada de carbono a los gases de efecto invernadero,[29] lo que representa alrededor del 20% del total anual de estos gases. La incorporación bien encauzada de bovinos a la gestión de la tierra también tiene el potencial de reducir las necesidades de fertilizantes nitrogenados sintéticos, que contribuyen en gran medida a las emisiones de óxido nitroso, uno de los gases de efecto invernadero.[30]

Si no somos capaces de reconocer la contribución positiva de los bovinos a la preservación y el restablecimiento del suelo, perderemos la oportunidad de reducir significativamente el total de gases de efecto invernadero durante el próximo siglo. La priorización de estos objetivos no solo reduciría los gases de efecto invernadero, sino que también

> tendría un impacto inmenso en la calidad del agua y el aire,[31] otras dos importantes áreas de preocupación medioambiental.

La eliminación de los animales del sector agropecuario estadounidense no solo tendría un impacto mínimo en los gases de efecto invernadero en general, sino que eliminar los productos de origen animal de la dieta estadounidense contribuiría a empeorar la salud metabólica en una sociedad en la que más del 40% de los adultos se clasifican como obesos.[32]

A lo largo de los años he visto a muchos pacientes esforzarse para tomar decisiones acordes con lo que es correcto para su cuerpo, la sociedad y el planeta. Estas personas suelen quedar atrapadas en un círculo perpetuo de frustración, confundidas ante tanta información contradictoria. Este es uno de los peligros derivados de que una sola facción de los científicos tenga una presencia más fuerte, más visibilidad y una mayor influencia en el discurso nutricional, sobre todo cuando las políticas públicas imperantes están impulsadas por esta influencia. Últimamente están apareciendo grietas en la fortaleza, y cada vez se aprecia más la importancia de las proteínas de origen animal.

«La calidad de las proteínas es el único factor que la narrativa vegetariana no puede defender muy bien —explica mi mentor, el doctor Don Layman—. Son puros números, biológicamente demostrados». Es subjetivo y falaz argumentar la superioridad de una dieta centrada en los alimentos de origen vegetal basándose en la epidemiología o en datos estadísticos distorsionados sobre el calentamiento global. Estos enfoques generan muchos titulares interesantes, pero nadie puede negar con contundencia que los productos de origen animal proporcionan proteínas de más calidad. Ya va siendo hora de que abandonemos la dicotomía entre los alimentos vegetales y animales y que incluyamos ambos en nuestra dieta. La carne roja se ha consumido siempre por algo: es la mayor fuente de proteínas y aminoácidos biodisponibles, el líder de los superalimentos.

REAJUSTE MENTAL

ESTABLECIMIENTO (NO DE OBJETIVOS, SINO...) DE CRITERIOS

Los militares de élite se rigen por un conjunto de principios de los que todos podemos aprender mientras logramos mejoras reales y duraderas en materia de salud. Tomemos como ejemplo a mi paciente Brian, cuya reacción a un accidente que le cambió la vida es un paradigma de resiliencia y adaptabilidad. Brian, un granjero de Texas es como un ropero (un metro ochenta de estatura y 120 kilos de músculo), había pasado quince años como Navy SEAL en activo. Era el tipo al que mandaban a tirar las puertas. A pesar de haber participado en varias guerras en algunos de los lugares más peligrosos del planeta, Brian nunca resultó herido. Hasta que volvió a casa.

Mientras conducía su motocicleta a paso de tortuga, lo arrolló un adolescente que iba enviando mensajes de texto al volante. La moto quedó destrozada y Brian perdió una pierna de la rodilla para abajo. Durante los meses siguientes, la fatiga y el dolor que lo lastimaban lo llevaron a pedir ayuda a varios médicos. Y acudió a mi consultorio. Mi enfoque médico, fiero y protector, tiende a funcionar con los militares. (Suelen tolerar mis preguntas insidiosas sin darme un puñetazo en la cara, ¡ja, ja!). En cuanto cruzó la puerta fui directa al grano:

—Brian, sé que esto tiene que ser muy difícil para ti. Ahí estás, un tipo grande y fuerte que ha combatido en todo el mundo. Pasaste por verdaderas experiencias de vida o muerte y, sin embargo, perdiste una pierna a manos de un adolescente irresponsable. ¿Cómo te sientes? —Si estaba dispuesto a lamentarse, yo ya le había preparado el terreno.

—Bueno, pues, como te comenté antes, siento bastante fatiga y tengo dolores de miembro fantasma —fue su respuesta.

—Quiero decir que cómo llevas todo esto —le dije.

Me lanzó una mirada de absoluto desconcierto y preguntó:

—¿A qué te refieres? Ah, ¿estás hablando de mi pierna? Eso fue hace seis meses.

¿Ya te hiciste una idea? No hacía ni seis meses que Brian había perdido la pierna; aun así, lo superó y siguió adelante. ¿Habrías seguido adelante en seis meses? Probablemente, pocas personas serían capaces. Como dijo Viktor Frankl, el dolor es inevitable, pero el sufrimiento es opcional.[33]

Brian se había liberado de los discos rayados internos que nos dominan a muchos. No permitía que sus pensamientos fueran algo que le «ocurría», sino que utilizaba la mente como herramienta. Brian me demostró que es posible cultivar el arte de deshacerse del revoltijo mental dañino. Su enfoque proactivo lo ayudó a adaptarse al plan de nutrición que elaboré para protegerlo del desgaste de la musculatura esquelética debido a su lesión.

Brian se centró en las proteínas para recuperarse, consumiendo alimentos integrales y ricos en nutrientes. Esto ayudó a limitar cualquier pérdida de masa muscular mientras reelaborábamos su programa de entrenamiento para satisfacer las nuevas realidades de su cuerpo. Brian, un ejemplo de alguien que aprovecha al máximo una mentalidad excepcional, nunca puso excusas ni dijo: «No puedo». Al reconocer que una mentalidad victimista solo lo alejaría más de sus objetivos, puso en práctica su plan, orientado al crecimiento y la protección muscular, sin atascarse en cavilaciones que lo detuvieran.

Cada quien procesa la información de una manera diferente según sus experiencias vitales y su programación cerebral. No existen dos seres humanos iguales. Este concepto, sencillo pero profundo, conduce a resultados muy individualizados en la vida.

LAS RIENDAS DEL MONÓLOGO INTERIOR

En lugar de dejarte guiar por tu monólogo interior, aprovéchalo para tu causa y haz que te anime en vez de desalentarte. Esto puede ayudarte a accionar la palanca de la autoestima. Al principio, esos discos rayados pueden imponerse a todo lo demás y es improbable que nos sirvan de apoyo. Pero cuando aprendas a replantearlos y a adaptarlos a tu causa, podrán empezar a ayudarte en vez de obstaculizar tu progreso.

Lo que te dices de fondo acaba por manifestarse tanto en cómo te sientes como en la manera en que te tratas. El nivel de autoestima se crea de manera personal. Piensa en la autoestima como el lujoso interior de la casa de tus sueños. Todos los días verás esas cortinas que elegiste. Lo mismo ocurre con el reflejo directo de ti mismo que te saluda a diario.

¿Te sientes bien por tener una casa bonita? ¿Mereces tener la casa que quieres? ¿Te sientes cómodo en ese nuevo cuerpo, con una salud excepcional? ¿Cuántos recursos, tiempo y dinero estás dispuesto a invertir en la casa de tus sueños? El nivel de autoestima determina hasta dónde estás preparado para llegar en este aspecto. Lo que sientas hacia ti mismo determinará tu capacidad para controlar tu comportamiento.

Los resultados se obtienen cuando se prioriza el plan encima de cualquier voz interior negativa. Resulta útil adquirir la costumbre de fijarse en las pautas de pensamiento. Haz una lista. Pon nombre a los diferentes discos rayados. Y luego podrás empezar a vértelas con ellos. Estos son algunos de mis pensamientos obsesivos favoritos:

- **Pesimista.** Vives en una catástrofe constante, imaginando el peor de los casos en todos los frentes. Si vas a hacer un viaje, seguro que habrá un accidente en serie de camino al aeropuerto. Mientras haces fila para pasar el control, en tu cabeza dan vueltas imágenes del avión estrellándose. ¿Tienes la revisión médica anual? Seguro que te van a diagnosticar una enfermedad mortal.
- **Paralizado por el miedo.** «Todo esto me supera, así que simplemente no voy a hacer nada». Exageras el estrés y te escondes tras la excusa de que algo te supera. Tu escala de estrés siempre está fija en el nueve o el diez. No puedes tomarte los suplementos porque pedirlos y distribuirlos a lo largo de la semana sería agotador. ¿Ir al gimnasio? No pue-

des, porque todo ese equipo es muy confuso y no sabrás qué hacer. Básicamente, todo es imposible, lo que te proporciona una excusa prefabricada para haber fracasado antes de empezar.
- **Pobre de mí.** «Nunca estaré en forma. Les resulta mucho más fácil al resto». «Nací con sobrepeso y mis padres no están sanos». «Mi infancia traumática me hace recurrir a la comida como apoyo emocional». Hay un millón de versiones de estas comparaciones constantes con los demás. Los pensamientos de este tipo se repiten sin cesar porque al cerebro se le da bien repetir lo que tiene practicado.

Los tres principales resultados que observo en las pautas de pensamiento negativas son depresión, ansiedad y problemas de salud física. Es probable que alguno de tus discos rayados incluya pensamientos que podrían conducir a cualquiera de estos resultados. En vez de dejar que el disco siga dando vueltas, enfréntalo. Cuando tengas la lista de tus principales pensamientos obsesivos, sabrás cómo identificar cada uno a medida que surja. Cada vez que suene ese disco rayado, contesta directamente a lo que dice. Transformar el monólogo en diálogo te ayudará a tomar las riendas de la conversación.

Veamos, por ejemplo, el pensamiento «pobre de mí». ¿Cómo responder a una voz que dice insistentemente: «Estoy tan tieso que nunca me pondré en forma. A los demás les resulta más fácil»? La respuesta podría ser: «Está bien. No pasa nada. Voy a centrarme en el esfuerzo y en intentar hacer lo que se supone que debo hacer». El objetivo es dar esta respuesta cada vez que suena el disco «pobre de mí». La forma más sencilla de promover el cambio es recordarte que el monólogo interior no te define, no es exclusivo tuyo y no es personal. De hecho, siempre tendrás algún monólogo interior, y es probable que, en parte, siempre sea molesto, negativo o claramente insultante. Lo que hagas en respuesta determinará quién tiene el control, si tú o tu mente. De ti depende definir las acciones con las que alcanzarás el resultado deseado y ponerlas en práctica. Y voy a ayudarte.

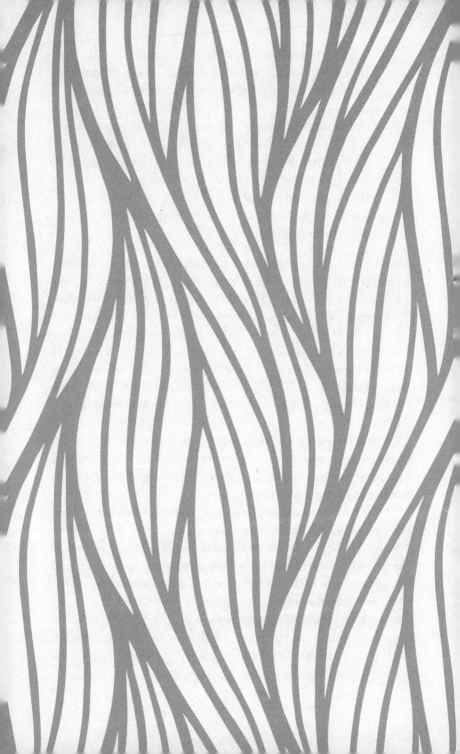

5
LAS PROTEÍNAS: MÁS QUE UN SIMPLE MACRONUTRIENTE

Aproximadamente el 60% de tu cuerpo es agua; la mitad del 40% restante se compone de proteínas. Los huesos, los ligamentos, los tendones, el hígado, el cerebro, la piel y las uñas están formados por proteínas. Pero este macronutriente vital es responsable de mucho más que las estructuras físicas. Las proteínas son los principales reguladores de todo lo que sucede en el cuerpo: controlan la función de todos los tejidos y órganos, incluidos los músculos. Entre ellas están las enzimas, unas proteínas que catalizan todas las reacciones químicas del cuerpo. Las proteínas también contribuyen a la producción de energía y a la comunicación entre células.

Las proteínas facilitan funciones celulares críticas, como el equilibrio hormonal, y son unos mediadores imprescindibles del sistema inmunitario. Como veíamos en el capítulo dos, los anticuerpos que combaten los patógenos como parte de la respuesta inmunitaria son un tipo de proteína, al igual que muchas hormonas, incluida la insulina. Las hormonas tiroideas, que ayudan a regular la glucosa en sangre y la tasa metabólica, y que pueden influir en la secreción de la hormona del crecimiento y en la salud ósea, están compuestas de aminoácidos proporcionados por las proteínas. El cerebro utiliza alimentos ricos en proteínas para producir neurotransmisores como la adrenalina (epinefrina), la noradrenalina (norepinefrina), la dopamina y la serotonina, que son esenciales para la comunicación entre las células cerebrales. Estas sustancias químicas están directamente relacionadas con el desarrollo neurológico, el sueño y la regulación del estado de ánimo.

> **Beneficios de una dieta basada en las proteínas**
>
> - Equilibrio del azúcar en sangre
> - Aumento de la energía
> - Agudeza mental
> - Disminución de la grasa corporal
> - Mejora de la composición corporal
> - Reducción de los antojos

Espero que a estas alturas tengas claras las importantes funciones que desempeñan las proteínas, mucho más allá del desarrollo muscular. No es posible pasar por alto el cometido que tienen en todos los sistemas del cuerpo. **Esto hace que las proteínas sean fundamentales para la longevidad, la función metabólica y la calidad de vida.** La comprensión científica de la importancia de las proteínas de la dieta ha evolucionado enormemente, pero el público sigue estando muy desinformado. Además, como ya vimos, las antiguas creencias, ya desacreditadas por la investigación, siguen tan arraigadas que incluso algunos médicos continúan haciendo recomendaciones desfasadas.

Esta es tu oportunidad de aclararte por fin las ideas sobre el consumo adecuado de proteínas, necesario, según las investigaciones más recientes, para que funcionen todos estos sistemas. Si diseñas tu dieta en torno a la **cantidad**, la **calidad** y la **distribución** de proteínas de una forma que satisfaga tus necesidades de optimización muscular, tendrás todos los aminoácidos que necesitas para todas estas otras funciones esenciales, como la comunicación entre las células cerebrales, la regulación del apetito y la producción de hormonas. Con un enfoque centrado en las proteínas, todas las demás prioridades nutricionales encajan por sí solas.

CANTIDAD

Vamos a hablar primero de la **cantidad**. En la actualidad, la ingesta diaria recomendada de proteínas en EUA es de 0.8 gramos por kilo de masa corporal. Para una persona de 70 kg, esto equivale a unos 56 gramos de proteínas al día. (La ingesta diaria recomendada de proteínas es de 46 gramos para las mujeres y 56 gramos para los hombres). Estas cifras, basadas en los antiguos métodos de equilibrio de nitrógeno desarrollados para la ganadería, subestiman enormemente las necesidades reales.[1]

En mi consultorio me encuentro con que la mayoría de las personas no consumen suficiente proteína, y muchas no tienen ni idea de la cantidad que les falta hasta que intentan medirla con un seguimiento de su ingesta. Por este motivo, el primer paso para corregir la ingesta de proteínas consiste en llevar un registro de los alimentos consumidos y usar una báscula para determinar exactamente cuánto se está comiendo (véase más información en el capítulo 7). Incluso si actualmente no tienes un déficit de proteínas, lo más probable es que aún no las hayas optimizado, a menos que ya hayas prestado especial atención a su cantidad, calidad y distribución.

DERRIBEMOS MITOS

Es posible que hayas oído el mito de que las dietas ricas en proteínas provocan disfunción renal. Los datos nos dicen que no es así.

En un metaanálisis realizado por el destacado investigador de las proteínas Stu Philips se analizaron dietas ricas en proteínas (≥ 1.5 g/kg de peso corporal o ≥ 20% de ingesta energética o

≥ 100 g/día) y sus efectos sobre la función renal. El indicador denominado «tasa de filtración glomerular» refleja cualquier cambio en la eficacia de la función renal. En comparación con las dietas normales o bajas en proteínas (≥ 5% menos de la ingesta energética procedente de proteínas/día), las dietas ricas en proteínas no elevaban significativamente la tasa de filtración glomerular en relación con las dietas que contenían cantidades más bajas de proteínas. Los investigadores concluyeron que la dieta rica en proteínas no influye negativamente en la función renal en adultos sanos.[2]

Una revisión sistemática de ensayos controlados aleatorizados y estudios epidemiológicos, realizada por Van Elswyk *et al.*, determinó que las dietas ricas en proteínas (≥ 20%, pero <35% de la energía o ≥ 10% superior que un consumo comparativo) tenían poco o ningún efecto en los marcadores sanguíneos de la función renal (por ejemplo, presión arterial) en comparación con los grupos que siguieron la ingesta diaria recomendada en EUA (0.8 g/kg o 10-15% de energía).[3]

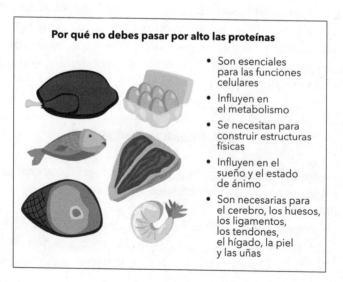

Por qué no debes pasar por alto las proteínas

- Son esenciales para las funciones celulares
- Influyen en el metabolismo
- Se necesitan para construir estructuras físicas
- Influyen en el sueño y el estado de ánimo
- Son necesarias para el cerebro, los huesos, los ligamentos, los tendones, el hígado, la piel y las uñas

PREVENCIÓN DEL DETERIORO DE MÚSCULOS Y TEJIDOS

Todos los tejidos de tu cuerpo son proteínas. En el transcurso de un solo año, casi todas estas proteínas se reemplazan. Es imprescindible asegurarse de tener nutrientes suficientes y adecuados para cumplir y superar estos requisitos. Un cuerpo que intenta salir adelante con una dieta baja en proteínas dará prioridad a la supervivencia del hígado, el corazón, el cerebro, los riñones y el tracto gastrointestinal. Dados los constantes ciclos de reconstrucción y reparación del cuerpo, estos órganos tienen altas demandas de aminoácidos, y el cuerpo siempre se esfuerza por cuidar los órganos en primer lugar. Si solo comes las proteínas suficientes para estas funciones esenciales, tu cuerpo no tendrá un suministro suficiente de aminoácidos que sirvan de apoyo al crecimiento y a la reparación de la musculatura esquelética. Por otro lado, si comes pensando en la salud muscular, satisfarás todas tus necesidades biológicas primarias y al mismo tiempo optimizarás tu composición corporal.

Tu cuerpo cuenta contigo para que le proporciones los ingredientes necesarios para hacer uso de su capacidad de reparación y reconstrucción. ¿Cuáles son exactamente esos ingredientes? Resulta que lo que categorizamos como proteínas alimentarias incluye todo un arsenal de aminoácidos específicos.

LA CALIDAD DE LAS PROTEÍNAS: LOS AMINOÁCIDOS

Hablamos de las proteínas como si fueran un solo macronutriente, pero en realidad son el sistema que permite suministrar veinte aminoácidos diferentes que desempeñan una doble función: la síntesis de proteínas y la creación de nuevas biomoléculas y señales metabólicas. Esto significa que todos los aminoácidos tienen dos cometidos principales:

- Apoyar la estructura física del cuerpo.
- Apoyar funciones fisiológicas como la producción de neurotransmisores y antioxidantes o la síntesis de proteínas.

Es importante entender que no ingerimos las proteínas por sí mismas, sino por los aminoácidos que contienen. Las proteínas alimentarias son solo el vehículo. Definir las proteínas como una unidad nos impide conseguir una dosis equilibrada de aminoácidos. Esto significa que **comer con la mente puesta en ingerir proteínas de calidad pasa por un consumo adecuado de aminoácidos concretos que nuestro cuerpo no puede producir** por sí solo. Consulta la etiqueta de algo que comas con frecuencia. ¿Ves que algunos macronutrientes, como los hidratos de carbono, se desglosan en azúcares, fibra e hidratos de carbono totales? Verás que las grasas también se desglosan en subtipos: grasas saturadas, grasas trans y colesterol. Ahora busca las proteínas. Resulta que no dan pistas: figuran simplemente como... bueno, como proteínas.

Pero no todas las proteínas son iguales. Las distintas fuentes de proteínas no tienen la misma composición de aminoácidos, y las distintas combinaciones de los veinte aminoácidos tienen propiedades y funciones únicas en el cuerpo. Esto no se tiene en cuenta en absoluto en los requisitos de envasado de los alimentos. Ni siquiera la ingesta diaria recomendada tiene en consideración los diferentes aminoácidos que se deben consumir. Así pues, no es de extrañar que muchos no estemos consumiendo las proteínas de calidad que necesita nuestro cuerpo.

Existen veinte aminoácidos, nueve de los cuales se consideran «esenciales», lo que significa que deben obtenerse a través de los alimentos o de suplementos porque el cuerpo no puede producirlos por sí mismo. Necesitamos consumirlos en cantidades concretas para estimular la síntesis de proteínas. A la hora de calcular la ingesta de proteínas, el trabajo más duro es el de alcanzar un equilibrio adecuado de los aminoácidos que se absorben a través de diferentes alimentos. Esto garantiza que tengamos suficientes componentes básicos necesarios para todos los sistemas corporales que he mencionado antes, además de optimizar el mantenimiento y el desarrollo del tejido muscular.

Necesitamos tres tipos diferentes de aminoácidos para mantener un buen estado de salud general:

- **Aminoácidos no esenciales.** El cuerpo los produce por sí solo, siempre que consumas las proteínas necesarias.
- **Aminoácidos condicionalmente esenciales.** Cuando tienes una lesión o una enfermedad, tu cuerpo no puede producirlos en cantidades suficientes y necesita que los ingieras como parte de la dieta.
- **Aminoácidos esenciales.** Se extraen directamente de los alimentos. Aunque se denominen «esenciales», no todos los aminoácidos de esta categoría son igual de esenciales. Esto se debe a que es más difícil alcanzar las cantidades necesarias de ciertos aminoácidos (como la leucina, la metionina y la lisina) sin consumir alimentos de origen animal.

Luego profundizaremos un poco más en los aminoácidos esenciales, pero, para empezar, aquí tienes una lista de los once «no esenciales»:

- Alanina
- Arginina
- Asparagina
- Ácido aspártico
- Cisteína
- Ácido glutámico
- Glutamina
- Glicina
- Prolina
- Serina
- Tirosina

Por si creías que esto era sencillo, ahora debo decirte que algunos de estos elementos no esenciales pueden ser esenciales a veces, lo que les otorga el honor de ocupar un puesto en la categoría provisional de aminoácidos condicionalmente esenciales. En condiciones normales, el organismo puede producirlos. Pero los problemas de salud y el aumento de la demanda metabólica pueden hacer que el cuerpo sea incapaz de satisfacer las necesidades de producción fisiológica. Las infecciones, las intervenciones quirúrgicas, el cáncer, los problemas gastrointestinales, el estrés y la actividad física intensa y prolongada podrían provocar un déficit de:

- Arginina
- Cisteína
- Glutamina
- Glicina
- Prolina
- Serina
- Tirosina

Si tu cuerpo no es capaz de mantener el ritmo de producción de estos aminoácidos condicionalmente esenciales, es necesario que los incluyas en tu dieta.

Fijémonos, por ejemplo, en la glutamina. La glutamina, el aminoácido más abundante, es un miembro increíblemente versátil de la familia de los condicionalmente esenciales. Es clave en el mantenimiento de la función de varios sistemas de órganos, incluidos el tracto gastrointestinal, los riñones, el hígado y el corazón, así como las neuronas, y proporciona combustible para las células que se dividen rápidamente. Algunas de estas células de renovación rápida son los linfocitos del sistema inmunitario y los enterocitos de la mucosa intestinal. Por tanto, la glutamina es fundamental para la salud inmunológica y para mantener la función de la barrera intestinal. Más del 70% de la glutamina circulante procede de la musculatura esquelética. Como los aminoácidos de cadena ramificada (BCAA) son los únicos que se metabolizan en el músculo esquelético, la mejor forma de aumentar la producción de glutamina en el cuerpo consiste en ingerirlos en grandes cantidades. Se encuentran naturalmente en las proteínas de gran calidad (de origen animal) y actúan como precursores de la glutamina.

AMINOÁCIDOS ESENCIALES

Ahora vamos a ver los fundamentos científicos de los aminoácidos esenciales. No te preocupes: no voy a darte una lección de bioquímica sobre cada uno de los nueve aminoácidos esenciales, pero sí vamos a ver algunas de las características diferenciadoras de estos aminoácidos que el cuerpo busca en el entorno en vez de producirlos por sí mismo. Estos son los aminoácidos que extraemos de la comida.

Aminoácidos esenciales: FaVoriTo TIM HaLL

Si quieres memorizar los nombres de los nueve aminoácidos esenciales, puede que te sirva de ayuda recordar esta regla nemotécnica: FaVoriTo TIM HaLL.

- Fenilalanina
- Valina
- Treonina
- Triptófano
- Isoleucina
- Metionina
- Histidina
- Lisina
- Leucina

Si lo piensas bien, resulta sorprendente que todas nuestras proteínas estén compuestas por solo veinte aminoácidos, algunos de ellos sintetizados en el organismo y otros ingeridos a través de los alimentos. Para tener una salud óptima, algunos aminoácidos esenciales, como la leucina, deben consumirse en determinadas dosis.

Aunque cada aminoácido esencial desempeña un papel importante en la función corporal, hay tres que son fundamentales a la hora de categorizar la calidad de los alimentos: la leucina, la lisina y la metionina. Funcionan mejor cuando se consumen juntos, y, de los tres, la leucina es la más importante para la salud muscular. Antes hablaba de la síntesis de proteínas musculares y explicaba que hay que consumir suficiente proteína para estimular esta respuesta crítica. Ha llegado el momento de que te hable de la diana de la rapamicina en células de mamífero (mTOR), descubierta en la década de 1990 por mi mentor, el doctor Layman. El quid de este avance es la naturaleza binaria del efecto de la mTOR en la síntesis de proteínas musculares. En resumen, la dosis de proteínas que se ingiere en una sola comida puede ser suficiente para desencadenar su síntesis y puede no serlo. A cualquier dieta que no alcance este umbral le falta un componente clave para la optimización de la salud muscular y metabólica.

El mecanismo mTOR se basa en la leucina, un aminoácido de cadena ramificada que, ingerido a una dosis determinada en cada comida, activa en el tejido muscular la maquinaria de la síntesis de proteínas. La leucina activa específicamente un componente del complejo de señalización de la mTOR que desempeña un papel fundamental en el inicio y el mantenimiento de la síntesis de proteínas dentro de las células. Piensa en la leucina como en la llave que giras (o el botón que aprietas) en el coche para ponerlo en marcha. La mTOR es el motor, y todos los aminoácidos de que dispone tu cuerpo suministran el combustible. Todo este sistema impulsa la síntesis de proteínas. Aunque mTOR es un mecanismo binario (activa la síntesis de proteínas musculares o no la activa), también tiene sus matices.

La edad es un importante determinante del umbral de la mTOR. Cuando eres joven y estás creciendo, la mTOR está regulada por hormonas (insulina, hormona del crecimiento, IGF-1), pero a medida que envejeces, el músculo esquelético se vuelve «anabólicamente resistente». Esto significa que el cuerpo se hace menos sensible a las hormonas y más sensible a la calidad de la dieta y a la leucina.

NECESIDADES DE PROTEÍNAS A LO LARGO DEL TIEMPO

Las proteínas son el único macronutriente que requiere cambios cualitativos y cuantitativos en función de la edad. Mientras que ningún hidrato de carbono se considera esencial, las necesidades de aminoácidos esenciales por parte del organismo difieren a lo largo de la vida. El uso médico de la comida consiste en prescribir dosis concretas de proteínas para mejorar la salud muscular en el cuerpo cambiante. La leucina es un impulsor clave de cambios fisiológicos positivos a largo plazo.

Al ser más pequeños, los niños pueden alcanzar el umbral de la mTOR con solo 5 o 10 gramos de proteínas. Algunos datos indican que las personas activas y sanas de veintitantos años, y quizá de treinta y tantos, pueden obtener una sólida respuesta de síntesis de proteínas musculares consumiendo solo 1.7 gramos de leucina por comida (aunque probablemente es mejor consumir más).[4] Varios estudios en adultos mayores han demostrado que pueden experimentar un efecto «restaurativo» en la síntesis de proteínas musculares consumiendo al menos 2.5 gramos de leucina por comida. **Ese nivel restaurativo requiere como mínimo 30 gramos de proteína de calidad en cada comida.** Sin embargo, para alcanzar el umbral de leucina con una dieta vegetariana habría que comer entre un 35 y 45% más de proteínas vegetales (según la fuente), lo que, por supuesto, significa consumir muchas más calorías.

Aquí es significativo el potencial restaurativo de la síntesis de proteínas musculares, sobre todo desde la perspectiva de la intervención temprana. Como sabemos ahora, el envejecimiento empieza entre los treinta y cuarenta años, aunque pase desapercibido. Las evidencias científicas relativas a la restauración de la síntesis de proteínas musculares indican que las medidas que adoptamos desde el principio no solo protegerían el tejido muscular, sino que incluso permitirían restaurarlo. Este hallazgo demuestra lo apremiante que es conocer y poner en práctica la dosificación adecuada de proteínas cuanto antes. Y, además, hay otra ventaja: los estudios muestran que añadir proteínas ricas en leucina a las comidas no solo desencadena la síntesis de proteínas musculares, sino que también ayuda a estabilizar los niveles de glucosa en sangre.

Actualmente, la mayoría de los estadounidenses consumen mucha menos leucina de la que deberían. Según datos de la Encuesta Nacional sobre Salud y Nutrición (NHANES), solo alrededor del 25% de las mujeres de entre 51 y 70 años y solo el 10% de los hombres en ese intervalo de edad consumían la ingesta diaria recomendada. Según Berner *et al.*, a partir de los 71 años, solo la mitad de las mujeres y alrededor del 30% de los hombres alcanzaban los niveles de proteínas de la ingesta diaria recomendada.[5] Que estos porcentajes sean tan bajos indica que hay pocas personas mayores de cincuenta años que consuman suficientes proteínas para satisfacer sus necesidades musculares mínimas. Aunque la ciencia demuestra que **cualquier persona mayor o que esté sometida a estrés debería consumir aproximadamente el doble de la dosis diaria de proteínas recomendada actualmente**, hay mucha gente que ni siquiera alcanza la ingesta diaria mínima de proteínas, y mucho menos la duplican. Esto es algo que podemos y debemos corregir.

Recuerda que las directrices acerca de la ingesta diaria recomendada se basan en un modelo de déficit e indican los requisitos mínimos para mantenerse con vida. Se trata del nivel mínimo necesario para permitir la reparación básica de tejidos, pero no mucho más. Las cifras de ingesta diaria recomendada tampoco tienen en cuenta los estilos de vida activos ni el objetivo de proteger los músculos y la longevidad a medida que envejecemos. Si buscas un criterio de medición mejor, te recomiendo que sigas la **ingesta diaria recomendada de Lyon**. Basándome en treinta años de literatura científica y en el descubrimiento del umbral de leucina por parte del doctor Layman, **recomiendo que los adultos consuman entre 30 y 50 gramos de proteínas de gran calidad en cada comida principal**. ¿Te parece mucho? No te preocupes; voy a enseñarte exactamente cómo hacerlo. Recuerda que nuestro objetivo no es la supervivencia a corto plazo (que es lo que representa la ingesta diaria recomendada oficialmente), sino la salud óptima a largo plazo (posible gracias a la ingesta diaria recomendada de Lyon). El conocimiento es poder. Mantenerte bien informado e instruido te permitirá tomar las mejores decisiones para vivir una vida larga, fuerte y saludable.

LA CALIDAD INFLUYE EN LA CANTIDAD

Ya deberías tener claro por qué para gozar de una salud óptima debes prestar atención a la composición de aminoácidos que tienen los diferentes alimentos. Las proteínas de los frijoles o la quinoa, por ejemplo, contienen perfiles de aminoácidos considerablemente distintos a los de la carne de res o de pollo. Si eliges fuentes de proteínas de menor calidad, tendrás que consumir mayores cantidades o buscar opciones complementarias. Por lo general, las proteínas de origen animal, que contienen la mayor cantidad de aminoácidos esenciales, serán de gran utilidad para aportar aquellos aminoácidos fundamentales para el mantenimiento de los sistemas corporales que dependen de las proteínas, músculos incluidos. No es imposible conseguirlos mediante una dieta ovolactovegetariana rica en lácteos y huevos. Ni siquiera es imposible conseguirlos con una dieta vegana, aunque tus opciones serán limitadas y es posible que necesites suplementos para prevenir el déficit.

Alimento (28 gramos)	Metionina (gramos)	Leucina (gramos)	Lisina (gramos)
Carne de pavo picada	0.140	0.385	0.455
Res (magra) 0.260	0.260	0.793	0.843
Pechuga de pollo (sin piel)	0.179	0.485	0.549
Atún (aleta amarilla)	0.194	0.532	0.601
Chuleta de cerdo (magra)	0.189	0.584	0.635
Tofu extrafirme	0.350	0.210	0.182
Requesón bajo en grasa	0.800	0.346	0.379
Nueces de Brasil	0.282	0.323	0.138
Alubias	0.980	0.522	0.449
Frijoles	0.270	0.179	0.148
Huevo grande	0.106	0.305	0.256
Tempeh	0.490	0.400	0.254

Puedes encontrar más alimentos buscando «leucine» en la web del USDA.

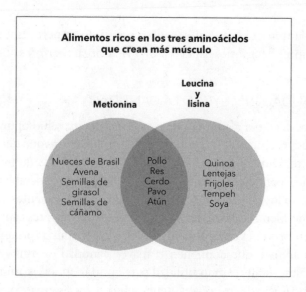

Muy bien, ya hablamos de los aminoácidos esenciales... pero ¿dónde puedes encontrarlos? La gráfica de esta página muestra los aminoácidos que se cubren entre varios alimentos. En la intersección aparecen los alimentos ricos en estos tres aminoácidos esenciales, conocidos como «aminoácidos limitantes». Verás que las fuentes de origen animal son las que más contienen estos aminoácidos en concreto.

Ahora, vuelve a mirar la etiqueta de algún alimento. Como puedes ver por los complejos perfiles de aminoácidos de las diferentes proteínas, los gramos de proteínas de algunas comidas no son equivalentes a los de otras. Es decir, 6 gramos de proteínas de semillas de cáñamo no equivalen a 6 gramos de proteínas de huevo. Por desgracia, las etiquetas actuales no desglosan los alimentos según la calidad de las proteínas ni la capacidad del cuerpo para asimilar las proteínas que consume.

Pero no temas: voy a enseñarte a descifrar las etiquetas, a agrupar los aminoácidos para una ingesta óptima de proteínas y a diseñar estrategias nutricionales para garantizar que consumes suficiente proteína de calidad, en la dosis adecuada, a lo largo del día.

PROTEÍNAS COMPLETAS Y COMPLEMENTARIAS

Puede que hayas oído hablar de «proteínas incompletas» para describir alimentos que carecen o tienen poca cantidad de uno o varios de los aminoácidos esenciales en un volumen necesario para la salud humana. Las legumbres son un buen ejemplo. Aunque contienen lisina, treonina y triptófano, no tienen metionina. Por su parte, los cereales contienen metionina, pero proporcionan muy poca lisina y tampoco son abundantes en treonina ni en triptófano. La combinación de legumbres y cereales proporciona una mezcla de aminoácidos de mayor calidad que cualquiera de estos alimentos por separado. Se dice que estas combinaciones aportan **proteínas complementarias** que, juntas, proporcionan un perfil de aminoácidos completo. Aun así, las proteínas de estas mezclas son de calidad inferior a las de la carne, la leche, los huevos o el pescado, ya que la cantidad de aminoácidos que contienen puede seguir sin ser suficiente para la optimización de las proteínas. Además, combinaciones como la de cereales y legumbres tienen como resultado una mayor ingesta de hidratos de carbono, que puede suponer un exceso de calorías para el adulto sedentario estándar.

En los protocolos sobre proteínas impera una enorme confusión que tiene una gran repercusión en la salud general. Incluso las personas que hacen todo lo posible por comer alimentos saludables pueden caer en la trampa de llevar una dieta baja en proteínas que obstaculice su capacidad de vivir la mejor vida posible. Veamos el ejemplo de Shanti, una profesional de treinta y tantos años, inteligente y con conocimientos en materia de salud, que acudió a mi consultorio agotada y con unas ojeras marcadísimas. Llevaba ropa holgada y, al sentarse, echaba los hombros hacia delante; su lenguaje corporal lo decía todo. Es raro que conozca a un paciente y tenga miedo de no poder ayudarlo, pero Shanti fue una excepción. Se sentía triste y desesperanzada, agobiada por una sobrecarga de información contradictoria y confusa sobre salud y bienestar. Me preocupaban su sensación de derrota y su salud.

¿Sería lo suficientemente fuerte para mejorar su bienestar? Hablamos de todo lo que había estado tratando de hacer para mejorar su salud. No tardó mucho en quedar claro que tenía un tremendo desequilibrio de macronutrientes.

Shanti estaba en tratamiento por hipotiroidismo crónico y le sobraban unos pocos kilos, pero tampoco tenía problemas de sobrepeso. Su mala salud se debía a una interpretación errónea de los consejos dietéticos que le habían dado. Había hecho todo lo posible para consumir las que consideraba opciones saludables, para mantenerse dentro de sus objetivos de alimentos orgánicos e integrales. Si aparecía una comida integral rica en fitonutrientes, vitaminas y minerales, Shanti se lanzaba de cabeza. Comía arroz con frijoles, verduras con quinoa, licuados y camote. Había eliminado las carnes rojas y consumía muy poco pescado y lácteos, pero de vez en cuando comía huevos. La dieta desequilibrada y rica en hidratos de carbono la había dejado anémica, con poca energía y luchando contra el bajo estado de ánimo y el malestar general.

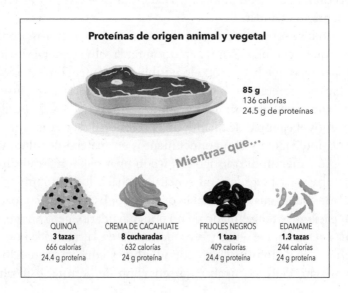

Al reducir la ingesta de hidratos de carbono y aumentar la de proteínas, mejoraron drásticamente los niveles de hierro y la energía de Shanti. Pero el cambio más sorprendente fue la persona en que se convirtió. Los cambios en la dieta le dieron una sensación de libertad que no había experimentado hasta entonces. Sentirse mejor físicamente la ayudó a mejorar su estado de ánimo. Usó su energía renovada para tomar el control de su salud, fortaleciéndose por dentro y por fuera. Ya no se sentía derrotada.

LAS DIETAS VEGETARIANAS

En realidad, los vegetarianos consumen aproximadamente 65 gramos de proteína vegetal al día, pero esta cantidad es demasiado baja, sobre todo teniendo en cuenta la calidad de aminoácidos consumidos. Aunque los datos científicos disponibles no respaldan que se recomienden unas necesidades concretas de proteínas para las personas que solo las extraen de alimentos vegetales, espero que este descuido se corrija en los próximos años, sobre todo si nos centramos en las dietas de alimentos integrales en lugar de depender solamente de aumentar el nivel de proteínas mediante proteína en polvo.

Las proteínas han acabado siendo el macronutriente más controvertido, porque los animales tienen cara. Pero si nuestro objetivo es gozar de una salud óptima y perder grasa, deberíamos dejar de lado los prejuicios contra estas fuentes de alimentación. Un amplio corpus de investigación demuestra que las proteínas de más calidad son las que provienen de los animales, lo que incluye la carne (generalmente de animales sometidos a la gravedad, como el pollo, el pavo, la res, el búfalo y el cordero). También son útiles los huevos, los lácteos y el pescado. Además de tener perfiles de aminoácidos óptimamente equilibrados, los productos de origen animal son superiores en densidad de nutrientes si comparamos caloría por caloría. Además, sus nutrientes principales tienen una mayor biodisponibilidad en comparación con los de los alimentos de origen vegetal.

ACCIONES DIRIGIDAS A LAS PROTEÍNAS

Cómete en primer lugar las proteínas. Así te asegurarás de absorber los aminoácidos que impulsan la síntesis de proteínas musculares y tardarás menos en saciarte.

Antes de asistir a un evento en el que se ofrezca comida poco saludable, tómate un licuado de proteínas de 20 gramos.

Sustituye los tentempiés salados y crujientes por Carnivore Crisps u otras botanas de proteínas.

Equilibra las comidas bajas en proteínas añadiendo al agua un paquete de aminoácidos. Esto puede ayudar a activar el metabolismo muscular y mitigar el aumento de los niveles de azúcar en sangre.[6]

La carne de res aporta al cuerpo...

... la mayoría de los nutrientes que necesitas. Una ración de 85 g de carne de ternera magra aporta los siguientes nutrientes en cerca de 150 calorías:

% IDR	Nutriente
8% IDR	Calorías
48% IDR	Proteínas
48% IDR	Vitamina B_{12}
40% IDR	Selenio
36% IDR	Zinc
26% IDR	Niacina
22% IDR	Vitamina B_6
19% IDR	Fósforo
16% IDR	Colina
12% IDR	Hierro
12% IDR	Riboflavina

(IDR = ingesta diaria recomendada)

BENEFICIOS DE LA CARNE DE RES

- La carne de res es una potente fuente nutricional concentrada. Tan solo una ración de 85 gramos de esta carne cocinada aporta ya diez nutrientes esenciales.
- Las proteínas ayudan a preservar y desarrollar la musculatura.
- Las vitaminas B_6 y B_{12} ayudan a mantener la función cerebral.
- El selenio ayuda a prevenir el daño celular.
- El zinc ayuda a mantener un sistema inmunitario sano.
- La niacina apoya los niveles de energía y el metabolismo.
- El fósforo ayuda a formar huesos y dientes.
- El hierro ayuda al cuerpo a utilizar el oxígeno.
- La taurina, la carnosina, la anserina y la creatina, ausentes en las plantas, son particularmente abundantes en la carne de vacuno.

MÁS NUTRIENTES BENEFICIOSOS DE LA CARNE DE RES

- La taurina, un aminoácido no proteinogénico esencial para los niños (sobre todo para los bebés prematuros) y condicionalmente esencial para los adultos, ayuda en la formación de sales biliares que contribuyen a eliminar el colesterol y a absorber los lípidos y las vitaminas de la dieta. También es un importante antioxidante y tiene efectos antiinflamatorios.
- La carnosina reduce la formación de especies lipídicas reactivas y aumenta la restauración de los niveles sanguíneos de glutatión.
- La creatina es esencial para el metabolismo energético en el cerebro y el músculo esquelético. También se ha utilizado para mejorar la función cognitiva y reducir los efectos crónicos de las lesiones cerebrales traumáticas.

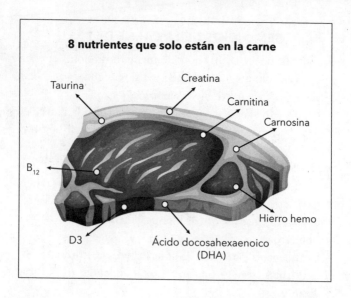

DISTRIBUCIÓN DE LAS PROTEÍNAS PARA MAXIMIZAR LA SÍNTESIS MUSCULAR

Ya vimos que las implicaciones relativas a la calidad y la cantidad de las proteínas ingeridas están profundamente entrelazadas. La distribución, esto es, el momento del consumo de proteínas a lo largo del día, también marca una gran diferencia. Las evidencias científicas indican que las pautas alimentarias típicas en EUA nos predisponen a tener unos músculos y una salud deficientes durante toda la vida. Por ejemplo, devorar un tazón de cereal o comerse un *bagel* al salir por la puerta no es ese desayuno rico en proteínas que es necesario para acelerar el metabolismo. Ni siquiera quienes se comen un huevo con tostadas o un yogur con fruta ingieren suficientes aminoácidos como para desencadenar la síntesis de proteínas musculares. Supongamos que después, a mediodía, la comida consiste en un pequeño sándwich de pavo o una ensalada, y la cena pone fin al día con un bistec grande y papas, pescado y verduras, o tal vez un plato de pasta. Como puedes ver en el diagrama, estas pautas suponen una distribución desequilibrada de las proteínas, lo que tiene consecuencias.

El precio de este desequilibrio a lo largo de la vida acaba siendo significativo. Cada comida baja en proteínas no solo no logra estimular adecuadamente la capacidad del cuerpo para sintetizar estas proteínas (tal como vimos antes), sino que estas pautas de alimentación pueden acabar estableciendo hábitos de por vida que no nos hacen ningún favor. Con el tiempo nos encontramos con que ganamos grasa corporal y perdemos músculo, y nos debilitamos y nos cansamos más. Este daño se agrava a medida que nuestro entorno hormonal cambia con los años: cuando no adaptamos nuestras decisiones alimentarias al declive de los niveles hormonales, nos quedamos en déficit anabólico.

Esta es la buena noticia: cuando sepas cómo utilizar la alimentación como tu medicina, las decisiones que tomes podrán llevarte a vivir mejor tu vida, física y mentalmente. Aunque algunos dicen que lo más importante es el consumo diario total de proteínas, la literatura indica que distribuir las proteínas a lo largo del día es la estrategia óptima para desarrollar y mantener la musculatura. En mi práctica clínica descubrí que la distribución adecuada de proteínas durante el día también estimula el cumplimiento a largo plazo.

Ya expliqué que, con el fin de optimizar la síntesis de proteínas musculares, mi recomendación general para la mayoría de los adultos es consumir al menos 30 gramos de proteína de alta calidad en cada una de las tres comidas diarias. Pero mis recomendaciones concretas para ti dependerán de tus objetivos concretos. ¿Estás intentando ganar músculo? Entonces, según cuál sea tu objetivo total diario, puedes aumentar el consumo de proteínas a cuatro, cinco o hasta seis veces al día. Es más eficaz aumentar el número total de comidas que consumir más proteínas en una sola comida. Por ejemplo, si tu objetivo es consumir 200 gramos de proteínas al día y ya has planificado tres comidas que contengan al menos 40 gramos cada una, deberías añadir una comida adicional.

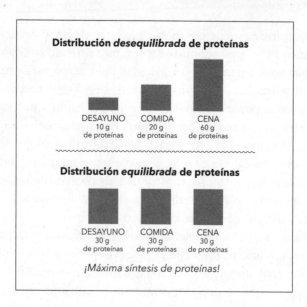

DISTRIBUCIÓN DE LAS COMIDAS: EL DESAYUNO Y LA CENA DE LOS CAMPEONES

Para desarrollar musculatura, el desayuno es, con diferencia, la comida más importante. Al hablar del desayuno me refiero a la primera comida del día, sea cuando sea. Empezar con una dosis fuerte de proteínas te preparará para la optimización metabólica, lo que estimulará el crecimiento muscular, reducirá el hambre y te aportará una dosis de aminoácidos que destinar a otros procesos biológicos.

La segunda comida más importante es la última antes del ayuno nocturno. Elegir alimentos que proporcionen al cuerpo suficientes aminoácidos para generar glucosa puede ayudar a estabilizar los niveles de azúcar en sangre durante la noche y prepararte para la mañana. La Sociedad Internacional de Nutrición Deportiva recomienda una ingesta de entre 30 y 40 gramos de caseína antes de dormir para maximizar la síntesis de proteínas musculares durante la noche y aumentar la tasa metabólica sin influir negativamente en las tasas de quema de grasa durante el sueño.[7]

Una tercera ingesta de proteínas es particularmente útil para las personas mayores, obesas o con trastornos metabólicos que deterioran el tejido muscular. **El consumo de proteínas después de hacer ejercicio, sobre todo de resistencia, promueve la síntesis de proteínas musculares.** Las contracciones del músculo esquelético aumentan el flujo sanguíneo, lo que deja el tejido muscular preparado para absorber nutrientes. (Si no tienes costumbre de hacer ejercicio, intentas perder peso o estás convaleciente, consumir proteínas después de entrenar fomenta la capacidad de respuesta de los músculos. Recomiendo un licuado con 20 gramos de proteína de suero de leche). En esencia, priorizar las proteínas durante este periodo reduce la resistencia anabólica del tejido muscular, lo que te permite reducir las proteínas de la dieta cuando se combina con ejercicio.

LOS SUPERPODERES DE LAS PROTEÍNAS: TERMOGÉNESIS Y SACIEDAD

Otra ventaja de ingerir más proteínas es que sacian, esto es, que nos sentimos más llenos durante más tiempo. Los ensayos clínicos en los que se comparan dietas equilibradas desde el punto de vista energético indican que las dietas ricas en proteínas son más saciantes.[8] Si consumes suficientes proteínas a lo largo del día, será menos probable que comas más de la cuenta. Piensa en las proteínas como la herramienta dietética para aumentar la fuerza de voluntad nutricional.

El consumo de proteínas reduce la sensación de hambre, lo que ayuda a perder grasa al facilitar el cumplimiento de las dietas hipocalóricas. Los estudios también han demostrado que el aumento de las proteínas de la dieta, distribuidas entre el desayuno, la comida y la cena, ayuda a sentir una saciedad inmediata y sostenida. Este efecto se produce por el aumento de las concentraciones del péptido plasmático YY (PYY), una hormona intestinal que provoca la saciedad, así como por la reducción de los niveles de grelina, que provoca el hambre.[9] Resulta que los seres humanos y muchas otras especies animales nos caracterizamos por priorizar las proteínas, lo que significa que seguimos comiendo hasta haber ingerido una cantidad adecuada de proteínas, incluso si para alcanzar este punto debemos consumir un exceso significativo de energía no proteica (es decir, hidratos de carbono y grasas). Si mantienes alto el porcentaje de proteínas de tu dieta, automáticamente tenderás a comer menos en general. A causa del efecto térmico de los alimentos, también quemarás más calorías consumidas.

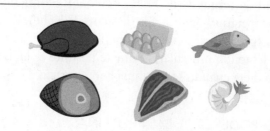

Motivos por los que funcionan las dietas ricas en proteínas

- Estimulan la síntesis de proteínas musculares, lo que protege la musculatura esquelética
- Aumentan la termogénesis
- Aumentan la saciedad

Vamos a analizarlo. Para digerir, absorber y metabolizar los macronutrientes hace falta energía, ¿verdad? Este requerimiento de energía se llama «termogénesis». Así pues, la termogénesis de las proteínas es la energía que necesita el cuerpo para procesar y utilizar las proteínas que ingiere. Dada la estructura química de los aminoácidos y adónde van a parar dentro del cuerpo, se necesita más energía para metabolizar las proteínas que los hidratos de carbono o las grasas. Mientras que, tradicionalmente, se ha estimado que las proteínas contienen 4 kcal/g, que es en lo que se basan los valores que figuran en las etiquetas de los alimentos, la digestión y la asimilación de proteínas aumentan entre un 20 y

35% el gasto energético con respecto a la ingesta calórica neta de proteínas. Por ejemplo, supongamos que tu dieta contiene 2000 calorías y 800 de ellas proceden de las proteínas; para digerir y asimilar esas proteínas quemarás entre 160 y 240 calorías. Esto equivale a consumir entre un 20 y 35% menos que el total de calorías procedentes de las proteínas que figuran en la etiqueta. Dicho de otra forma, si comes más proteínas, pones en marcha la máquina metabólica de tu cuerpo ¡y es como si hubieras comido menos en general! Pero ahora que por fin sabemos cuántas proteínas comer, ¿qué hacemos con esas confusas recomendaciones sobre los hidratos de carbono y las grasas volátiles?

REAJUSTE MENTAL

ES SOLO OTRA COMIDA MÁS

Elegir constantemente los alimentos que necesita nuestro cuerpo para tener una nutrición equilibrada puede ser un desafío, sobre todo a la hora de seleccionar proteínas en lugar de hidratos de carbono. Las creencias culturales suelen interponerse en nuestro camino. Nos contamos historias que amplifican la importancia de cada comida, como si fuera la última. Considera el peso emocional que invertimos en una comida de cumpleaños, una cena navideña o una cita nocturna. Es frecuente que nos obsesionemos con la planificación de una comida que sea el no va más y que no paremos de darle vueltas. Pero pregúntate cuántas veces acaba la comida siendo tan espectacular como esperabas. ¿Esa decepción acaba impulsándote a comer más o incluso a buscar otra oportunidad para saltarte la dieta, todo en busca del éxtasis culinario? Aquí es donde resulta crucial no hacer oídos sordos.

En vez de poner todas tus expectativas en la comida, disfruta de la experiencia y de la compañía. Cuando tu mente se inunde de asuntos relacionados con lo que comes, neutralízalos. Sé constante. Si puedes convencerte de lo bueno que es algo, puedes convencerte para no pensar tanto en ello. Esto requiere práctica. Recuerda: no es una inversión emocional; es solo otra comida más.

Hay muchos mecanismos que impulsan nuestro deseo de comer, entre ellos la vía de recompensa de la dopamina. Para mí, aprender sobre mi propia biología y empezar a entender mis puntos débiles supuso un gran alivio. Cuando por fin empecé a dilucidar lo que me empujaba a abandonar mi plan de nutrición y a caer en una espiral de malos hábitos alimentarios, fui observando pautas. Mis momentos de vulnerabilidad solían surgir justo después de experimentar la «euforia» de aprobar un examen o dar una conferencia sobresaliente. Me di cuenta de que era en ese punto culminante cuando aparecían los antojos que me impulsaban a buscar comida ajena a la dieta para sostener esa buena sensación.

Aquí está el truco para lidiar con este tipo de antojos: mira la bola de cristal y prevé el futuro. Con el tiempo aprendí que prepararme con antelación para estos cambios emocionales me ayudaba a conservar la ecuanimidad, esa mentalidad neutra. Mitigar los altibajos emocionales me ayudó a aplacar los antojos y dominar el impulso de la dopamina. Este neurotransmisor, conocido como la molécula de «quiero más», impulsa los altibajos que pueden abrirnos la puerta a todo tipo de excesos. Después de haber tenido un nivel alto de dopamina, el bajón puede hacer que quede incluso por debajo de su nivel normal. Los puntos más altos y bajos de este ciclo nos dejan más vulnerables a los placeres de la comida y otros vicios. Ahora que lo sabes, puedes adelantarte y hacer planes de intervención. A fin de cuentas, lo que consumas en ese gran acontecimiento con el que sueñas es solo otra comida más.

6
LOS HIDRATOS DE CARBONO Y LAS GRASAS DE LA DIETA: DESMITIFIQUEMOS A LOS FAVORITOS DE LA NUTRIOLOGÍA

No es de extrañar que los hidratos de carbono tengan tan mala fama en la actual cultura de la salud. Los deliciosos almidones y azúcares pueden hacer que todo, desde las galletas de la abuela hasta la repostería que te gusta desayunar, sea adictivo. Provocan antojos y es muy fácil consumirlos en exceso.

La creencia generalizada de que los hidratos de carbono y las grasas contribuyen a la obesidad suele centrarse en dos modelos diferentes: el modelo «calorías que entran, calorías que salen» y el modelo «insulina-hidratos de carbono», que propone que una dieta rica en hidratos de carbono (que incluya grandes cantidades de alimentos con almidón refinado y azúcar) libera demasiada insulina, lo que aumenta el almacenamiento de grasas; esto, a su vez, incrementa la sensación de hambre o lentifica la tasa metabólica, o ambas cosas al mismo tiempo.[1] Como de costumbre, es probable que la verdad esté en el término medio. Analicemos ahora los conceptos científicos en los que basarnos para elegir los mejores hidratos de carbono y grasas para nuestro cuerpo.

HIDRATOS DE CARBONO

Más del 50% de las calorías en la dieta de la mayoría de los estadounidenses proviene de los hidratos de carbono. Y ese exceso colectivo de hidratos de carbono refinados, azucarados y llenos de almidón (también conocido como «fécula») ha tenido efectos devastadores en nuestro metabolismo, lo que ha derivado en una tasa de obesidad desenfrenada, resistencia a la insulina y diabetes tipo 2.[2]

Es probable que la idea de que los alimentos procesados y envasados pueden provocar un desequilibrio nutricional no te sorprenda, pero ten presente que **los cereales integrales, las frutas y las verduras también cuentan como hidratos de carbono**. Incluso los cereales integrales, que tienen una proporción baja de hidratos de carbono en relación con la fibra, pueden constituir un riesgo para la composición corporal. Cuanto más comas, a más estrés someterás la respuesta de la insulina, lo que amplifica los efectos de comer en exceso. No digo que debas eliminar los hidratos de carbono; lo que recomiendo es su integración estratégica en una dieta equilibrada.

Hay dos tipos de alimentos con hidratos de carbono: aquellos en los que predomina la **fibra** y los que tienen sobre todo **almidón/azúcar**. El azúcar es una molécula pequeña, mientras que tanto el almidón como la fibra están formados por cadenas largas de moléculas de azúcares. Puesto que las enzimas digestivas humanas no pueden descomponer con eficacia la fibra de los alimentos de origen vegetal, su consumo no desencadena una respuesta del azúcar en sangre. El almidón, por su parte, se digiere rápidamente y se convierte en azúcar, lo que, en la práctica, tiene aproximadamente el mismo efecto sobre el azúcar en sangre que los azúcares simples. Uno de los motivos por los que mis pacientes aprenden a combinar proteínas o grasas (o ambas cosas al mismo tiempo) con hidratos de carbono, en vez de ingerirlos sin otro acompañamiento, es evitar que se les dispare el azúcar en sangre. Aunque algunos alimentos que contienen hidratos de carbono, como las verduras ricas en fibra sin fécula, son importantes para la flora intestinal, el cuerpo no necesita alimentos de origen vegetal ricos en azúcar y almidón para satisfacer sus necesidades de glucosa.

TU CUERPO PUEDE PRODUCIR LA GLUCOSA QUE NECESITA

Es evidente que el cuerpo necesita glucosa, un combustible esencial para el cerebro, las neuronas, los glóbulos rojos, los riñones y el páncreas. El nivel de glucosa imprescindible es de aproximadamente 80 a 100 gramos de hidratos de carbono por día. Basándose en esta necesidad, la Academia Nacional de Ciencias estadounidense estableció una ingesta diaria recomendada de hidratos de carbono de 130 gramos por día. Pero esta recomendación no tiene en cuenta el hecho de que la glucosa, en realidad, no es un nutriente dietético esencial. **Eso se debe a que tu cuerpo puede producirla.**

Algunos aminoácidos de las proteínas se convierten en glucosa en el hígado a través de un proceso llamado «gluconeogénesis». Por cada 100 gramos de proteína consumidos, el cuerpo produce unos 60 gramos de glucosa.[3] Con una dosificación adecuada de las proteínas, el cuerpo puede generar su propia glucosa de un modo eficaz, en lugar de depender todo el tiempo de la ingesta de hidratos de carbono. Cuando aumentas la cantidad de proteína en la dieta, se produce un incremento proporcional de la producción de glucosa. ¡Y los beneficios no acaban ahí! Este enfoque también reduce los triglicéridos y aumenta el colesterol HDL. **En resumen, priorizar las proteínas en la dieta y restringir los hidratos de carbono puede revertir el síndrome metabólico.**

Aunque es cierto que no necesitamos ingerir hidratos de carbono para conseguir glucosa si seguimos una dieta saludable, sí necesitamos fibra. Las frutas y las verduras son fuentes importantes de fibra alimentaria y micronutrientes. La **fibra soluble** (como la que se encuentra en los cítricos, las manzanas y la avena) no solo es buena para el sistema digestivo, sino que también puede reducir el colesterol total en suero.

La ingesta diaria recomendada de hidratos de carbono de Lyon, basada en investigaciones relevantes, es de alrededor de 14 gramos de fibra por cada 1 000 calorías que se consuman. Veamos un par de ejemplos para facilitar un poco el cálculo: un hombre de 90 kilos debe consumir 30 gramos de fibra al día, mientras que una mujer de 63.5 kilos debe consumir 25 gramos. Ahora bien, ¿cómo se eligen sabiamente esos gramos? Vamos a ver las proporciones clave para determinar el contenido de hidratos de carbono en la dieta.

HIDRATOS DE CARBONO DE CALIDAD

Para alcanzar tus objetivos sin consumir más calorías de la cuenta, te recomiendo ingerir alimentos ricos en fibra como verduras, frutos rojos, frijoles y lentejas. Una de sus ventajas es que la fibra ralentiza la digestión y te mantiene saciado durante más tiempo. Además, los alimentos ricos en fibra tienden a ser también alimentos integrales que se encuentran en la naturaleza, los cuales suelen ser mi opción preferida. En mi plan hay dos relaciones prácticas que impulsan la toma de decisiones alimentarias: la **proporción entre hidratos de carbono y proteínas** y la **proporción entre hidratos de carbono y fibra**.

La proporción entre hidratos de carbono y proteínas determina cuántos gramos de hidratos de carbono se pueden consumir en una comida para seguir manteniendo el equilibrio metabólico. Para favorecer la pérdida de peso, **la proporción general entre hidratos de carbono y proteínas** en la dieta debe ser inferior a 1:0, lo cual está muy por debajo de la dieta estadounidense estándar, que tiene una proporción de casi 5:0. Ya veremos en el capítulo 7 cómo distribuir exactamente los macronutrientes. También te recomiendo que nunca comas hidratos de carbono sin acompañamientos; combínalos con grasas o, preferiblemente, con proteínas (de ser posible, 10 gramos como mínimo). Siempre recomiendo «precargarse» con proteínas o grasas antes de comer hidratos de carbono.

Esa combinación, junto con el contenido de fibra, determinará el impacto de los hidratos de carbono en los niveles de azúcar en sangre y la respuesta de la insulina. La proporción entre hidratos de carbono y fibra ayuda a medir la calidad de los alimentos con hidratos de carbono individuales, con el fin de favorecer aquellos que proporcionan fibra saludable y evitar los que pueden contribuir al aumento de peso. **Los alimentos con una proporción de hidratos de carbono y fibra inferior a 6:0 tienen una carga glucémica baja y unos niveles de fibra elevados.** Una proporción de 8:1 ofrece un poco más de flexibilidad para quienes toleran los hidratos de carbono en forma de cereales integrales y hortalizas con más fécula, para tener un poco más de diversidad de nutrientes. Estos incluyen la mayoría de las verduras y frutos rojos.

Aquí tienes algunos ejemplos de hidratos de carbono ricos en fibra que recomiendo sobre la base de estas proporciones:

- 1 taza de brócoli contiene aproximadamente 7.8 gramos de hidratos de carbono y 4.6 gramos de fibra. Si hacemos el cálculo (7.8/4.6 = 1.7), vemos que la proporción de brócoli entre hidratos de carbono y fibra es de 1:7.
- En el caso de los ejotes, la proporción es 2:5.
- Frambuesas: 1:7.
- Fresas: 3:1.
- Arándanos: 5:1.
- La mayoría de las legumbres: 3:0.

Los alimentos con una proporción entre hidratos de carbono y fibra de aproximadamente 6 o menos constituyen excelentes opciones de alimentos de origen vegetal que pueden fomentar la pérdida de grasa y, al mismo tiempo, mantener el equilibrio de nutrientes.

Algunos alimentos que hay que evitar, o bien consumir con moderación, son las papas, el arroz, la pasta y el pan, que tienen una proporción de hidratos de carbono frente a fibra comprendida entre 10 y 30. También hay algunas frutas, como los plátanos y la sandía, que tienen una proporción superior a 10. Sin embargo, hasta cierto punto, puedes comer estos alimentos aprovechando el almidón resistente, que, como su nombre indica, se resiste a que lo digieran nuestras enzimas humanas y tiene una influencia mínima en los niveles de azúcar en sangre; además, tiene una ventaja adicional: es muy bueno para la flora intestinal. Resulta que es posible reducir la carga glucémica de alimentos como el arroz blanco y las papas creando almidones/féculas resistentes.

Para preparar arroz con almidón resistente, cocina el arroz blanco con una fuente de grasa, como el aceite de oliva, y cuando esté hecho, enfríalo en la nevera. La combinación de la grasa y el proceso de enfriamiento cataliza la formación de almidón resistente a partir de los almidones que antes eran simples y estaban presentes en este alimento.[4] También se puede crear fécula resistente con las papas, con la diferencia de que la grasa se añade después de cocinarlas y enfriarlas.[5] Además, mientras que los plátanos amarillos maduros contienen mucha azúcar, los plátanos verdes y semiverdes son ricos en almidón resistente, lo que los convierte en mejores opciones desde la perspectiva del azúcar en sangre. Por último, si enfrías los frijoles o los garbanzos después de cocinarlos, los convertirás en otra gran fuente de almidón resistente y de fibra, por lo que son excelentes elecciones tanto para mantener el azúcar en sangre como para controlar el peso.

Si conoces las principales propiedades de los alimentos, como la proporción entre hidratos de carbono y proteínas, la proporción entre hidratos de carbono y fibra, o el contenido en almidón resistente, dispondrás de la información necesaria para crear una dieta personalizada con la que perder grasa. Presta atención para saber más sobre cómo hacerlo exactamente.

Hortalizas (por cada 100 g, crudas si no se indica lo contrario)	Hidratos de carbono (g)	Fibra (g)	Hidratos de carbono/ fibra
espinacas	4.0	2.0	2.0
arúgula	4.0	1.5	2.7
acelgas	4.0	2.0	2.0
berza (col forrajera)	5.0	4.0	1.3
aguacate	8.5	7.0	1.2
zanahoria	10.0	3.0	3.3
zanahoria blanca	18.0	5.0	3.6
remolacha	10.0	3.0	3.3
espárragos	4.0	2.0	2.0
berenjena cocinada	6.0	3.0	2.0
brócoli	7.0	3.0	2.3
coliflor	5.0	3.0	1.7
coles de Bruselas	9.0	4.0	2.3
col	6.0	2.5	2.4
chucrut	4.0	3.0	1.3
kimchi	2.5	1.5	1.7
champiñones blancos	3.0	1.0	3.0
gírgolas, setas ostra	6.0	2.0	3.0
calabacitas	3.0	1.0	3.0
calabaza espagueti	7.0	1.5	4.6
ejotes	7.0	3.5	2.0
lechuga romana	3.0	2.0	1.5
apio	3.0	1.5	2.0
jitomate	4.0	1.0	4.0
rábano	3.0	1.5	2.0
alcachofa	11.0	5.0	2.2

Hortalizas (por cada 100 g, crudas si no se indica lo contrario)	Hidratos de carbono (g)	Fibra (g)	Hidratos de carbono/fibra
pimiento morrón verde	5.0	1.5	3.3
pimiento morrón amarillo	5.0	3.5	1.4
lentejas cocinadas	20.0	8.0	2.5
garbanzos cocinados	27.0	8.0	3.4
frijoles negros cocinados	24.0	9.0	2.7
edamame cocinado	10.0	5.0	2.0
frambuesas	12.0	7.0	1.7
moras	10.0	5.0	2.0
fresas	8.0	2.0	4.0
arándanos silvestres	12.0	2.5	4.8
kiwi	15.0	3.0	5.0

TOLERANCIA A LOS HIDRATOS DE CARBONO

Un enfoque de la salud y la longevidad de tipo musculocéntrico requiere una dieta rica en proteínas y **un cuidadoso cálculo de la tolerancia a los hidratos de carbono**. Reconocer tu relación con estos alimentos te ayudará a entender tu flexibilidad personal. Algunos de mis pacientes son tan adictos a los hidratos de carbono que, en cuanto prueban unos pocos, acaban dándose un atracón. Hacerse abstemios de los hidratos de carbono los ayuda a cambiar esta pauta tan poco saludable. ¿Qué harás tú?

Puede ser útil medir los hidratos de carbono basándonos en un umbral por comida. La dosis adecuada oscila entre 20 y 40 gramos (50 gramos como mucho sin añadir ejercicio, pero no suelo apuntar tan alto), según los hábitos alimentarios y el total de hidratos de carbono que se consumen cada día. La clave es asegurarte de que el cuerpo aproveche toda la ingesta. La capacidad corporal de eliminar los hidratos de carbono consumidos se denomina «depuración glucémica posprandial». Este factor crítico establece nuestra tolerancia a los hidratos de carbono de la comida. Para evitar un aumento de la glucosa en sangre (o hiperglucemia) después de las comidas, los hidratos de carbono consumidos deben eliminarse eficazmente en dos horas. Si los niveles de glucosa siguen elevados una vez transcurrido este tiempo, se dice que existe diabetes. Recuerda que, por mucho que necesitemos glucosa, esta tiene efectos tóxicos si se mantienen unos niveles elevados durante periodos prolongados de tiempo.

Cuando se llenan las reservas de glucógeno de los músculos, llega el momento de vaciarlas. La disfunción metabólica y la disfunción mitocondrial en la musculatura esquelética reducen el flujo a través del glucógeno y las reservas de grasa. En última instancia, el resultado de esta disminución es la diabetes tipo 2.

El músculo esquelético, la zona originaria de la resistencia a la insulina, desempeña un papel muy importante en la regulación del azúcar en sangre. De hecho, la problemática resistencia a la insulina puede empezar en el tejido muscular diez años antes de que se manifiesten los problemas médicos. Como ya vimos en las páginas anteriores, la falta de salud de la musculatura es la causa fundamental de los problemas de gestión de la glucosa en sangre, que desencadenan una serie de afecciones que distorsionan los triglicéridos en sangre y otros marcadores.[6] Mi recomendación de consumir 40 gramos o menos de hidratos de carbono netos por comida se basa en nuestra comprensión de la tasa de eliminación de la glucosa, dado el objetivo de limitar los incrementos de insulina. Ten en cuenta que el contenido neto de hidratos de carbono de un alimento es el total de hidratos de carbono menos la cantidad de gramos de fibra.

Hay muchísima gente que pasa mucho tiempo sin moverse justo después de comer. Esto limita la eliminación de la glucosa en la musculatura esquelética a una tasa basal de alrededor de 3 gramos de glucosa por hora. Después de tener en cuenta el uso que hacen de la glucosa el cerebro, el hígado y el resto del cuerpo, la capacidad de eliminación dos horas después de las comidas equivale aproximadamente a 50 gramos. Este es el punto de partida de las personas sanas.

Como dije antes, la ingesta diaria recomendada actual de hidratos de carbono es de 130 gramos por día, lo que cubre las necesidades básicas de glucosa como combustible, además de permitir cinco raciones de verduras, dos o tres raciones de fruta y tres raciones de cereales integrales.[7] Los adultos estadounidenses suelen consumir casi tres veces la ingesta diaria recomendada, o 300 gramos por día. Aun así, menos del 25% come tres raciones de verduras y dos de fruta. Salta a la vista cómo esta combinación de mucha cantidad y poca calidad tiene consecuencias desastrosas.

Un problema es la falta de una orientación clara. Es evidente que consumir demasiados hidratos de carbono es problemático, y que para gestionar trastornos como la diabetes tipo 2 a través de la alimentación hay que controlar la ingesta de hidratos de carbono en las comidas, así como las calorías en general. Aun así, la Asociación Estadounidense de la Diabetes afirma que «no existe un único porcentaje idóneo de calorías procedentes de hidratos de carbono, proteínas y grasas para todas las personas con diabetes». Las directrices alimentarias generales recomiendan una proporción de casi 4:1 entre hidratos de carbono y proteínas.[8] Mientras tanto, la Academia Nacional de Ciencias estadounidense recomienda una ingesta diaria de hidratos de carbono y proteínas de 130 gramos y unos 65 gramos por día, respectivamente, o una proporción de 2:1 entre hidratos de carbono y proteínas. A su vez, numerosos estudios clínicos sobre el control de la hiperglucemia en la diabetes tipo 2 utilizan una proporción de aproximadamente 1:1.[9] Dada esta enorme variabilidad, ¡es lógico que la gente esté confundida!

> La verdad que nadie menciona es esta: **obtener buenos resultados con cualquiera de estas proporciones depende de la salud muscular**. Mi objetivo es optimizar esta información para que puedas observar en tiempo real cómo mejoran la composición corporal, el hambre y los marcadores sanguíneos con un umbral de entre 30 y 50 gramos de hidratos de carbono de gran calidad. ¡Puedes hacerlo!

Al principio, te recomiendo que empieces por comer 90 gramos de hidratos de carbono de fuentes integrales al día, divididos en tres comidas. Luego, a medida que tu salud vaya mejorando, puedes aumentar gradualmente esta cantidad hasta alcanzar tu umbral personal de hidratos de carbono. Debes entender que es necesario empezar desde abajo e ir despacio. Los músculos sanos pueden gestionar mejor los hidratos de carbono. Espero que a estas alturas entiendas la necesidad de elegir los hidratos de carbono basándote tanto en la calidad como en la cantidad, y que puedas ver por qué debes hacer ejercicio para poder ampliar tu presupuesto de hidratos de carbono.

LA HISTORIA DE SOFÍA

Al principio, mi paciente Sofía acudió a mi consultorio con cierta reticencia, enviada por un conocido blog gastronómico. Sofía, quien tenía un carácter fuerte y opiniones firmes, se mostraba escéptica y un poco desafiante. Sus editores le habían encomendado la tarea de recuperar la salud y, a pesar de considerarse satisfecha con su nivel de bienestar, aceptó el desafío. Cuando le pregunté sobre sus reticencias, reconoció que se sentía incómoda al verse expuesta públicamente y tener que afrontar sus hábitos y elecciones cotidianos. El encargo de Sofía acabó transformando totalmente su salud y su vida.

Para ella, la comida era a la vez una recompensa y una estrategia de alivio del estrés. Le sobraban unos veinte kilos de grasa, se consideraba «de huesos grandes» y no tenía una rutina regular de ejercicio. Ese primer día se presentó en mi consultorio y anunció: «Está bien, ya acepté esto, pero voy a ser clara: estoy perfectamente feliz con mi peso, no voy a renunciar al azúcar ni a los hidratos de carbono, y odio el entrenamiento con pesas».

«Este sí es un buen comienzo», pensé. Es cierto, me gusta que expresen sus condiciones. Eso me dice exactamente en qué área debemos apoyarnos para avanzar.

«No quiero ser una de esas personas que se obsesionan con su peso o con su aspecto», continuó Sofía.

Es algo que he oído muchas veces. Mi enfoque consiste en leer entre líneas durante la conversación. Lo que me estaba diciendo realmente era 1) que la incomodaba centrarse en sí misma y 2) que temía no llegar nunca a los objetivos físicos que le gustaría alcanzar. Llevaba años anclada en ese monólogo interior, y la falta de autoestima había restringido su voluntad de intentarlo. Lo bueno para las dos era que estaba dispuesta a aceptar el desafío. Supe que tendría que planteármelo estratégicamente.

A pesar de que Sofía se sentía cómoda con su peso actual, sus análisis de sangre no decían lo mismo. Tenía unos marcadores inflamatorios elevados, niveles bajos de nutrientes clave y valores altos de colesterol, insulina y azúcar en sangre, todo a la tierna edad de treinta y cinco años.

Yo sabía que el mejor enfoque sería centrarse en la mentalidad y demostrarle poco a poco que podía hacer cambios y convertirse en una versión mejor y más sana de sí misma. Ganaría agilidad mental y energía, y su cuerpo se lo agradecería. Durante el año y medio que pasamos trabajando juntas, estuvo viniendo a verme todos los meses para hacerse un chequeo y presentar un informe de progresos. A medida que superaba cada nivel de resistencia mental, formada por todas esas antiguas creencias que se repetía continuamente a sí misma, se iba haciendo más fuerte y se ponía en forma. Una nueva sensación de confianza y de inclinación al desafío físico la inspiró en vez de hacerla desistir.

Después trasladó el éxito del ámbito físico al mental. Empezó a dejar dulces en su escritorio para ejercitar el músculo de la resistencia. En otros tiempos había estado convencida de que no podía evitar comerse lo que tuviera enfrente. Esos pensamientos estaban profundamente arraigados, pero descubrió que, si respondía de otra forma, dejaba de sentirse su rehén.

Este sentido de control se trasladó a todas las «tentaciones» a las que se enfrentó. Tomó las riendas de su propia vida. Cada día escogía un obstáculo incómodo. A veces ponía a prueba su capacidad para dejar de mirar el teléfono durante un número de horas determinado. Optaba por desplazarse a pie en vez de meterse en el metro, o se saltaba el café de media tarde. Ninguna de estas pruebas fue extrema, pero le sirvieron para practicar el arte de no elegir siempre lo «fácil». Estos sutiles cambios tuvieron un gran impacto en su vida: pasó de dejarse llevar por los impulsos a elegir conscientemente sus acciones y sus limitaciones. Pasó de decir que «nunca podría dejar los hidratos de carbono» a «vaya, no era para tanto; ¿cómo es posible que tuviera tanto apego a ese tipo de comida?». A medida que equilibrábamos su nivel de azúcar en sangre, perdía kilos de grasa corporal y ganaba músculo. Lo más importante que ganó fue la confianza en sí misma.

Adoptar un enfoque saludable a la hora de tomar decisiones responsables impactó en todos los aspectos de su vida y su psique. Se convirtió en la persona que sabía que podía ser, sin dejar nada para más adelante. Hasta corrió un maratón porque quería. Exploró el entrenamiento con pesas y se desafió con actividades que nunca había probado.

Me dedico a cambiar vidas y mi herramienta es la medicina. Busco la libertad para mis pacientes, y libertad es lo que obtienen. Puedes aprovechar esta misma libertad en tu propia vida. ¡Aprende cómo hacerlo a tu manera en las próximas páginas!

TIPOS DE GRASAS

El miedo a las grasas es el gran dictador que rige las directrices alimentarias estadounidenses. Por mucho que cambie la ciencia, los encargados de formular las políticas federales siguen actuando como si las grasas fueran el origen de todos los males. Desde principios de la década de 1970, los profesionales de la salud viven obsesionados con la idea de que las grasas y el colesterol contribuyen prácticamente a todos los problemas médicos, incluidas las enfermedades cardiacas, la obesidad, la diabetes y el cáncer. Aunque la teoría de las grasas podría parecer lógica, las pruebas se basan en conjeturas, suposiciones y creencias personales. Después de casi cincuenta años de investigación, aún no se han demostrado los argumentos en contra de las grasas en la dieta; de hecho, las pruebas son más débiles cada día que pasa.

Las dos teorías que respaldan la creencia de que las grasas son malas para la salud son que el colesterol provoca enfermedades cardiacas, ya que la placa que obstruye las arterias contiene colesterol, y que la grasa engorda porque, bueno... simplemente parece lógico, ¿no?

Aunque se ha demostrado que ambas teorías son erróneas,[10] las grandes empresas alimentarias y farmacéuticas ganan mucho dinero vendiendo aceites vegetales altamente procesados convertidos químicamente en margarinas, mantecas y aceites hidrogenados, junto con fármacos de venta con receta como las estatinas. Si no creyeras en estas teorías falsas sobre la grasa, no comprarías todos esos alimentos procesados y fármacos, ¿no es así?

A la hora de elegir grasas, ten en cuenta que no todas son iguales. Las grasas dietéticas se dividen en cuatro tipos: monoinsaturadas, poliinsaturadas, saturadas y trans, cada una con diferentes efectos en la salud.

Grasas insaturadas

Las grasas insaturadas, que se encuentran sobre todo en los alimentos de origen vegetal, como los aceites, los frutos secos y las semillas, se consideran útiles para mejorar los niveles de colesterol en sangre y reducir la inflamación, además de aportar otros beneficios.

Estas son algunas fuentes de **grasas monoinsaturadas**:

- Aceitunas
- Aguacates
- Frutos secos, como almendras, avellanas y nueces pecanas
- Semillas, como semillas de calabaza y ajonjolí

Estas son algunas fuentes de **grasas poliinsaturadas**:

- Nueces
- Semillas de linaza
- Pescado
- Huevas de pescado
- Marisco

Entre las grasas poliinsaturadas están los ácidos grasos esenciales, que pueden proporcionar los mayores beneficios para la salud.[11] Los datos muestran que la sustitución de grasas saturadas por grasas poliinsaturadas en pacientes con síndrome metabólico se asocia a una mayor reducción de los triglicéridos que el consumo de grasas monoinsaturadas, al margen de la pérdida de peso. Estos hallazgos plantean la posibilidad de que las grasas poliinsaturadas puedan reducir el riesgo cardiometabólico en estos pacientes. Recuerda que, para elegir sabiamente las calorías que consumimos, debemos priorizar las grasas poliinsaturadas.

En lo relativo a la salud muscular, las proteínas y los hidratos de carbono son los principales nutrientes a los que debemos prestar atención. Pero los ácidos grasos esenciales, como los omega-3, también desempeñan un importante papel. Los ácidos grasos omega-3 son un grupo de grasas poliinsaturadas que proceden de fuentes alimentarias, ya que el cuerpo no puede producirlas, y tienen numerosos beneficios para la salud.[12] Se ha demostrado que los suplementos de omega-3 derivados del aceite de pescado mejoran la composición corporal, la fuerza muscular, el rendimiento físico y los perfiles de lípidos séricos en personas mayores.[13] Estos resultados indican que aumentar el consumo de omega-3 podría resultar útil para prevenir la sarcopenia.

Aunque el pescado constituye la fuente animal más rica de omega-3, también hay fuentes no animales como los suplementos de aceite de algas, las semillas de linaza, las semillas de calabaza y las nueces. Los ácidos grasos omega-3 se presentan en tres formas: ácido alfa-linolénico (ALA), de origen vegetal; ácido eicosapentaenoico (EPA), de origen animal, y ácido docosahexaenoico (DHA). A lo largo de los tres últimos siglos, los cambios alimentarios en la población estadounidense han provocado una disminución del consumo de omega-3, junto con un aumento del consumo total de grasas y de ácidos grasos omega-6. El resultado ha sido un enorme cambio en la proporción entre omega-6 y omega-3: de 1:1, en la era agropecuaria, a más de 20:1 en la actualidad, lo que puede tener efectos inflamatorios significativos.[14] El enfoque de la agricultura y la ganadería modernas en la cantidad de alimentos por encima de la calidad ha provocado cambios en la alimentación de los animales, lo cual ha generado una reducción del contenido de ácidos grasos omega-3 en alimentos ampliamente disponibles como la carne, los huevos e incluso el pescado, lo que hace que nos resulte más difícil consumir niveles suficientes.

La forma en que se cría el ganado afecta a la composición de su tejido adiposo. Los animales alimentados a base de cereales y con dietas de engorda reciben también suplementos de ácidos grasos omega-6 (que pueden ser necesarios para satisfacer las demandas de crecimiento). Este aumento del omega-6 puede distorsionar el equilibrio entre omega-3 y omega-6, aunque el ganado no sea nuestra principal fuente alimentaria de ácidos grasos omega-6. Aunque ningún alimento en sí mismo es un problema, sí considero problemático el exceso de omega-6 en comparación con el omega-3. Para corregir este desequilibrio, céntrate en comer alimentos ricos en omega-3. Si los productos de animales terrestres salvajes o alimentados íntegra o parcialmente con hierba se te salen del presupuesto, intenta elegir salmón de Escocia o peces pequeños capturados en el mar, como las sardinas o la caballa. Dadas todas las incógnitas, también te recomiendo que añadas aceite de pescado, de algas o krill a tu régimen diario. O consume carne de vacuno convencional y, además, un suplemento de omega-3.

Grasas saturadas

Pasemos a las grasas de las que más se viene hablando en estas últimas décadas: las grasas saturadas. Las únicas grasas que los seres humanos y otros mamíferos pueden producir, tras millones de años de evolución, son las saturadas, ya que son muy estables y resistentes al daño oxidativo. Si las grasas saturadas fueran tan tóxicas como afirma la creencia popular actual, todos estaríamos muertos. **Las grasas saturadas de la dieta solo conllevan un riesgo si se consume un exceso de calorías e hidratos de carbono.**

Es cierto que las altas concentraciones de grasas saturadas se encuentran principalmente en alimentos de origen animal (como la mantequilla, el queso y la carne roja), pero también están presentes en ciertos alimentos de origen vegetal (concretamente, el coco y los aceites tropicales elaborados a partir de coco, palma y semillas de palma). Actualmente, las prácticas agropecuarias modernas impulsadas por la economía, como alimentar al ganado con cereales en vez de dejarlo pastar, hacen que los productos de origen animal contengan más grasas saturadas. Aun así, las grasas predominantes, tanto en el ganado alimentado con hierba como con cereales, son las monoinsaturadas, seguidas de las saturadas, un tercio de las cuales lo constituye una grasa neutra, llamada «estearina», que no aumenta el colesterol. Recuerda que, en sí mismas, las grasas saturadas no suponen el menor problema; no obstante, su densidad calórica puede provocar una ingesta excesiva de calorías si se consumen demasiadas. Por este motivo recomiendo comer los cortes más magros disponibles.

Aunque no demonizo las grasas, como era habitual en la década de 1980, tampoco defiendo los alimentos con un alto contenido de grasas. La densidad de la grasa es importante, y elegir opciones bajas en grasa ayuda a controlar las calorías. A fin de cuentas, no consumimos los macronutrientes uno a uno; no nos llenamos el plato con un par de trozos de grasas saturadas junto a un montoncito de proteínas y unos pocos hidratos de carbono de guarnición. La alimentación no funciona así. Por tanto, debemos tomar decisiones informadas sobre las combinaciones de micronutrientes y macronutrientes que proporciona cada alimento para alcanzar un equilibrio saludable en cada comida y a lo largo del día.

Dado que comer más grasas saturadas de la cuenta no aporta beneficios y encima puede dar lugar a una mayor ingesta calórica, es importante ser prudente con su consumo. Sabemos que las grasas saturadas pueden aumentar el colesterol LDL en algunas personas. Así que recomiendo sustituir las grasas saturadas por insaturadas, sobre todo poliinsaturadas, siempre que sea posible. Una revisión de evidencias científicas realizada por la Asociación Estadounidense del Corazón concluyó que este reemplazo reduce la incidencia de enfermedades cardiovasculares.[15]

Para entender realmente el colesterol, es fundamental reconocer que es esencial para la vida y para la estructura de todas y cada una de las células del cuerpo, desde el cerebro hasta la piel. Para mantenernos vivos necesitamos 1000 miligramos diarios de colesterol; tan importante es, que nuestro cuerpo evolucionó para generarlo. La mayoría de las personas producen alrededor de 800 miligramos al día en el hígado y consumen unos 200 miligramos diarios de fuentes alimentarias. Si tienes un problema de colesterol, este radica en la velocidad a la que lo produce el hígado o en la velocidad a la que lo elimina de la sangre. La investigación no deja lugar a dudas: el colesterol en sangre no está relacionado con el colesterol de la dieta.

Grasas trans

Antes de seguir adelante vamos a explicar las grasas trans, que en su mayoría son fruto de un proceso industrial en el que se emplea hidrógeno para solidificar los aceites vegetales. Puedes encontrar grasas trans en productos para untar (como la margarina), productos de panadería y repostería (como pasteles, magdalenas y galletas industriales) y alimentos fritos (papas fritas, *nuggets* de pollo, donas, etc.). Mantén lejos las grasas trans, que aumentan el riesgo de sufrir enfermedades cardiacas, paros y diabetes tipo 2.[16]

Muchas dietas populares recomiendan restringir en general el consumo de grasas y evitar las grasas saturadas, sobre todo porque las grasas tienen un mayor contenido calórico (9 calorías por gramo). Pero las grasas también tienen un mayor índice de saciedad, lo que significa que suelen hacernos sentir llenos, a diferencia de los hidratos de carbono, que pueden darnos hambre y convencernos de que, por mucho que hayamos comido, siempre queda hueco para el postre. Recuerda que el control del peso y de la grasa corporal viene determinado por la cantidad de calorías que ingieres. Por eso es tan importante dominar el equilibrio de macronutrientes para gozar de una salud óptima. En lugar de obsesionarte con las grasas saturadas, céntrate en las grasas poliinsaturadas para obtener esos omega-3 esenciales.

La grasa es un combustible muy eficaz para el músculo esquelético, y algunos ácidos grasos en concreto son imprescindibles para la membrana de todas las células, en especial para la capa protectora que rodea las estructuras nerviosas de nuestro cerebro.

Esto hace que los ácidos grasos sean necesarios, pero la cantidad mínima que necesitamos es muy baja: solo unos 3 gramos de ácidos grasos esenciales al día. En lo que respecta a la dieta, **eso quiere decir que entre el 25 y el 35% de las calorías que consumimos a diario deben proceder de grasas** para poder obtener ese mínimo de 3 gramos de ácidos grasos esenciales. Por supuesto, puedes reducirlo un poco, hasta el 20%, o aumentarlo hasta el 40 por ciento.

En la mayoría de los casos, lo idóneo es consumir un mínimo de 30 gramos de grasa al día. Mantener este nivel ayuda con la saciedad, que, como puede decirte cualquiera que haya estado «a dieta», es la clave para un éxito duradero.

REAJUSTE MENTAL

RECUPERA TU DERECHO A LA SALUD

Para recuperar el derecho a gozar de buena salud tendrás que derribar cualquier barrera que se interponga en tu camino. Y debes saber que este proceso desencadenará todo tipo de protestas internas. Pero no te preocupes, porque toda esa charla negativa no es más que tu monólogo interior, que intenta negociar una forma de librarse del malestar que conllevan el crecimiento y el cambio. Adelantarte a los desafíos, desarrollar estrategias prácticas y aprovechar tu fuerza interior te ayudará a seguir casi sin esfuerzo tus nuevos hábitos de bienestar hasta que se conviertan en tu identidad.

Este es el enfoque que adopté con mi paciente Ava. En lo relativo al trabajo, Ava siempre había sido extremadamente disciplinada. Era una agente inmobiliaria de éxito que tenía su propia empresa. Era experta en generar los mejores resultados para los demás, pero le costaba hacerlo para sí misma. A pesar de «comer sano y hacer ejercicio», Ava, de cuarenta y siete años, había luchado contra la obesidad desde pequeña. Preocupada ante la perspectiva de un futuro plagado de problemas médicos, vino a verme llorando, a punto de perder cualquier esperanza de equilibrar su composición corporal y su metabolismo. Cuando trabajamos a fondo en imaginar lo que podría necesitar para labrarse un futuro mejor, se hizo patente que tenía que aplicar las habilidades y cualidades que había perfeccionado a lo largo de su trayectoria profesional para mejorar su salud.

Veo a menudo situaciones como la de Ava: personas con mucho éxito, comprometidas con su trabajo, que dedican todo su esfuerzo y energía a cualquier cosa excepto a su salud. (Estoy segura de que conoces a gente así, ¿o quizá seas tú?). El primer paso en estos casos consiste en explorar las creencias que impiden cuidarse a uno mismo. Explorar la mentalidad de Ava nos ayudó a identificar la principal barrera que obstaculizaba su progreso: no se sentía merecedora de una buena salud y de una forma física extraordinaria. Mi trabajo consistía en inculcarle la confianza necesaria para luchar por su salud, igual que luchaba con tanto éxito por sus clientes. La ayudé a ver que esa persona, comprometida con la atención hacia sí misma, había formado parte de ella todo el tiempo. Fomentamos su mejor versión y luego trabajamos para garantizar resultados que la mantuvieran motivada y en el camino correcto a largo plazo.

Para Gay Hendricks, esto se debe al «problema del límite superior». En su libro *Tu gran salto* explica que todos tenemos un límite máximo de felicidad, que cada persona se siente digna de alcanzar un cierto grado de mejora de su salud (pérdida de grasa, corrección metabólica, etc.).[17] La falta de amor propio nos convence para buscar la culpa en el exterior. Esto puede hacer que alguien odie a la persona que es, sin tener ni idea de cómo acabó navegando por las redes sociales comparándose con los demás y sintiéndose inferior. Si alguna vez te has sentido derrotado y te has preguntado por qué no lo intentas siquiera, ya va siendo hora de que cambies ese lente viejo y opaco por uno transparente.

Para Ava, superar este límite superior de autoestima requirió una práctica y una visualización diarias. Con el tiempo aprendió a cuidarse tanto como cuidaba a los demás. Cuando interiorizó su valía, fue capaz de comprometerse con los cambios que dieron un giro a su vida.

Para que pudiera priorizar el entrenamiento, pusimos límites a su trabajo a partir de cierta hora; para que pudiera invertir más energía y atención en el ejercicio, le prohibimos usar el teléfono en el gimnasio. También necesitaba aprender a pensar en lo que comía. Lo ralentizamos todo. Para sustituir la comida a domicilio que pedía con frecuencia, planificamos sus comidas, y empezó a cocinar por lotes para que le resultara muy fácil mantener su plan de alimentación. Dejó de pasar hambre y de seguir «dietas yoyó», y se puso a comer alimentos integrales y a hacer un seguimiento de las calorías. Anotaba en la agenda sus entrenamientos y comidas, y les prestaba tanta atención como a sus clientes. El enfoque de nuestro trabajo no fue la pérdida de peso, sino la ejecución consciente de su plan para ayudarla a mantener el rumbo mental y físicamente. Nos concentramos en generar un impulso positivo con controles semanales. Tras instaurar estas estructuras de apoyo, Ava siguió siendo responsable y estando comprometida: adelgazó, desarrolló musculatura y empezó a dormir mejor. No solo perdió el exceso de grasa, sino que también se quitó de encima el peso de la vergüenza y su baja autoestima.

TERCERA PARTE

PASA A LA ACCIÓN: EL RUGIDO DE LYON

7
LOS PLANES DE ALIMENTACIÓN DEL PROTOCOLO LYON

Ha llegado el momento de que pongas en práctica todo lo aprendido. En este punto te ayudaré a diseñar una dieta equilibrada y rica en proteínas que estoy segura de que te ayudará a controlar tu hambre, tu metabolismo y tu longevidad. He tratado a miles de pacientes, ofreciéndoles las mismas recomendaciones que estoy a punto de darte. Lo sorprendente del cambio a un plan de alimentación centrado en las proteínas para fomentar la salud muscular es que se pueden observar resultados inmediatos. La optimización constante del consumo de proteínas reducirá los antojos, equilibrará el azúcar en sangre, mejorará el tono muscular, te cargará por completo de energía y te aportará agudeza mental. Enseguida empezarás a disfrutar de estos beneficios.

Muchas de las personas que emprenden un nuevo protocolo tienen dos preocupaciones principales: «¿Pasaré hambre?» y «¿Esto será sostenible?». Te aseguro que no tendrás tanta hambre como probablemente tendrías con otras dietas, y sí, estos protocolos no solo son gestionables, sino que es fácil disfrutarlos toda la vida. **El Protocolo Lyon no es una dieta, sino un estilo de vida bien fundamentado.** Nos centramos en la salud muscular inteligente: una forma de refinar el consumo y la producción para alinearlos con tu objetivo de salud fundamental, ya sea un envejecimiento apacible, un cuerpo estupendo o el mantenimiento de la fuerza física y mental durante décadas.

Un estilo de vida rico en proteínas favorece una pérdida de peso saludable si se combina de forma sinérgica con el ejercicio para proteger la musculatura esquelética mientras se pierde grasa. Este es el momento de profundizar en los detalles alimentarios de la planificación de comidas.

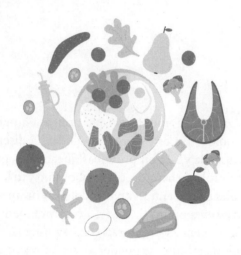

CÓMO CALCULAR TUS OBJETIVOS DIARIOS DE MACRONUTRIENTES

Las proteínas de calidad son la base de cualquier plan de nutrición. Tu objetivo es ingerir al menos un gramo de proteína por cada 450 gramos de peso corporal ideal, teniendo en cuenta que cada gramo de proteínas contiene 4 calorías. Tanto si aspiras a aumentar el volumen muscular como si quieres perder grasa, ingerir de 30 a 50 gramos de proteínas por comida te ayudará a mantener la masa de músculo esquelético. Esta recomendación se basa en el consumo adecuado de aminoácidos esenciales, como la leucina, para optimizar la síntesis de proteínas musculares. Todas las proteínas de alta calidad (es decir, de origen animal) son intercambiables. Cada 30 gramos de alimento procedente de mamíferos terrestres contienen 7 gramos de proteínas, mientras que 30 gramos de pescado contienen 5 gramos de proteínas. Calibrar la cantidad de proteínas en términos de porcentaje en la dieta es una idea desfasada. Las proteínas deben mantenerse estables o aumentar cuando se reducen las calorías, ya que son esenciales para proteger los músculos y otros tejidos.

A continuación determinaremos tu consumo de hidratos de carbono. Dada la abundancia de opiniones inflexibles sobre los hidratos de carbono y las descabelladas dietas de moda basadas en ellos, se han convertido para muchas personas en el macronutriente más lioso. Es probable que te hayas encontrado con directrices alimentarias que recomiendan que del 45 al 65% de las calorías diarias que ingieres sean hidratos de carbono. Esto podría ser adecuado para un deportista de élite o un trabajador de la construcción muy activo, pero, para la mayoría de los adultos, esta cantidad de hidratos de carbono aporta demasiadas calorías. Así que conviene adoptar un enfoque más adecuado al estilo de vida occidental moderno. Si tienes una buena salud metabólica, apunta a una proporción de hidratos de carbono y proteínas de 1:1, y consume entre 30 y 50 gramos de hidratos de carbono por comida para minimizar la respuesta de la insulina. Si tu programa de entrenamiento incluye sesiones prolongadas de ejercicio (donde tu frecuencia cardiaca alcanza o supera los 120 latidos por minuto), puedes incorporar más hidratos de carbono, tal vez 60 gramos más por hora de ejercicio de moderado a intenso. Si eres una persona menos activa, debes quedarte en el intervalo de 90 a 130 gramos diarios. Para cualquier persona con sobrepeso o que tenga marcadores sanguíneos anormales que muestren intolerancia a los hidratos de carbono, recomiendo limitar los cereales y otros almidones a un máximo de 30 gramos por día, para empezar. Después, invierte el resto de tu cupo de hidratos de carbono en verduras de hoja, hortalizas rojas y anaranjadas, o frutas ricas en fibra como los frutos rojos.

Por último, definiremos el objetivo de las grasas. Hay grasa en la membrana de todas las células, lo que incluye la capa protectora que rodea las estructuras nerviosas del cerebro. La grasa también es un importante combustible para la musculatura. En la práctica, a la hora de distribuir los macronutrientes, las grasas y los hidratos de carbono son intercambiables. Empieza por identificar tu objetivo de proteínas, calcula a cuántas calorías equivale y, a continuación, establece tu ingesta total de hidratos de carbono en función de tu nivel de actividad. Las calorías que te queden puedes asignárselas a las grasas saludables. Como ya vimos en el capítulo seis, un exceso de grasas puede acabar por aumentar las calorías (y posiblemente el colesterol LDL) o por desplazar las proteínas de la dieta. Mantén las calorías procedentes de grasas dentro de tu cupo calórico total. En líneas generales, la cantidad de calorías diarias que quedan para las grasas suele oscilar entre 0.7 y 2.2 gramos por kilogramo de peso corporal. Ten en cuenta que la grasa contiene 9 calorías por gramo y puede intercambiarse por los hidratos de carbono según tus preferencias personales y tu ingesta calórica. La elección de alimentos saludables debería suponer un consumo óptimo de grasas.

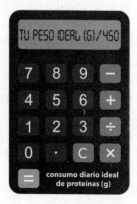

> **Consumo recomendado de macronutrientes**
>
> - 1 g de proteínas por cada 450 g de peso ideal
> - Proporción 1:1 entre hidratos de carbono y proteínas (para personas metabólicamente sanas)
> - De 0.7 a 2.2 g por kilo de ingesta diaria de grasas

Ha llegado el momento de construir algo con estos ladrillos. Estas son algunas de mis recomendaciones para incorporar a la dieta hidratos de carbono, proteínas y grasas de buena calidad:

- Selecciona siempre alimentos de calidad. Evita las comidas ultraprocesadas que vienen en bolsas o cajas. Compra verdura, fruta, carne, lácteos y huevos frescos.
- Da prioridad a los hidratos de carbono de origen vegetal. Puedes añadir algunos almidones antes o después de entrenar y para ajustar los macronutrientes.
- Pesa la comida. ¿Tendrás que pasarte así toda la vida? No, pero por ahora te estás formando para saber qué comes exactamente. Averigua qué tamaño de ración es el adecuado para ti. Cuanto más practiques la observación de lo que comes y recuerdes cómo suelen ser tus platos, antes podrás deshacerte de la báscula.

Comprométete a dar estos importantes pasos. Claro, es posible que te desvíes en alguna ocasión especial, pero no permitas que las excepciones periódicas te hagan perder la constancia. Usa esta guía de modelo de aquí en adelante.

Intentar perder peso sin controlar la alimentación es como emprender un viaje sin brújula.

Estrategias para el éxito del plan de alimentación

Antes de lanzarte al protocolo de alimentación elegido, te daré unas pautas para alcanzar el éxito:

❶ Sigue un horario de alimentación constante. La comida influye en los ciclos circadianos del cuerpo, lo que le permite crear un horario. No te dejes distraer por la comida. Cíñete a tu plan.

❷ Evita las comidas caóticas y aleatorias. Planifica por adelantado lo que vas a comer. Empaqueta y guarda lo que necesites para asegurarte de que estás listo para empezar la semana.

❸ Si realmente deseas ver un cambio, no salgas mucho a comer. Cuanto menos comas fuera de casa, mejor. Si vas a un restaurante, planifica tus opciones con antelación estudiando la carta previamente.

❹ Gestiona tus expectativas. La magia de cualquier objetivo que valga la pena alcanzar es fruto del esfuerzo continuo y del trabajo duro.

❺ No te alarmes si el disco rayado de tu mente intenta apartarte de tus objetivos. Domina el monólogo mental.

❻ Desarrolla la disciplina necesaria para esforzarte.

❼ Sé consciente de tus puntos débiles y tenlos en cuenta en la planificación; seguir los pasos proyectados te conducirá a la victoria.

Con este enfoque empezarás enseguida a controlar el hambre y a proteger tus huesos, órganos y músculos. **Verás y notarás cambios de inmediato, ¡y experimentarás mejoras notables después de una sola comida!** Aun así, tus elecciones a corto plazo, de comida en comida, determinarán el resultado a largo plazo. Para ayudarte a elegir un camino en función de tus objetivos, hablaré de tres vías de mejora y te daré una descripción general de lo que implica cada una. Estos planes se centran, respectivamente, en optimizar **la longevidad, la composición**

corporal y la masa muscular. Si vas cambiando entre estos tres planes según las circunstancias, disfrutarás de un bienestar constante.

El primer paso es ser sincero contigo mismo para analizar cuánto estás comiendo ahora. Empezaremos haciendo cuentas de algunos cálculos metabólicos.

CÁLCULOS METABÓLICOS
Sencillez. Limpieza. Disciplina.

¿Cuántas calorías diarias necesitas? Para saber cuánto debes comer cada día tendrás que evaluar tu punto de partida. Empieza por determinar el total de calorías que necesitarías para, simplemente, seguir como estás, con el peso y la composición corporal actuales. Si ahora tienes un peso relativamente estable, eso significa que estás comiendo a un nivel de «mantenimiento calórico». El mantenimiento calórico hace referencia a la cantidad de calorías que hay que consumir para mantener el peso corporal actual. Para determinar un número exacto es imprescindible pesar lo que se come y hacer un seguimiento.

- Controla lo que comes durante dos a cuatro semanas ordinarias. Te recomiendo llevar la cuenta en una aplicación como Cronometer, que ayuda a calcular los macronutrientes y micronutrientes. En caso de que tu peso sea estable, los datos que hayas recabado entre dos y cuatro semanas ordinarias revelarán cuál es tu cifra de calorías de mantenimiento. Tras realizar un seguimiento de dos a cuatro semanas ordinarias, mis calorías de mantenimiento son en total _____.
- Tus calorías de mantenimiento indican tu estado actual. Para cambiar tu composición corporal tendrás que reasignar, añadir o restar calorías de tu dieta. La ingesta calórica

recomendada depende de factores como el sexo, la edad y el grado de actividad física. La mayoría de las mujeres necesitan entre 1600 y 2400 calorías diarias para mantener su peso. Los hombres suelen necesitar entre 2000 y 3000 calorías. Si consumes menos calorías y mantienes la cantidad adecuada de macronutrientes, perderás grasa sin sacrificar músculo. Si consumes más calorías y priorizas las proteínas, favorecerás el aumento de musculatura.

- Si eres de los que lo analizan todo, puede que te guste este cálculo alternativo. Un método rápido para determinar a grandes rasgos la ingesta calórica diaria recomendada, basándose solo en el peso corporal total y el resultado deseado, consiste en usar una de estas fórmulas:

1. Pérdida de grasa = de 12 a 13 calorías por cada 450 gramos de peso corporal ideal
2. Mantenimiento = de 15 a 16 calorías por cada 450 gramos de peso corporal actual
3. Aumento de peso = de 18 a 19 calorías por cada 450 gramos de peso corporal actual

Ejemplo: *Como peso 52 kilos (52000 gramos), mis calorías de mantenimiento se pueden determinar así: 52000 g / 450 g × 15 kcal = 1733 kcal por día.*

Otra opción es usar la calculadora Harris-Benedict (<https://www.inchcalculator.com/harris-benedict-calculator>), que viene muy bien para obtener un punto de partida rápido si aún no sabes cuántas calorías consumes actualmente. A medida que vayas haciendo un seguimiento de tu consumo de calorías a lo largo del tiempo, podrás empezar a aprender a realizar ajustes visuales según el tamaño de las raciones.

LA TASA METABÓLICA BASAL

Ya que estamos con los cálculos metabólicos, otro parámetro importante que hay que considerar es la tasa metabólica basal, es decir, el total de calorías que tu cuerpo necesita para mantener las funciones vitales básicas. **La tasa metabólica basal no es un objetivo que cumplir, sino la cantidad mínima de energía que necesita tu cuerpo.** Cuando sepas cuál es esta tasa, podrás calcular el total de calorías que debes consumir a diario para alcanzar tus objetivos de composición corporal con el tiempo, utilizando un parámetro alternativo llamado «gasto energético total diario». **El gasto energético total diario es el número total de calorías que gasta el cuerpo en veinticuatro horas**, teniendo en cuenta toda la actividad física y la tasa metabólica basal.

Recuerda que no existe una forma correcta de calcular cuántas calorías diarias debes consumir. Es importante tener en cuenta que todas las herramientas que ya presenté antes solo pueden proporcionar aproximaciones. La determinación de la ingesta calórica es un objetivo móvil, y el proceso de ensayo y error es una parte integral del proceso de optimización. Tu prioridad ahora es elegir una de estas opciones y actuar.

En función de mis objetivos de perder/ganar [subraya uno] peso, mis calorías recomendadas son en total _____.

Ahora que has determinado tus necesidades calóricas, veamos cómo alcanzar tu objetivo. Al principio puede parecer difícil determinar cuáles deberían ser tu peso y tu masa muscular ideales. ¿Recuerdas algún momento de tu vida en el que te sentías mejor y con mejor aspecto? Empieza por ahí. Es un buen lugar al que apuntar. A continuación, formulemos tus necesidades de macronutrientes. Como siempre, vamos a empezar por las proteínas.

CÁLCULO DE EJEMPLO

SARA

Mujer perimenopáusica de 63.5 kilos
Peso ideal: 56.5 kilos
Grasa corporal actual: 35%
Calorías de mantenimiento = 2 100 kcal, determinadas tras 4 semanas de seguimiento de la alimentación
Para favorecer la pérdida de peso, creamos un déficit calórico calculado del 20%:
2 100 kcal x 0.20 = 420 kcal
2 100 kcal - 420 kcal = 1 680 kcal
Así, la ingesta calórica diaria recomendada para que Sara adelgace es de 1 680 kcal.

El siguiente paso es calcular las proteínas. El peso objetivo de Sara es de 56.5 kilos, lo que nos dice que su objetivo diario de proteínas es de 125 gramos. Cada grano de proteínas tiene 4 kcal, lo que significa que debe consumir 125 g x 4 kcal/g, o 500 kcal de proteínas al día.

Estas proteínas deben distribuirse uniformemente entre las comidas, por lo que aproximadamente 40 gramos de proteínas tres veces al día, o tres comidas con 30 gramos de proteína, más tentempiés, equivalen a 30 gramos adicionales de proteínas.

Después de contabilizar las calorías de las proteínas, a Sara le quedan 1 180 calorías. Había estado siguiendo una dieta estadounidense estándar, con una ingesta diaria de hidratos de carbono que podía llegar fácilmente a 300 gramos. Para ayudarla a adaptarse a las nuevas pautas de alimentación, le asignaremos una proporción de 1:1 entre hidratos de carbono y proteínas.

Si añadimos 125 gramos de hidratos de carbono, ahora tenemos 500 kcal adicionales, ya que hay 4 kcal por gramo de hidratos de carbono.

> Como las calorías procedentes de proteínas e hidratos de carbono que ingiere Sara suman 1 000 kcal, ahora le quedan 680 kcal que destinar a las grasas. Las grasas contienen 9 kcal por gramo, por lo que Sara puede consumir 680 kcal divididas entre 9 kcal/g, es decir, aproximadamente 75 gramos de grasas.
>
> Por tanto, la distribución definitiva de los macronutrientes de Sara es 125 gramos de proteínas, 125 gramos de hidratos de carbono y 75 gramos de grasas.
>
> Presta atención para ver cómo esta distribución de los macronutrientes se convierte en comida de verdad.

INSTRUCCIONES PARA PLANIFICAR LA DIETA EN TORNO A LAS PROTEÍNAS

Mantener un consumo de proteínas constante y adecuado es una prioridad innegociable del Protocolo Lyon. Las proteínas deben ser el primer macronutriente que consumas en cada comida. En relación con las proteínas, los hidratos de carbono y las grasas son completamente negociables. Siempre que te ciñas a tu cuota de calorías, puedes elegir unos u otras según tus preferencias.

A diferencia de los hidratos de carbono y las grasas alimentarias, las calorías de las proteínas son casi imposibles de almacenar en forma de grasa, por lo que suelen conducir a una mejora de la composición corporal. El doctor José Antonio, en un artículo de revisión publicado en el *International Journal of Exercise Science*, estableció una distinción clara entre consumir un exceso de hidratos de carbono y consumir un exceso de proteínas.[1] «El consumo excesivo de hidratos de carbono o de grasas provoca alteraciones en la composición corporal distintas de las derivadas del consumo excesivo de proteínas», observaba Antonio, refutando la extendida creencia de que 3 500 kcal equivalen a 0.45 kg de grasas, por lo que cambiar el equilibrio energético en consonancia produciría cambios previsibles en el peso corporal. Según él, la literatura existente no respalda esa conclusión.

En cambio, **las proteínas parecen tener un efecto protector frente al aumento de grasa** durante los momentos de superávit de energía (es decir, tras comer en exceso), y este efecto tiene un impacto aún mayor cuando se combina con el entrenamiento de resistencia. Las pruebas indican que **las proteínas de la dieta pueden ser el macronutriente clave para promover cambios positivos en la composición corporal**. La capacidad de las proteínas alimentarias para fortalecer la armadura muscular es el motivo por el que recomiendo a casi todas las personas, jóvenes y mayores, la sencilla fórmula de consumir un gramo de proteína por cada 450 gramos de peso corporal ideal.

EMPIEZA EL DÍA CON PROTEÍNAS

Hay algo de cierto en el dicho de que el desayuno es la comida más importante del día. Un elemento clave de la capacidad del Protocolo Lyon para hacer que el cuerpo proteja los tejidos magros y a su vez favorezca la pérdida de grasa está en lo primero que se come después del ayuno nocturno. Sin una señalización suficiente de la leucina (el aminoácido esencial del que hablábamos con anterioridad), nuestros músculos creerán que la comida es insuficiente para satisfacer la demanda de nutrientes de la síntesis de proteínas, así que el cuerpo almacenará las calorías de la comida en forma de grasa, y la degradación muscular continuará hasta haber consumido la cantidad de proteínas adecuada. Desayunar las proteínas suficientes para promover la síntesis te proporcionará beneficios a corto y largo plazo.

Según las investigaciones de la doctora Heather Leidy, ingerir una primera comida rica en proteínas cambia las pautas de alimentación durante el resto del día. En su estudio se dividió en tres cohortes a veinte mujeres jóvenes de entre dieciocho y veinte años con sobrepeso u obesidad. La cohorte 1 se saltó el desayuno, la cohorte 2 comió cereales (13 gramos de proteína) y la cohorte 3 consumió un desayuno rico en proteínas (35 gramos) que constaba de huevos y carne magra de ternera. Leidy igualó ambos desayunos en cuanto a grasas, fibra y azúcares, y cada uno contenía 350 calorías. La única diferencia entre un desayuno y otro eran los macronutrientes de los grupos de proteínas e hidratos de carbono. El grupo del desayuno rico en proteínas tuvo un equilibrio de 1:1 entre proteínas e hidratos de carbono, mientras que el grupo que desayunó cereales recibió 13 gramos de proteínas y 57 gramos de hidratos de carbono, con una proporción de 1:4 entre proteínas e hidratos de carbono. Antes de la cena se sometían a una resonancia magnética funcional del cerebro para examinar las señales neurológicas que controlan la motivación alimentaria y la conducta alimentaria impulsada por la recompensa. Los hallazgos fueron sorprendentes.

Las mujeres del grupo que tomó un desayuno rico en proteínas se sentían más saciadas, y su actividad cerebral indicaba una disminución de los antojos de comida. En comparación con los grupos que desayunaban cereales o nada en absoluto, el grupo que consumía un desayuno con un alto contenido de proteínas también comía menos alimentos ricos en grasas y azúcares por la noche. Esta es la conclusión: consumir alimentos ricos en proteínas en la primera comida del día ayudará a calmar los antojos más adelante, cuando los tentempiés ricos en grasas o azúcares pueden ser más tentadores. Por tanto, **una estrategia sencilla para evitar comer en exceso y mejorar la calidad de la dieta es dar prioridad a los alimentos ricos en proteínas en el desayuno**.

DIRECTRICES PARA EL CONTROL DE LOS HIDRATOS DE CARBONO

El control de los hidratos de carbono es el siguiente punto de nuestra lista. Para evitar las consecuencias del exceso de hidratos de carbono, que puede elevar los niveles de glucosa en sangre y provocar inflamación y estrés metabólico, ten cuidado con los hidratos de carbono que consumes en cada comida, sobre todo en el desayuno.

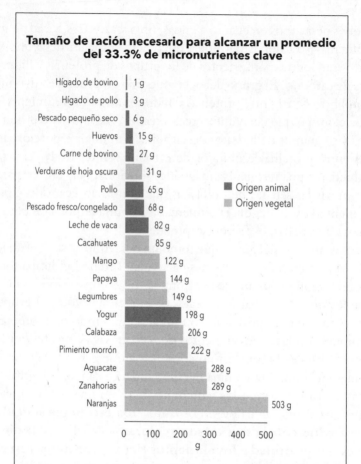

Tamaño de ración necesario para alcanzar un promedio del 33.3% de los requerimientos de hierro, vitamina A, zinc, folato, vitamina B_{12} y calcio, micronutrientes clave que suelen estar ausentes en la dieta de los países de ingresos bajos y medianos,[2] a partir de alimentos complementarios en Kenia (cada micronutriente tiene un límite del 100% de las necesidades diarias).

El control de los hidratos de carbono empieza con la toma de decisiones bien fundamentadas. Elige los hidratos de carbono que te gusten, dando prioridad a los alimentos con una proporción entre hidratos de carbono y fibra inferior a 6. En la tabla de la página 159 puedes ver las proporciones que utilizábamos en el laboratorio del doctor Layman y que sigo utilizando en mi consultorio. Los otros factores que debemos considerar son los polifenoles y otros fitonutrientes que se sabe que mejoran la salud. Estos componentes beneficiosos son el motivo por el que, personalmente, prefiero los hidratos de carbono a las grasas. Pensar en los hidratos de carbono antes que en las grasas hace que la dieta tenga más fibra y sea rica en micronutrientes. Siempre que estés sano y activo, y que satisfagas tus necesidades de proteínas, puedes ajustar la proporción entre hidratos de carbono y grasas de forma intercambiable. Tan solo asegúrate de mantener bajo control el consumo total de hidratos de carbono: para minimizar la respuesta de la insulina, no comas más de 50 gramos de una sentada y combínalos siempre con proteínas y algo de grasa.

Otro beneficio de los hidratos de carbono es la hipertrofia muscular. No solo elijo la comida por su contenido en fibra, sino también por las grandes cantidades de otros compuestos bioactivos en alimentos de origen vegetal ricos en nutrientes que pueden ayudar a regular la inflamación, la salud muscular y muchos otros procesos corporales. He incluido una tabla de los alimentos de origen vegetal con las proporciones idóneas de hidratos de carbono y fibra para orientarte en tus decisiones.

DATOS Y CIFRAS SOBRE LAS GRASAS

Los seres humanos necesitamos consumir ciertas grasas, pero puede ser difícil incluirlas en la dieta, ya que no todas afectan al cuerpo por igual. Mi objetivo principal es proporcionarte flexibilidad alimentaria y, a la vez, mantener bajo control tus calorías. Rara vez me centro en añadir grasas a la dieta de un paciente. Como ya comenté, tu primer cometido consiste en establecer un objetivo de proteínas antes de asignar las calorías restantes a los hidratos de carbono y luego a las grasas. En general, las calorías diarias que quedan para las grasas suelen oscilar entre 0.7 y 2.2 gramos por kilogramo de peso corporal.

DIRECTAMENTE DEL CAMPO

Muchas plantas silvestres comestibles contienen un buen equilibrio entre los ácidos grasos omega-6 y omega-3. La verdolaga (*Portulaca oleracea*), que suele considerarse una mala hierba, contiene ocho veces más ácido alfa-linolénico (ALA) que las espinacas, la lechuga hoja de roble, la lechuga bola o la mostaza castaña. Además, los valores de la matriz bioactiva de los alimentos son mucho más altos en las plantas silvestres que en sus equivalentes cultivados, como en el caso de los arándanos.[2]
Los esfuerzos de la acuicultura moderna por abastecer a más población sin aumentar los costos han cambiado el perfil nutricional del pescado. El pescado de piscifactoría contiene bastantes menos ácidos grasos omega-3 que el criado de forma natural en mares, ríos y lagos.[3]
Mientras tanto, la composición de ácidos grasos de las yemas de huevo de las gallinas de corral tiene una proporción de 1:3 entre omega-6 y omega-3, mientras que un huevo industrial tiene una proporción de 19:9.[4] Enriqueciendo la comida de las gallinas con harina de pescado y con linaza, la proporción entre omega-6 y omega-3 se redujo respectivamente a 6.6 y 1.6.
Por eso es importante consumir una mezcla de proteínas de animales salvajes y de pastoreo, y frutas y verduras locales y de temporada.

Bueno, casi ha llegado el momento de que elijamos el protocolo de tu plan de alimentación de entre las tres vías de mejora para la optimización de la salud. Pero antes vamos a hablar un poco de la alimentación hedonista.

Que seas capaz de distinguir entre comer porque sí (alimentación hedonista) y tener hambre determinará tu resultado al cien por ciento. Los hábitos respecto a la ingesta de nutrientes son tan importantes como los nutrientes que se ingieren, así que ten cuidado con lo que te llevas a la boca y evita utilizar la comida como herramienta de distracción. Las consecuencias a largo plazo de la alimentación hedonista son devastadoras, por lo que es imprescindible familiarizarse íntimamente con las señales de hambre física. Comer en respuesta al hambre física es el comienzo de una estrategia ganadora.

¿ES ALIMENTACIÓN HEDONISTA O DE VERDAD TIENES HAMBRE?

HEDONISTA	FÍSICA
Aburrimiento/distracción	Déficit calórico
Habitual	Nivel bajo de azúcar en sangre
Emocional/por estrés	Rugidos de estómago
Antojos de comidas concretas	Deseo irrefrenable de comer
Comida en exceso	Deja de comer

¡Por fin! Vamos a incorporar todo lo aprendido hasta ahora para seguir adelante y elegir tu plan nutricional.

DISEÑO DEL PROTOCOLO

1. Elige tu protocolo.
2. Determina tus necesidades calóricas basales.
3. Evalúa el estilo de tu alimentación y tus puntos débiles para desarrollar la fortaleza global de tu protocolo.
4. Determina cuántas calorías procedentes de proteínas debes consumir a lo largo del día.
5. Determina cuántas calorías procedentes de hidratos de carbono debes consumir a lo largo del día.
6. Determina cuántas calorías procedentes de grasas debes consumir a lo largo del día.
7. Desarrolla tu plan.

En este protocolo, tus objetivos estarán determinados por una de estas tres opciones: **optimizar la longevidad, optimizar la composición corporal** u **optimizar la musculatura**. Cuando hayas elegido una vía, podremos determinar cuántas calorías necesitas para alcanzar tu objetivo. Una vez establecido este punto de partida, elige tu protocolo y desarróllalo.

EVALUACIÓN DEL ESTILO DE ALIMENTACIÓN

El objetivo de este cuestionario (no científico) es ayudarte a tener una idea clara de tus preferencias, basándote tanto en tu realidad actual como en tus objetivos para el futuro. A algunos se nos da mejor utilizar y quemar grasas, mientras que a otros se nos da mejor aprovechar los hidratos de carbono. Como irás haciendo esto mientras vives tu vida (en vez de estar aislado en una sala metabólica), tus hallazgos serán algo subjetivos. Aquí es donde está el núcleo del Protocolo Lyon.

¿Cómo te gusta comer? ¿Cómo te hacen sentir esas elecciones? ¿Hasta qué punto son acordes a tus objetivos de salud? Si no sabes responder de entrada a estas preguntas, no podrás realizar los cambios intencionales necesarios para sentirte bien en el futuro. Esta es tu oportunidad de tomar las riendas.

Determina tu apetito de proteínas.
¿Prefieres comer más proteínas o menos? _____
¿Qué proteínas son tus favoritas? _____

Determina tu tolerancia a los hidratos de carbono/grasas.
¿Prefieres asignar las calorías restantes a los hidratos de carbono o a las grasas? _____
En general, ¿eres aficionado a los hidratos de carbono? _____
¿Qué tipo de hidratos de carbono prefieres? _____
¿Te sientes mejor y con mejor aspecto cuando comes más hidratos de carbono o cuando comes más grasas? _____

LAS TRES VÍAS DE OPTIMIZACIÓN DE LA SALUD
1. OPTIMIZACIÓN DE LA LONGEVIDAD

Este plan está diseñado para las personas que quieren vivir una vida más larga y sana. Incluso los adultos que mantienen un peso corporal relativamente estable y, en general, parecen sanos pueden tener una masa muscular débil e insuficiente, así como un exceso de grasa corporal. Las deficiencias musculares pueden manifestarse en forma de fatiga o falta de energía durante las rutinas cotidianas, o en forma de anomalías en determinados biomarcadores sanguíneos clínicos, como los lípidos o la glucosa. Tras adoptar un estilo de vida musculocéntrico (con un consumo focalizado de macronutrientes y entrenamiento de resistencia frecuente), muchas personas pueden revertir estas afecciones, vivir más y sentirse bien en el proceso.

El plan de optimización de la longevidad parte de la base de que estás satisfecho con tu composición corporal, pero no consigues tener nada en claro de todo lo que se dice sobre la longevidad. Esta vía constituye un plan para elegir alimentos ricos en nutrientes en proporciones equilibradas que mantendrán tus músculos en buenas condiciones. También te proporcionará energía continuada. Este plan no cambia el total de calorías: se centra en corregir la proporción de macronutrientes y la densidad de nutrientes, eligiendo alimentos con diversos compuestos bioactivos. Sabrás exactamente qué estás comiendo y por qué. El conocimiento es la moneda de tu salud.

Detalles del plan de optimización de la longevidad:

- Dos comidas principales más un tentempié al mediodía.
- Puedes aumentar la cantidad total de proteínas para alcanzar tu objetivo general de proteínas en la dieta cuando tengas claramente establecidas las necesidades de tu cuerpo.
- Este plan puede incluir una proporción 1:1 de hidratos de carbono y proteínas, si quieres, pero el éxito depende de la tolerancia a los hidratos de carbono de cada persona.

- Recordatorio: recomiendo consumir al menos 100 gramos de proteínas al día a cualquier adulto, sea cual sea su tamaño.
- El principio básico del plan es reelaborar las calorías de mantenimiento actuales.

PROTEÍNAS: 1.2 a 2.2 g/kg.

HIDRATOS DE CARBONO: determina tu consumo de hidratos de carbono. Suponiendo que tengas un metabolismo sano, tu ingesta inicial de hidratos de carbono oscilará entre 90 y 130 gramos, con una proporción entre hidratos de carbono y proteínas aproximada de 1:1. Puedes añadir 60 gramos diarios de hidratos de carbono por cada hora de ejercicio de intensidad de moderada a alta. Para minimizar la respuesta de la insulina, evita consumir más de 40 o 50 gramos de hidratos de carbono por comida los días que no hagas deporte.

GRASAS: 0.7 a 2.2 g/kg. El resto de tus calorías puedes asignárselo a las grasas.

Asegúrate de que tu primera comida del día contenga como mínimo de 40 a 50 gramos de proteína para activar el umbral de leucina. El ayuno nocturno prepara el cuerpo para una fuerte respuesta a esta primera dosis de proteínas que optimizará la salud muscular. Mantén la cantidad de hidratos de carbono a 30 gramos o menos en esta primera comida.

Un tentempié proteico a mediodía debe contener al menos 10 gramos de proteína, combinada con hidratos de carbono o con grasas solo en caso de que entren en tu presupuesto calórico. Este tentempié no está ideado para tener un efecto muscular, sino para mantener el hambre a raya. El tentempié puede tener una cantidad mayor de proteínas, pero no es necesario.

La segunda (última) comida del día debe contener unos 50 gramos de proteínas o más, en función de cuál sea tu objetivo de proteínas en la dieta, y 50 gramos o menos de hidratos de carbono y grasas, según sea necesario, a menos que sigas un programa de ejercicio intenso. Si haces deporte, puedes aumentar los hidratos de carbono por comida para recuperarte. Una comida rica en proteínas antes del ayuno nocturno protegerá tu tejido muscular.

Como siempre, empezamos con el macronutriente fundamental: las proteínas. Las investigaciones han establecido que la cantidad mínima de proteínas para mantener la musculatura en la población general está entre 1.2 y 2.2 g/kg por día.[5] Recomiendo 2.2 g/kg si eres deportista o quieres reducir el consumo de hidratos de carbono. Esto supone entre 0.54 y 1 gramo por cada 450 gramos de peso. Ten en cuenta que, si tu dieta tiende más hacia los alimentos de origen vegetal, debes acercarte al extremo superior para satisfacer tus necesidades mínimas de aminoácidos. En las cifras de mantenimiento no se tiene en cuenta si el estrés al que se somete el cuerpo hace que esto no sea lo óptimo, pero funcionará. De nuevo, recomiendo al menos 100 gramos diarios de proteína en cualquier adulto, sea cual sea su tamaño corporal.

Si pesas 60 kilos y te sientes bien con tu peso y tu composición corporal, la cantidad mínima de proteínas que debes consumir sería de 0.54 y 0.70 gramos por cada 450 gramos de peso, lo que te situaría en el extremo inferior: de 72 a 93 gramos de proteínas. Sin embargo, si entiendes los conceptos que expongo en este libro, verás que el extremo inferior no proporciona suficientes proteínas para las dos comidas de alimentos integrales que necesitas para la optimización muscular.

Si eres más activo físicamente, tienes una edad avanzada, presentas desnutrición o sufres lesiones agudas o crónicas, es probable que un mejor intervalo objetivo esté entre 1.6 y 2.2 g/kg de proteínas. Según la declaración de partida del grupo de estudio PROT-AGE y mi experiencia clínica, estas cifras más altas ofrecen una mayor protección.[6]

Sea como sea, sigo firmemente convencida de que la cantidad mínima de proteínas que debe consumir cualquier adulto es de 100 gramos por día.

Nota: Puedes encontrar recetas e información nutricional sobre estas comidas a partir de la página 313.

LONGEVIDAD

DÍA 1

Comida 1   LICUADO + HUEVOS
580 calorías, 50 g proteína, 32 g carbohidratos, 28 g grasa, 8 g fibra

Comida 2   ROLLITOS DE LECHUGA CON PAVO
297 calorías, 24 g proteína, 21 g carbohidratos, 13 g grasa, 9 g fibra

Comida 3   BISTEC + VERDURAS + ARROZ
547 calorías, 49 g proteína, 45 g carbohidratos, 19 g grasa, 14 g fibra

DÍA 2

Comida 1   OMELETTE DE DENVER
539 calorías, 49 g proteína, 34 g carbohidratos, 23 g grasa, 7 g fibra

Comida 2   SALTEADO DE CAMARONES
353 calorías, 23 g proteína, 18 g carbohidratos, 21 g grasa, 4 g fibra

Comida 3   ENSALADA DE POLLO A LA AMERICANA
558 calorías, 48 g proteína, 43 g carbohidratos, 22 g grasa, 10 g fibra

DÍA 3

Comida 1   PUDIN DE CHÍA
435 calorías, 48 g proteína, 36 g carbohidratos, 11 g grasa, 11 g fibra

Comida 2   ROLLITOS DE LECHUGA CON PAVO
297 calorías, 24 g proteína, 21 g carbohidratos, 13 g grasa, 9 g fibra

Comida 3   BISTEC + VERDURAS + ARROZ
547 calorías, 49 g proteína, 45 g carbohidratos, 19 g grasa, 14 g fibra

DÍA 4

Comida 1   LICUADO + HUEVOS
580 calorías, 50 g proteína, 32 g carbohidratos, 28 g grasa, 8 g fibra

Comida 2   SALTEADO DE CAMARONES
353 calorías, 23 g proteína, 18 g carbohidratos, 21 g grasa, 4 g fibra

Comida 3   PIMIENTOS CON RELLENO DE TACOS
540 calorías, 50 g proteína, 49 g hidratos, 16 g grasa, 9 g fibra

DÍA 5

Comida 1   OMELETTE DE DENVER
539 calorías, 49 g proteína, 34 g carbohidratos, 23 g grasa, 7 g fibra

Comida 2   ATÚN + ENSALADA DE BETABEL
289 calorías, 21 g proteína, 22 g carbohidratos, 13 g grasa, 5 g fibra

Comida 3   BACALAO CON PAPA AL HORNO
612 calorías, 51 g proteína, 48 g carbohidratos, 24 g grasa, 7 g fibra

DÍA 6

Comida 1   LICUADO + HUEVOS
580 calorías, 50 g proteína, 32 g carbohidratos, 28 g grasa, 8 g fibra

Comida 2   ATÚN + ENSALADA DE BETABEL
289 calorías, 21 g proteína, 22 g carbohidratos, 13 g grasa, 5 g fibra

Comida 3   PIMIENTOS CON RELLENO DE TACOS
540 calorías, 50 g proteína, 49 g carbohidratos, 16 g grasa, 9 g fibra

DÍA 7

Comida 1   OMELETTE DE DENVER
539 calorías, 49 g proteína, 34 g carbohidratos, 23 g grasa, 7 g fibra

Comida 2   ROLLITOS DE LECHUGA CON PAVO
297 calorías, 24 g proteína, 21 g carbohidratos, 13 g grasa, 9 g fibra

Comida 3   BACALAO CON PAPA AL HORNO
612 calorías, 51 g proteína, 48 g carbohidratos, 24 g grasa, 7 g fibra

2. OPTIMIZACIÓN DE LA PÉRDIDA DE PESO DE CALIDAD

Casi el 75% de los adultos estadounidenses tienen sobrepeso y más del 40% son clínicamente obesos. Si te sobran cinco kilos o más para alcanzar tu peso ideal, te toca reequilibrar las proteínas, los hidratos de carbono y las grasas de tu dieta. Las calorías cuentan, pero si no eliges correctamente entre proteínas e hidratos de carbono, estarás librando una batalla perdida contra el sobrepeso.

Detalles del plan de optimización de la pérdida de peso de calidad:

- Tres comidas más un tentempié opcional por día.
- Distribución uniforme de proteínas e hidratos de carbono en cada comida.
- La primera comida es un licuado de proteínas, para controlar las calorías.
- Si tu objetivo es perder cinco kilos o menos (o si eres una mujer con ≤ 28% de grasa corporal o un hombre con ≤ 22%), reduce las calorías a una cifra entre un 10 y 20% por debajo de las de mantenimiento.
- Si tu objetivo es perder más de cinco kilos, reduce la cifra de calorías de un 20 a 30% por debajo de las de mantenimiento.

PROTEÍNAS: cuando se reduce el total de calorías, aumentar la ingesta de proteínas (el objetivo es de 0,8 a 1,1 gramos por cada 450 gramos del peso corporal ideal) ayuda a conservar la masa corporal magra.[7]

- Cuantas menos calorías consumas, mayor debe ser el porcentaje de proteínas.
- Para proteger los músculos, orienta el consumo de proteínas a un gramo por cada 450 gramos del peso corporal ideal o quizá más, según tu nivel de entrenamiento.

HIDRATOS DE CARBONO: empieza ingiriendo la cifra más baja de hidratos de carbono, ya que el objetivo es mantener la musculatura y centrarnos en una pérdida de peso de calidad. Si eres una persona sedentaria o tienes marcadores sanguíneos anómalos, como niveles elevados de azúcar, insulina o triglicéridos en sangre, te recomiendo empezar con 30 gramos de hidratos de carbono por comida.

GRASAS: 0.7 a 2.2 g/kg. El resto de tus calorías puedes asignárselo a las grasas. Si llegas a un punto muerto en la pérdida de peso, en primer lugar reduciremos las calorías procedentes de grasas.

Durante las dos primeras semanas del plan de optimización de la pérdida de peso de calidad deberías perder entre uno y dos kilos, según el sobrepeso que tengas. Es posible que pases hambre, pero te sentirás motivado al subirte a la báscula. Cabe esperar un periodo de ajuste de dos semanas, durante el cual deberás gestionar las expectativas. No se consigue nada sin esfuerzo.

Nuestro objetivo aquí es gestar cambios lentos y controlados en la composición corporal que no sometan al cuerpo a mucho estrés y que ayuden a conservar la musculatura. Hay mucho que aprender del mundo del culturismo natural y de la investigación del doctor Eric Helms. La interconexión entre el culturismo natural y la recomposición corporal fomenta la salud. Para maximizar la conservación de la musculatura, fija una ingesta calórica en un nivel que resulte en pérdidas de peso corporal de entre el 0.5 y 1% por semana.[8]

Para establecer cuántas calorías ingerir, hay que tener en cuenta que el tejido que se pierde durante un déficit de energía viene determinado por la magnitud de dicho déficit.[9] Aunque un déficit mayor tiene como resultado una pérdida de peso más rápida, un porcentaje de esa pérdida de peso procederá de la masa corporal magra. Lo mejor es perder peso de forma lenta y constante.

PÉRDIDA DE PESO

DÍA 1

Comida 1   LICUADO DE PROTEÍNAS
             421 calorías, 38 g proteína, 29 g carbohidratos, 17 g grasa, 4 g fibra
Comida 2   ENSALADA COBB «DIOSA VERDE»
             422 calorías, 36 g proteína, 29 g carbohidratos, 18 g grasa, 9 g fibra
Comida 3   HAMBURGUESA + ARROZ
             498 calorías, 47 g proteína, 29 g carbohidratos, 21 g grasa, 7 g fibra

DÍA 2

Comida 1   HAMBURGUESA + HUEVOS
417 calorías, 38 g proteína, 28 g carbohidratos, 17 g grasa, 6 g fibra
Comida 2   SALTEADO DE CAMARONES
386 calorías, 30 g proteína, 26 g carbohidratos, 18 g grasa, 4 g fibra
Comida 3   ENSALADA DE POLLO DE BUFFALO
433 calorías, 39 g proteína, 30 g carbohidratos, 17 g grasa, 8 g fibra

DÍA 3

Comida 1   PUDIN DE CHÍA
382 calorías, 42 g proteína, 31 g carbohidratos, 10 g grasa, 10 g fibra
Comida 2   ENSALADA COBB «DIOSA VERDE»
422 calorías, 36 g proteína, 29 g carbohidratos, 18 g grasa, 9 g fibra
Comida 3   SALTEADO DE CAMARONES
465 calorías, 43 g proteína, 26 g carbohidratos, 21 g grasa, 4 g fibra

DÍA 4

Comida 1   LICUADO DE PROTEÍNAS
421 calorías, 38 g proteína, 29 g carbohidratos, 17 g grasa, 4 g fibra
Comida 2   HAMBURGUESA + ARROZ
421 calorías, 29 g proteína, 29 g carbohidratos, 21 g grasa, 6 g fibra
Comida 3   CERDO + CAMOTE
462 calorías, 39 g proteína, 27 g carbohidratos, 22 g grasa, 5 g fibra

DÍA 5

Comida 1 PUDIN DE CHÍA
382 calorías, 42 g proteína, 31 g carbohidratos, 10 g grasa, 10 g fibra

Comida 2 CERDO + CAMOTE
393 calorías, 33 g proteína, 27 g carbohidratos, 17 g grasa, 5 g fibra

Comida 3 SALMÓN + ENSALADA DE BETABEL
502 calorías, 42 g proteína, 34 g carbohidratos, 22 g grasa, 19 g fibra

DÍA 6

Comida 1 HAMBURGUESA + HUEVOS
417 calorías, 38 g proteína, 28 g carbohidratos, 17 g grasa, 6 g fibra

Comida 2 ATÚN + ENSALADA DE BETABEL
393 calorías, 26 g proteína, 25 g carbohidratos, 21 g grasa, 6 g fibra

Comida 3 BISTEC + EJOTES
494 calorías, 43 g proteína, 31 g carbohidratos, 22 g grasa, 9 g fibra

DÍA 7

Comida 1 LICUADO DE PROTEÍNAS
421 calorías, 38 g proteína, 29 g carbohidratos, 17 g grasa, 4 g fibra

Comida 2 BISTEC + EJOTES
494 calorías, 43 g proteína, 31 g carbohidratos, 22 g grasa, 9 g fibra

Comida 3 ENSALADA DE POLLO A LA AMERICANA
433 calorías, 39 g proteína, 30 g carbohidratos, 17 g grasa, 8 g fibra

3. OPTIMIZACIÓN MUSCULAR

Muchos adultos necesitan ganar musculatura. Hay quienes quieren estar más fuertes o verse mejor físicamente, pero casi todos los adultos se beneficiarían de tener más fuerza, más estabilidad y un metabolismo más sano. Para ganar musculatura (hipertrofia) hacen falta dos cosas: entrenamiento con ejercicios de resistencia y optimización de la ingesta de proteínas. Las proteínas por sí solas no añaden musculatura, y un consumo inadecuado de proteínas puede contrarrestar lo que se gana con el entrenamiento. (Aprende a planificar el programa de entrenamiento perfecto para tu tipo de cuerpo y tus objetivos en la página 251). Recomiendo comer cuatro veces al día para que los nutrientes se distribuyan bien y las proteínas se dosifiquen correctamente. Así alcanzarás el umbral de proteínas necesario para el crecimiento muscular y podrás dosificar la estimulación de los músculos.

- Come cada tres o cuatro horas para alcanzar tu consumo total de proteínas y calorías.[10]
- Consume tu nivel objetivo de hidratos de carbono antes y después de los entrenamientos,[11] y equilibra el resto a lo largo del día. Elige opciones con la proporción más baja entre hidratos de carbono y fibra, como el brócoli o la avena rica en fibra, una o dos horas antes del ejercicio. Los datos indican que una respuesta alta de la insulina al principio del ejercicio reduce la producción total, la potencia y la resistencia. Consume los alimentos con mayor proporción entre hidratos de carbono y fibra (como los plátanos) después del ejercicio, sobre todo si va a pasar poco tiempo hasta la próxima sesión.
- Haz las comidas más bajas en grasas antes y después de entrenar. Tu cuerpo no utilizará las grasas como combustible justo después de que las consumas, y las grasas ralentizan la digestión y el vaciado gástrico, lo que

podría hacer que te sientas hinchado durante el ejercicio.
- Lo más importante es satisfacer las necesidades totales de proteínas y calorías.
- Recomiendo los suplementos de creatina y aceite de pescado.
- Termínate las proteínas de la comida antes de pasar a los otros alimentos. Si acaba resultándote difícil comértelo todo, es mejor que hayas priorizado el consumo de proteínas para obtener el macronutriente más importante para la salud muscular.
- Entrena con constancia y sigue sin pausa tu plan de entrenamiento para garantizar el crecimiento muscular. El ejercicio es un elemento innegociable de todos mis planes; el plan de optimización muscular no puede funcionar sin un entrenamiento de resistencia focalizado en la hipertrofia (crecimiento muscular).
- Reserva tiempo para descansar y recuperarte. Da prioridad a dormir bien, ya que es cuando el cuerpo se regenera y se repara. Casi una tercera parte de los estadounidenses mayores de dieciocho años duermen menos de las siete a nueve horas recomendadas. La falta de sueño crónica altera los niveles de glucosa y la musculatura esquelética, así como el sistema endocrino y las hormonas, lo cual nos predispone a problemas médicos como la obesidad, la resistencia a la insulina y la diabetes tipo 2.
- Como vas a comer más, preparar toda la comida el domingo o pedirla toda junta a un establecimiento de comida preparada te ayudará a mantenerte al día con tus requisitos de macronutrientes.
- Controla sistemáticamente los cambios de tu cuerpo con el analizador InBody o con una densitometría (DEXA) para hacer un seguimiento de la musculatura ganada.

> **SUEÑO**
>
> Los estudios demuestran que los trastornos del sueño reducen las tasas de síntesis de proteínas musculares en hombres adultos sanos y, con el tiempo, pueden hacer que se pierda masa magra y se reduzcan la fuerza muscular y los resultados funcionales.[12]
>
> Tanto los trastornos del sueño a corto plazo (veinticuatro horas de privación de sueño) como a largo plazo (cinco noches de restricción del sueño) provocan alteraciones en los ritmos circadianos y una disminución de la síntesis de proteínas musculares. Sin embargo, se ha demostrado que el entrenamiento de intervalos de alta intensidad durante los periodos de restricción del sueño preserva las tasas de síntesis de proteínas musculares. Dicho de otra forma, el ejercicio puede mitigar algunos de los efectos negativos que tiene la reducción de las pautas de sueño en las tasas de síntesis de proteínas musculares.

- Lleva un registro de tus parámetros de fuerza y rendimiento, y reevalúa tus progresos cada seis a ocho semanas. ¿Ha mejorado tu rendimiento? ¿Ha aumentado tu fuerza? Aunque este programa no está diseñado principalmente para adquirir fuerza, cuanto más lo domines, más esfuerzo necesitarás para estimular tu cuerpo. Por eso es tan importante la reevaluación periódica.
- ¡Y no te olvides de pasártela bien! No te plantees esto como una rutina rígida, sino como un viaje divertido y emocionante que aumentará tu longevidad.

DETALLES DEL PLAN DE OPTIMIZACIÓN MUSCULAR

Los principales impulsores son un nivel suficiente de energía, los aminoácidos y el estímulo del entrenamiento de resistencia.

- Cuatro comidas al día, con 40-60 gramos de proteínas cada una.
- Proteínas: 1,0 a 1,2 gramos de proteínas por cada 450 gramos de peso corporal ideal.
- Un extra del 10 al 20% de calorías, priorizando las proteínas.
- Hidratos de carbono: 1.4 a 3.6 gramos por cada 450 gramos de peso corporal total.[13]
- Grasas: 0.7 a 2.2 g/kg. Si prefieres los alimentos ricos en hidratos de carbono a los ricos en grasas, acércate al extremo inferior del intervalo de calorías procedentes de grasas.

Este es mi plan con el mayor contenido calórico, con un aporte adicional de calorías del 10 al 20% si estás bien entrenado o del 20 al 30% si estás empezando con el entrenamiento de resistencia para desarrollar masa muscular. El consumo de calorías adicionales puede provocar un exceso de grasa corporal. Es fundamental realizar un seguimiento del aumento de la grasa corporal, lo que determinará el excedente de calorías. Para alcanzar el equilibrio adecuado en la composición corporal, hará falta un proceso de prueba y error.

MUSCULATURA

DÍA 1

Comida 1   LICUADO + HUEVOS
536 calorías, 49 g proteína, 22 g carbohidratos, 28 g grasa, 6 g fibra

Comida 2   SALMÓN + ENSALADA DE BETABEL + ARROZ
470 calorías, 45 g proteína, 23 g carbohidratos, 22 g grasa, 3 g fibra

Comida 3   ROLLITOS DE LECHUGA CON ROSBIF
478 calorías, 51 g proteína, 46 g carbohidratos, 10 g grasa, 12 g fibra

Comida 4   CHULETA DE CERDO + VERDURAS
637 calorías, 52 g proteína, 42 g carbohidratos, 29 g grasa, 11 g fibra

DÍA 2

Comida 1   PUDIN DE CHÍA
390 calorías, 49 g proteína, 26 g carbohidratos, 10 g grasa, 9 g fibra
Comida 2   SALTEADO DE CAMARONES
538 calorías, 49 g proteína, 27 g carbohidratos, 26 g grasa, 4 g fibra
Comida 3   CHULETA DE CERDO + VERDURAS
637 calorías, 52 g proteína, 42 g carbohidratos, 29 g grasa, 11 g fibra
Comida 4   ENSALADA DE POLLO A LA AMERICANA
623 calorías, 56 g proteína, 49 g carbohidratos, 23 g grasa, 11 g fibra

DÍA 3

Comida 1   LICUADO + HUEVOS
536 calorías, 49 g proteína, 22 g carbohidratos, 28 g grasa, 6 g fibra
Comida 2   SALMÓN + ENSALADA DE BETABEL + ARROZ
470 calorías, 45 g proteína, 23 g carbohidratos, 22 g grasa, 3 g fibra
Comida 3   ROLLITOS DE LECHUGA CON ROSBIF
478 calorías, 51 g proteína, 46 g carbohidratos, 10 g grasa, 12 g fibra
Comida 4   LOMO DE CERDO + VERDURAS
586 calorías, 45 g proteína, 43 g carbohidratos, 26 g grasa, 17 g fibra

DÍA 4

Comida 1 OMELETTE DE DENVER
535 calorías, 48 g proteína, 34 g carbohidratos, 23 g grasa, 7 g fibra

Comida 2 ESPAGUETIS CON SALSA DE CARNE
508 calorías, 49 g proteína, 24 g carbohidratos, 24 g grasa, 5 g fibra

Comida 3 ENSALADA DE POLLO A LA AMERICANA
623 calorías, 56 g proteína, 49 g carbohidratos, 23 g grasa, 11 g fibra

Comida 4 LOMO DE CERDO + VERDURAS
586 calorías, 45 g proteína, 43 g carbohidratos, 26 g grasa, 17 g fibra

DÍA 5

Comida 1 PUDIN DE CHÍA
390 calorías, 49 g proteína, 26 g carbohidratos, 10 g grasa, 9 g fibra

Comida 2 SALTEADO DE CAMARONES
538 calorías, 49 g proteína, 27 g carbohidratos, 26 g grasa, 4 g fibra

Comida 3 LOMO DE CERDO + VERDURAS
586 calorías, 45 g proteína, 43 g carbohidratos, 26 g grasa, 17 g fibra

Comida 4 ENSALADA DE HAMBURGUESA
592 calorías, 49 g proteína, 45 g carbohidratos, 24 g grasa, 10 g fibra

DÍA 6

Comida 1 LICUADO + HUEVOS
536 calorías, 49 g proteína, 22 g carbohidratos, 28 g grasa, 6 g fibra

Comida 2 ESPAGUETIS CON SALSA DE CARNE
508 calorías, 49 g proteína, 24 g carbohidratos, 24 g grasa, 5 g fibra

Comida 3 TOSTADA DE ATÚN
664 calorías, 53 g proteína, 50 g carbohidratos, 28 g grasa, 12 g fibra

Comida 4 ENSALADA DE HAMBURGUESA
592 calorías, 49 g proteína, 45 g carbohidratos, 24 g grasa, 10 g fibra

DÍA 7

Comida 1 OMELETTE DE DENVER
535 calorías, 48 g proteína, 34 g carbohidratos, 23 g grasa, 7 g fibra

Comida 2 ROLLITOS DE LECHUGA CON ROSBIF
467 calorías, 50 g proteína, 24 g carbohidratos, 19 g grasa, 9 g fibra

Comida 3 BACALAO CON PAPA AL HORNO
612 calorías, 51 g proteína, 48 g carbohidratos, 24 g grasa, 7 g fibra

Comida 4 ENSALADA DE POLLO A LA AMERICANA
623 calorías, 56 g proteína, 49 g carbohidratos, 23 g grasa, 11 g fibra

**¿QUIERES DARTE UN CAPRICHO?
PRUEBA EL «HELADO» DE LECHE DE COCO**

1 plátano, en rodajas y congelado
1 taza de piña en trozos congelada
¼ de taza de leche de coco en lata

1. Pon el plátano, la piña y la leche de coco en una batidora y mézclalos bien.

2. De vez en cuando, raspa lo que se queda en las paredes de la licuadora y sigue batiendo unos 3 minutos hasta que quede cremoso.
3. Viértelo en un vaso y disfrútalo inmediatamente como un helado blando, o, si te gusta más firme, ponlo en un recipiente hermético apto para congelador y congélalo durante al menos una hora.

Si quieres más opciones de recetas con 30 gramos de proteínas como mínimo, visita www.drgabriellelyon.com/30gs-recipes/ y regístrate en «30g Recipes». Todas las semanas, mi equipo y yo te enviaremos recetas (en inglés) para que dejes de exprimirte los sesos pensando en qué llevarte a la boca.

> **PRUEBA ESTO: REAJUSTE CARNÍVORO**
>
> El reajuste carnívoro es una excelente forma de lograr una victoria rápida. Quizá estés familiarizado con las dietas de eliminación basadas en alimentos de origen vegetal. Pues esta es una dieta de eliminación basada en alimentos de origen animal. Consiste en una ingesta muy elevada de productos de origen animal y una ingesta muy baja de productos de origen vegetal. Sigue este protocolo de dos a cuatro semanas. Muchas personas no solo se sienten notablemente mejor después de este protocolo, sino que sus parámetros sanguíneos también reflejan cambios positivos. El reajuste carnívoro que recomiendo se parece al **programa de ayuno modificado con proteínas de la Cleveland Clinic**. De momento, no se trata de un plan demostrado científicamente, pero lo he utilizado en mi clínica con mucho éxito a lo largo de los años.
> Mi reajuste carnívoro incluye huevos, carne, pescado y un licuado de proteínas como primera comida para controlar las calorías. El licuado contiene 50 gramos de proteína de suero de leche o de una mezcla proteica de arroz y guisantes, 2 cu-

charadas de fitonutrientes en polvo verde o rojo (por ejemplo, fibras prebióticas y polifenoles, vitamina C, luteína); 1 cucharada de triglicéridos de cadena media en polvo, y leche de almendras o agua. (Si tu cuerpo no tolera los lácteos, puedes sustituir el polvo de proteína de suero de leche por 3 cucharadas de proteína de vacuno más 1 cucharada [3 gramos] de leucina en polvo para reproducir el alto contenido en leucina de las proteínas lácteas).

En este protocolo se puede consumir cualquier producto animal, excepto lácteos (aparte de la proteína en polvo), ya que pueden provocar inflamación, estreñimiento o hinchazón. Los alimentos de origen vegetal aceptables incluyen el cilantro, el perejil, las cebollas cambray y los chiles jalapeños.

Aunque el objetivo de este reajuste no es el control de calorías, los hombres pueden consumir entre 1 800 y 1 900 calorías al día, mientras que las mujeres pueden consumir entre 1 500 y 1 600 calorías durante este periodo.

Este protocolo de bajo volumen, rico en nutrientes y lleno de sabor, es excelente para promover la pérdida de peso, contener los antojos e impulsarte hacia tu estilo de vida optimizado.

RITUAL NOCTURNO

Hazte estas preguntas:

- ¿Me enorgullezco de las decisiones que tomé hoy?
- ¿Mostré las características dignas de la persona en que me esfuerzo por convertirme?
- ¿Qué puedo hacer mejor mañana?
- ¿Cómo puedo prepararme para no repetir cualquier comportamiento no saludable al que sé que me enfrentaré en el futuro? Por ejemplo, supongamos que cada vez que vas a la cocina a las diez de la noche acabas comiéndote una galleta. Piensa por adelantado, que no haya sorpresas.

Prepárate para la próxima vez que tengas ese impulso, imagina un resultado alternativo y ponlo en práctica.
- Teniendo en cuenta las actividades previstas para mañana, ¿cuál es mi estrategia para tomar las decisiones que me ayudarán a atenerme a mi plan?

REAJUSTE MENTAL

BARRERAS DE PROTECCIÓN PARA ASUMIR LA RESPONSABILIDAD

Mi objetivo es ayudarte a construir unos pilares tan estables que te impidan apartarte de tu objetivo, surjan los obstáculos que surjan. Para eso tendrás que reforzar el sistema operativo subyacente que determina cómo procesas, ejecutas e internalizas tus experiencias. ¿Cómo mides tu bienestar? ¿Cómo percibes la relación con tu médico? ¿Cómo entiendes la integridad y tu responsabilidad contigo mismo? Es fundamental tomar conciencia de este sistema subyacente para actualizarlo y optimizarlo. La forma en que proceses la experiencia determinará el resultado.

A continuación, elabora un plan claro y concreto con objetivos medibles. ¿Por qué es tan importante tener un plan?

1. Un plan erige barreras de protección que salvaguardan tu integridad y liberan tu mente para que pueda concentrarse en otras cosas. No necesitarás pasarte todo el tiempo pensando «¿Qué debo comer?» o «¿Cómo debo entrenar?», porque ya tendrás las respuestas.
2. Un plan elimina todas las conjeturas que te impiden ser constante, así como cualquier oportunidad de negociación sobre la comida o el entrenamiento.

El control de tu mente y sus discursos internos te pondrá de inmediato en el camino hacia el éxito. Practicar la disciplina mental te ayudará a regular tus emociones y creencias. Esto significa que, en primer lugar, deberás detectar y asimilar cualquier pensamiento repetitivo e inútil que te impida alcanzar tus sueños.

Voy a ponerte un ejemplo sacado de mi propia experiencia. Cuando acabé criando a un niño pequeño mientras estaba embarazada, podría haberme centrado en la voz que me decía que estaba demasiado sensible y ansiosa como para entrenar o hacer mi trabajo. En vez de eso, lo que hice fue reconocer que esos pensamientos eran bloqueadores de sueños. Los pensamientos de este tipo pueden incluir cualquier cosa, disfrazada como un aumento de la ansiedad o de las emociones. Incluso ser duro con uno mismo puede servir de distracción.

Si actualizas tu sistema operativo interno y elaboras un plan sólido, puedes renunciar a excesos (sustancias/distracciones/atributos emocionales negativos) como estos:

- Alcohol
- Estimulantes
- Azúcar
- Pan
- Televisión/redes sociales
- Negatividad
- Falsedad
- Salidas sociales
- Llamadas/mensajes de texto

... todo lo cual puede ser una distracción tentadora.

Reduce tu mundo, al menos al principio. Responsabilízate. El éxito se deriva de cada pequeña ejecución de la tarea que tenemos entre manos.

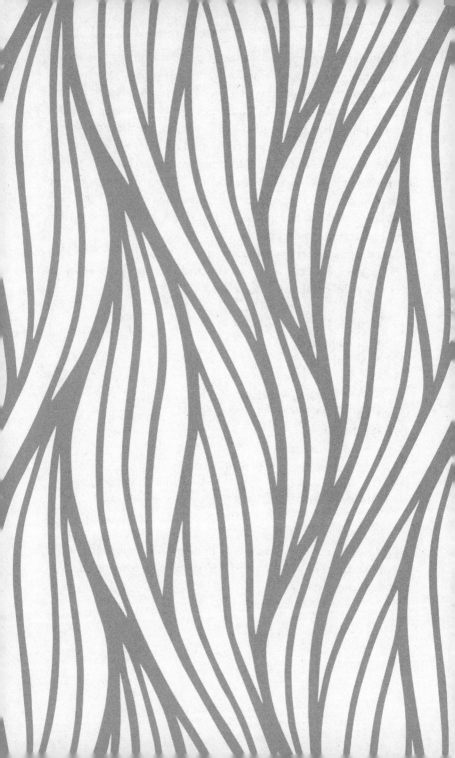

8
ANÁLISIS DEL PUNTO DE PARTIDA: ¿DÓNDE ESTÁS?

Para llegar a tu destino tienes que saber dónde estás. Pregúntate: «¿Cuáles son mis objetivos y cómo puedo alcanzarlos?». A continuación, aplica la ingeniería inversa para determinar los pasos que te conducirán al éxito. Para hacer cambios duraderos con respecto a la pérdida de grasa y maximizar la musculatura que sustenta la longevidad, hay que empezar con una cuidadosa autoevaluación.

Echar un vistazo a las cifras de tu revisión médica anual puede revelar mucho sobre los riesgos de salud a los que te enfrentas y ofrecerte pistas de cómo optimizar tu dieta. La estatura, el peso, el diámetro de la cintura o los triglicéridos y el azúcar en sangre en ayunas ayudan a definir tus necesidades y objetivos para una nutrición adecuada. Te recomiendo encarecidamente que trabajes con un nutricionista y con un técnico de *fitness* para que te orienten, realicen un seguimiento y te ayuden a tomar las mejores decisiones respecto a la dieta y al entrenamiento físico, de modo que se conviertan en tu mejor medicina. Armarte con una lista exhaustiva de métricas para evaluarte es un excelente primer paso.

PRESIÓN ARTERIAL

La presión arterial alta (hipertensión) es, sin lugar a dudas, el factor de riesgo más habitual (¡y prevenible!) de una enfermedad cardiaca temprana. La hipertensión arterial es más peligrosa que el colesterol alto, la diabetes e incluso el tabaquismo. Pero, lamentablemente, estos otros factores de riesgo suelen coexistir con la hipertensión, lo que agrava el riesgo general. La dieta poco saludable, la inactividad física y el sobrepeso o la obesidad también aumentan el riesgo de enfermedad cardiovascular.

Para determinar si la presión arterial está bien, sigo los criterios establecidos en 2017 por la Asociación Estadounidense del Corazón y el Colegio Estadounidense de Cardiología:

- Normal = menos de 120 (sistólica) y menos de 80 (diastólica)
- Elevada = 120-129 y menos de 80
- Etapa 1 de la hipertensión = 130-139 u 80-89
- Etapa 2 de la hipertensión = 140 o más, o 90 o más
- Crisis hipertensiva (¡vete corriendo al médico!) = más de 180 y/o más de 120

PERÍMETRO DE LA CINTURA Y RELACIÓN CINTURA-ESTATURA

Medir el perímetro de la cintura es una forma rápida y sencilla de evaluar el riesgo cardiovascular personal. A diferencia de la grasa subcutánea, que podemos ver bajo la piel, la grasa intraabdominal es difícil de medir sin un diagnóstico por imagen. Por eso medimos la circunferencia de la cintura para hacernos una idea: esta medida ofrece una idea más clara de la salud que el índice de masa corporal (IMC) porque indica dónde está la grasa.

Entonces, ¿qué tiene que ver la grasa abdominal con la salud? El perímetro de la cintura se asocia firmemente a la mortalidad por cualquier causa; cuanto mayor sea, mayores serán tus posibilidades de morir por cualquier motivo. Según el Instituto Nacional del Corazón, los Pulmones y la Sangre, si la mayor parte de tu grasa está alrededor de la cintura en vez de en la zona de las caderas, corres más riesgo de sufrir enfermedades cardiacas y diabetes tipo 2.[1] El riesgo aumenta aún más con una circunferencia de la cintura superior a 88 centímetros en las mujeres o 102 centímetros en los hombres.[2] El exceso de grasa en la zona de la cintura se asocia a una mayor cantidad de grasa intraabdominal (la grasa que rodea los órganos, también llamada «adiposidad visceral»), que a su vez se correlaciona con niveles altos de grasa en sangre, presión arterial alta y diabetes, así como inflamación.[3]

Cuando hacía las prácticas, solíamos usar el perímetro de la cintura para supervisar y evaluar el riesgo no solo de la función cardiovascular y metabólica, sino también para predecir el deterioro cognitivo en etapas posteriores de la vida.[4] Sin embargo, ahora existen pruebas que indican que, en los adultos, la relación cintura-estatura puede ser mejor que el IMC y el perímetro de la cintura por sí solos para identificar el riesgo temprano de muchas de las enfermedades de las que hablo en este libro.[5]

Para calcular correctamente la circunferencia de tu cintura, rodéate el abdomen con una cinta métrica encima de los huesos de la cadera. Debes hacerlo de pie, justo después de exhalar. (Si quieres ver un video que muestra cómo realizar una medición precisa, visita mi canal de YouTube, <https://www.youtube.com/@DrGabrielleLyon>). Lo ideal es que la circunferencia de tu cintura sea inferior a la mitad de tu estatura.

Una **relación cintura-estatura** superior a 0.5 identifica a las personas con «riesgos tempranos para la salud» asociados a la obesidad abdominal.[6] Para determinar tu relación cintura-estatura, divide el diámetro de tu cintura entre tu estatura utilizando las mismas unidades de medida. Por ejemplo, supongamos que mides 1.70 metros, es decir, 170 centímetros. Si tu cintura mide 94 centímetros, tendrás que dividir 94 entre 170 y obtendrás 0.55. Para proteger tu salud física y mental, tu objetivo debe ser mantener el diámetro de tu cintura en menos de la mitad de tu estatura, es decir, una relación cintura-estatura inferior a 0,5 en circunstancias idóneas.

PORCENTAJE DE GRASA CORPORAL

Los profesionales de la salud suelen utilizar los umbrales de IMC establecidos por la OMS para diagnosticar el sobrepeso y la obesidad. Pero, como acabas de ver, estas cifras no nos dicen gran cosa de la composición corporal real. Nos proporciona más información el porcentaje de grasa corporal, aunque determinar las cifras exactas requiere un poco de esfuerzo.

En general, se consideran obesos los hombres con un porcentaje de grasa corporal del 25% o más. En las mujeres, la obesidad empieza en el 35%.[7] Pero, en vez de utilizar esta categorización binaria, deberíamos identificar un porcentaje de grasa corporal idóneo y proponernos alcanzarlo. Esto fomentaría auténticas mejoras en la salud.

MASA MUSCULAR

Las mediciones de la masa muscular por sí solas no bastan para determinar la salud de la musculatura esquelética ni el riesgo de sarcopenia. **La masa muscular esquelética debe evaluarse en combinación con una medición de la fuerza.** La masa muscular esquelética es el principal componente de la masa corporal magra, esto es, libre de grasa. Este término describe los huesos y los tejidos magros, que incluyen los músculos, la piel, los tendones y el tejido conectivo.[8]

La ciencia es muy clara: cuanta más masa muscular sana existe, mejor es la salud de la persona. Así pues, ¿cómo podemos medir la masa muscular? La respuesta corta es que es posible, pero hace falta un equipo técnico. Una densitometría de la composición corporal mediante DEXA (absorciometría de rayos X de energía dual) o un análisis de impedancia bioeléctrica (BIA) pueden evaluar la masa muscular esquelética apendicular (ASMM), que viene a ser la masa de músculo esquelético de brazos y piernas, lo que proporciona un dato muy útil para evaluar el estado de salud. Los dispositivos de análisis de impedancia bioeléctrica más habituales son el InBody 720 profesional (un dispositivo estático que se utiliza para evaluar la composición corporal) y la versión portátil y más asequible, llamada InBody H20N (disponible en inbodyusa.com).

Una forma sencilla, aunque un poco cara, de saber cuál es tu composición corporal de referencia es acudir a un centro en el que hagan densitometrías DEXA, que se realizan mediante rayos X. Después de pasar menos de diez minutos en la camilla de exploración sabrás cómo se distribuyen la musculatura magra, la grasa, el agua y los huesos en tu cuerpo.

Si ninguna de esas opciones te viene bien, una báscula casera también puede ser útil, aunque es un poco menos precisa. La composición corporal se ve afectada por el nivel de hidratación y el ciclo menstrual, y el peso puede fluctuar a lo largo del día. Si todos los días haces las mediciones a la misma hora, obtendrás resultados más precisos.

HERRAMIENTAS DE EVALUACIÓN Y SUMINISTROS DE SEGUIMIENTO

COMPOSICIÓN CORPORAL
- Báscula casera
- Cinta métrica
- Reloj digital con sensores biométricos

> **SALUD GENERAL**
> - Medidor de glucosa
> - Reloj digital con sensores biométricos
> - Medidor de la fuerza de agarre
>
> SEGUIMIENTO NUTRICIONAL
> - Báscula para comida
> - Aplicación para controlar la alimentación (como Cronometer, versión gratuita disponible)

Aunque la precisión de los diferentes métodos de medición de la masa muscular es variable, la densitometría DEXA suele ser la más precisa de las opciones prácticas disponibles. (Sin duda, la resonancia magnética y el TAC ofrecerían cifras exactas, pero el empleo periódico de estas herramientas de diagnóstico supone someterse a demasiada radiación).

Al margen del método que utilices, la medición de la masa muscular esquelética apendicular es una evaluación sencilla y eficaz de la salud general y del riesgo de contraer una enfermedad o de morir por su causa (morbilidad/mortandad). Igual que podemos evaluar la masa muscular para identificar la sarcopenia, deberíamos utilizar este enfoque de forma más amplia para identificar diversos niveles de masa muscular por edades y por grado de forma física. Por desgracia, actualmente no hay un consenso universal entre los médicos ni entre los académicos sobre los niveles óptimos; solo se conocen los niveles que se centran en la enfermedad. Por tanto, mi recomendación es desarrollar y mantener tanta musculatura sana como sea posible. Mientras tanto, aquí tienes un enfoque pionero para evaluar la musculatura esquelética. Elaboré el siguiente diagrama con el doctor Alexis Cowan, un investigador vanguardista de Princeton, utilizando datos de algunos de los mejores laboratorios de EUA.[9] Puede parecer complicado, pero es bastante fácil de usar.

> CLAVE: la sarcopenia se define como una masa muscular esquelética apendicular inferior a 7.0 kg/m2 en los hombres e inferior a 5.4 kg/m2 en las mujeres (medida mediante DEXA).

Grupo demográfico	Musculatura esquelética en la densitometría DEXA (kg/m^2)	Musculatura esquelética según InBody H2ON (kg/m^2)	Musculatura esquelética según InBody 720 (kg/m^2)
Hombre adulto promedio (<65)	8.6	9.5	10.5
Mujer adulta promedio (<65)	7.3	7.3	10.6
Hombre atlético	10.2	11.7	13.0
Mujer atlética	8.0	8.6	11.4
Hombre maduro (> 65)	7.7	8.1	8.7
Mujer madura (> 65)	5.9	5.3	7.8
Hombre de musculatura escasa (sarcopénico)	7.0	7.2	7.4
Mujer de musculatura escasa (sarcopénica)	5.4	4.6	6.9

La composición corporal se expresa en unidades estándar de kilogramos de músculo divididos entre la estatura en metros cuadrados. Se divide en promedio (esto es, de salud normal), atlética, madura (más de 65 años) y sarcopénica (musculatura escasa).

Si no puedes medir tu masa muscular con una densitometría DEXA o una báscula InBody, responde a este cuestionario sobre salud muscular:

DETERMINA TU SALUD MUSCULAR

SALUD GENERAL

Edad: ❑ <45 (1)   ❑ 45-65 (0)   ❑ > 65 (-2)
Género: ❑ M ❑ H
Peso (g divididos entre 450): _____
Estatura (cm divididos entre 2.5): _____
IMC: ❑ > 35 (-2)   ❑ 28-35 (-1)   ❑ <28 (+1)

FORMA FÍSICA

¿Qué tan atlético eres?
- ❑ Deportista de toda la vida (1)
- ❑ Adicto al deporte (2)
- ❑ Deportista de fin de semana (práctica ocasional de ejercicio) (0)
- ❑ No me muevo del sillón (-2)

Ejercicio de resistencia (días por semana en los que dedicas al menos 45 minutos a entrenar con pesas o a hacer yoga):
- ❑ 0 días (0)
- ❑ 1 (1)
- ❑ 2-3 (3)
- ❑ > 3 (5)

Ejercicio aeróbico (días por semana en los que dedicas al menos 45 minutos a correr, hacer elíptica, nadar, montar en bicicleta o jugar tenis; actividades que aceleran tanto la respiración como la frecuencia cardiaca):
- ❑ 0 días (0)
- ❑ 1 (1)
- ❑ 2-3 (2)
- ❑ > 3 (3)

NUTRICIÓN

Indica la cantidad de cada uno de los siguientes alimentos que has consumido durante los siete últimos días, con el fin de calcular tu ingesta diaria de proteínas en la sección «Puntuación de proteínas», más abajo.

Huevos: _____

Leche o yogur (la ración es de un vaso o taza; indicar las raciones por semana): _____

Carnes (ternera, cerdo, pollo o pescado; la ración es de 115 g): _____

Frijoles o lentejas (la ración es de 1 taza): _____

PUNTUACIÓN DE PROTEÍNAS

- ❏ > 140 g/día (5)
- ❏ 110-139 (3)
- ❏ 90-110 (2)
- ❏ 75-90 (0)
- ❏ <75 (-1)

Nota: calculamos que 1 huevo = 6 g de proteínas; leche o yogur = 8 g; carne (115 g) = 28 g; frijoles = 12 g. También partimos de la base de que todo el mundo ingiere unos 25 g/día de proteínas procedentes de los cereales. A partir de estos cálculos y del peso corporal, estableceríamos un «umbral de musculatura sana» de entre 1.2 y 1.5 g/kg por día.

EDAD MUSCULAR (basada en el total de las puntuaciones anteriores)

- ❏ 10 o más: joven y en forma
- ❏ 6-9: te vendría bien algo de trabajo
- ❏ 5 o menos: necesitas un reajuste muscular

ANÁLISIS DE LABORATORIO: LA HISTORIA INTERIOR

Para trazar el camino hacia adelante tenemos que saber dónde estamos. Así que vamos a profundizar para ayudarte a descubrir más sobre tu punto de partida. **Los marcadores sanguíneos pueden revelar información médica que puedes mejorar directamente con solo hacer algunos cambios en el estilo de vida.** ¿Sabías que puedes encargar tu propio análisis de laboratorio personalizado para obtener una imagen más detallada de tu salud? Te diré exactamente qué pruebas pedir y cuándo según la información que puede proporcionar cada resultado concreto. También te enseñaré a examinar tus parámetros, a fijarte objetivos razonables para mejorar la salud y a convertir esos objetivos en metas alcanzables y medibles.

Pide un análisis de sangre a tu médico o realízalo en un laboratorio que atienda directamente al público. Los resultados de los análisis de laboratorio te ofrecerán mediciones objetivas de sistemas críticos. Imagina que tú eres el piloto, tu cuerpo es un avión y tus marcadores sanguíneos son los indicadores del cuadro de mandos en los que te basas para tomar las decisiones que garantizan el éxito del vuelo.

Los análisis de laboratorio son un elemento fundamental de mi práctica clínica, ya que muestran a mis pacientes su punto de partida, los orientan hacia el progreso y, más adelante, miden sus éxitos. **En este caso, para este libro, he restringido mis encargos típicos estrictamente a las variables en las que puedes influir directamente, por tu cuenta, mediante la dieta y el ejercicio.** Cada uno de estos puntos de referencia mejora cuando se gana músculo y se pierde grasa. Además, dado que la musculatura esquelética es un regulador primario tanto de los hidratos de carbono como de las grasas, las mediciones de la salud muscular influirán en la forma en que metabolizas los alimentos.[10] Es probable que más adelante debas medirte el nivel de mioquinas después del ejercicio para determinar, en parte, la eficacia de los entrenamientos y así poder ajustar el ejercicio que debes hacer.

REGULACIÓN LIPÍDICA

Empecemos hablando de los lípidos. Para estudiar la regulación lipídica se analizan dos aspectos, el dietético y el metabólico, que indican las grasas que consumes y la forma en que tu cuerpo las utiliza. Es probable que tu revisión médica anual incluya un panel de lípidos en el que se mida el colesterol total, el colesterol HDL, el colesterol LDL (medición calculada o directa) y los triglicéridos. Estas importantes cifras ayudan a medir tu riesgo de enfermedad cardiaca, que aumenta cuando circulan niveles elevados de grasas por el torrente sanguíneo. Aunque el colesterol es un ingrediente esencial para la formación de células sanas, un exceso puede provocar una acumulación de depósitos de grasa que pueden obstruir el flujo sanguíneo por las arterias. Los niveles altos de triglicéridos provocan problemas parecidos.

Triglicéridos

Cada vez que consumes más calorías de las que usas de inmediato, tu organismo convierte el resto en triglicéridos. Estos son el modo en que se almacenan los ácidos grasos en el interior de las células y de la sangre, y son un importante mecanismo de transporte de grasas que ayuda en la producción de energía por parte de los tejidos. En las personas sanas, los niveles de triglicéridos aumentan después de comer conforme unas partículas conocidas como «lipoproteínas» transportan las grasas ingeridas al torrente sanguíneo. Las lipoproteínas llevan la mayor parte de estos triglicéridos al tejido adiposo para su almacenamiento, aunque una parte también se usa para respaldar la función de tejidos como el corazón. El nivel de triglicéridos es más bajo en ayunas que después de comer, y los ácidos grasos libres son una importante fuente de grasas para satisfacer las necesidades energéticas de los tejidos. Sin embargo, cuando estamos en ayunas, tanto los triglicéridos como los ácidos grasos libres son importantes fuentes de energía procedente de las grasas.

Si los triglicéridos se almacenan en los músculos y a su alrededor, en lugar de quedarse de reserva en el tejido adiposo, es que existe un deterioro en la capacidad de oxidación de grasas en los músculos: un indicador de la resistencia a la insulina. En esta situación, la capacidad del cuerpo para gestionar las calorías adicionales se vuelve cada vez más disfuncional a medida que se acumula grasa muscular.

El consumo habitual de más calorías de las que se queman, sobre todo si proceden de alimentos ricos en hidratos de carbono, puede elevar los niveles de triglicéridos, lo que aumenta el riesgo de infarto de miocardio, paros, pancreatitis y enfermedad del hígado graso no alcohólico. Un nivel alto de triglicéridos indica que tienes un exceso de energía, es decir, que consumes más de lo que gastas. Probablemente hayas oído hablar de la enfermedad del hígado graso no alcohólico; pues en los músculos ocurre lo mismo. Según las directrices del Panel de Tratamiento de Adultos III (ATP III) del Programa Nacional de Educación sobre el Colesterol, las concentraciones de triglicéridos en sangre después de un ayuno de doce horas se consideran normales si son inferiores a 150 mg/dl, en el límite superior entre 150 y 199 mg/dl, altos de 200 a 499 mg/dl y muy altos a partir de 500 mg/dl. Sin embargo, la reciente declaración científica de la Asociación Estadounidense del Corazón sobre los triglicéridos señala que los niveles bajos en ayunas (es decir, menos de 100 mg/dl) suelen darse en países con un riesgo relativamente bajo de arteriopatía coronaria en comparación con EUA. **Recomiendo un nivel óptimo de triglicéridos en ayunas de menos de 100 mg/dl y un nivel óptimo después de comer de menos de 150 mg/dl.**

ACCIÓN: Los triglicéridos derivados de la dieta pueden aumentar cuatro horas después de comer. Los cambios más estables se aprecian tras varios días o semanas. Recomiendo repetir el análisis al cabo de dos o tres meses de realizar cambios constantes en el estilo de vida.

Colesterol HDL

El colesterol HDL es otro marcador que mejora directamente con la práctica de ejercicio. El HDL ayuda a eliminar otros tipos de colesterol del torrente sanguíneo, y cuanto más altos son sus niveles, menor es el riesgo de enfermedad cardiaca. Aunque se suele calificar al HDL como «colesterol bueno», en realidad esto es un poco más complicado. El HDL tiene muchas funciones, y no existen marcadores de laboratorio que indiquen cómo actúa en el sistema. Para que el HDL sea beneficioso para la salud, debe ser funcional. En algunos casos, si existe mucha inflamación, esto puede perjudicar al colesterol HDL, lo que hace que el cuerpo siga produciendo más para sustituirlo. En este caso, «más» no es sinónimo de «mejor». El ejercicio es una de las mejores formas de aumentar los niveles de colesterol HDL saludable. Añadir omega-3 a la dieta también puede ayudar.

Las personas con obesidad, presión arterial alta y niveles elevados de azúcar en sangre suelen tener niveles más bajos de HDL. El aumento de la actividad física puede ayudar a elevar los niveles de HDL, con beneficios visibles después de solo sesenta minutos de ejercicio aeróbico moderado por semana. El entrenamiento de intervalos de alta intensidad (HIIT) parece tener el mayor impacto en el HDL y en la funcionalidad.

¿Cuáles son los niveles óptimos de colesterol HDL?

	En riesgo	Sano
Hombres	Menos de 40 mg/dl	60 mg/dl o más
Mujeres	Menos de 50 mg/dl	60 mg/dl o más[11]

ACCIÓN: Vuelve a medirte los niveles de HDL al cabo de dos o tres meses de realizar cambios perdurables en el estilo de vida.

Colesterol LDL

Aunque el colesterol LDL no es tan relevante clínicamente como se creía antes, se sigue hablando mucho de él. En la mayoría de los casos, la Asociación Estadounidense del Corazón atribuye las cifras altas de colesterol LDL a un estilo de vida poco saludable,[12] pero la herencia genética influye en gran medida en el aumento de estos niveles. El ejercicio moderado puede reducir entre un 10 y un 15% el colesterol LDL. Una actividad física aeróbica semanal igual o superior al umbral mínimo de alrededor de 1.200 kcal puede ser una estrategia eficaz para controlar los perfiles de lípidos y reducir el riesgo de enfermedad cardiovascular.[13] Sin embargo, la literatura muestra una enorme variabilidad del impacto. Según algunos investigadores, los cambios en la dieta pueden modificar las concentraciones de colesterol LDL entre un 17 y un 25%.[14] Sin embargo, en mi práctica clínica he constatado que muchas personas son incapaces de reducir más de un 10% su nivel de colesterol LDL tan solo realizando cambios en la dieta.

El aumento del colesterol LDL suele derivarse de las condiciones genéticas. Las investigaciones indican que se puede atribuir a la herencia entre el 40 y el 50% de los niveles plasmáticos de LDL.[15] Esto supone un importante contrapunto a las recomendaciones generalizadas de que una dieta saludable para el corazón requiere comer menos grasas saturadas, en especial carnes rojas. Yo sostengo que, si no tienes problemas genéticos con el colesterol LDL y mantienes bajo control las calorías, las grasas saturadas no supondrán ningún problema. Para los fines que nos ocupan, al hablar del colesterol LDL, nos centraremos en las personas promedio y no en las que tienen problemas genéticos.

¿Cómo puedes saber si tienes un problema genético o si la dieta y el ejercicio te ayudarán? Si tienes antecedentes familiares de enfermedad cardiovascular temprana con altos niveles de colesterol (superior a 300), en especial LDL (superior a 190), la genética puede ser el problema. Si en algún momento tuviste una cifra «normal» de lípidos y luego seguiste una dieta cetogénica o hiciste algún otro cambio en el estilo de vida y se te dispararon los valores, es probable que, aunque un componente genético entre en la ecuación, las decisiones relativas al estilo de vida puedan ayudarte a reducir estas cifras. Para alcanzar un nivel de LDL considerado «normal» podría hacer falta un enfoque polifacético en función de los métodos de prevención primaria o secundaria.

- **Prevención primaria.** Si tus niveles de LDL son inferiores a 190 mg/dl, habla con tu médico o tu cardiólogo para determinar tus factores de riesgo.
- **Prevención secundaria.** Si tus niveles de LDL son superiores a 190 mg/dl, lo más probable es que dependan de factores genéticos y puedas requerir intervención farmacológica. Esto se debe a que los cambios en la dieta pueden ayudar a reducir la cifra, pero el cuerpo acabará por regresar al nivel establecido genéticamente.

ACCIÓN: Controla una vez al año tus niveles de colesterol LDL.

APOLIPOPROTEÍNA B

Cuando se habla de salud cardiaca, se suele hacer referencia al colesterol HDL y al LDL. Pero ¿has oído hablar de este otro indicador: la apolipoproteína B (apo-B)? La medición de la apo-B, el componente proteico del colesterol LDL, se centra en la cantidad de partículas de LDL (LDL-P), lo que permite medir con más precisión la salud del corazón.

Me gusta comparar las LDL-P con cargueros de diversos tamaños que transportan LDL. Si hay demasiados barcos pequeños (es decir, partículas pequeñas de LDL), se pueden obstruir las vías fluviales (arterias), lo que aumenta la probabilidad de que queden atascados en las paredes arteriales. Es importante tener en cuenta que el tamaño de las partículas está estrechamente relacionado con la sensibilidad a la insulina, y que la abundancia de partículas de pequeño tamaño indica resistencia a la insulina. Además, conforme disminuye el tamaño de las partículas de LDL, tiende a aumentar el número total de estas partículas. Cuantas más partículas de LDL tengas en el torrente sanguíneo, mayor será la probabilidad de que dañen las paredes de las arterias. Este es el motivo por el que, en comparación con las partículas grandes de LDL, las pequeñas se asocian a un mayor riesgo de enfermedad cardiovascular.

La proteína apo-B ayuda a transportar grasas, colesterol y fosfolípidos por todo el cuerpo. Un examen minucioso de la literatura existente revela que la apo-B es un parámetro mucho mejor para medir la salud cardiovascular que el colesterol LDL. Cada LDL-P contiene una molécula de apo-B. Tener una mayor cantidad de apo-B implica tener un nivel más alto de LDL-P, lo que indica que existe un mayor riesgo para el corazón. **Teniendo todo esto en cuenta, se debería apuntar a un nivel de apo-B inferior a 80 mg/dl, aunque el nivel idóneo es de 60 mg/dl.**

ACCIÓN: Controla tus niveles de apo-B cada tres o seis meses (cada tres meses si tienes niveles elevados, y con menos frecuencia si ya has alcanzado el intervalo ideal).

ENZIMAS HEPÁTICAS

Otros marcadores sanguíneos que nos pueden ayudar a monitorizar si la composición corporal ha mejorado son dos enzimas liberadas por el hígado: la alanina aminotransferasa (ALT) y la aspartato aminotransferasa (AST). La obesidad y el sobrepeso pueden provocar la acumulación de depósitos de grasa en el hígado, lo que causa inflamación crónica y cicatrices, a menudo sin ningún síntoma perceptible. La medición de la ALT y la AST no solo puede revelar la existencia de enfermedad del hígado graso no alcohólico, sino también **mostrar mejoras en la salud del hígado provocadas por la pérdida de peso**.[16]

Los niveles sanguíneos ideales de ALT son inferiores a 20 unidades por litro de suero en las mujeres e inferiores a 30 en los hombres. Normalmente, recomiendo a mis pacientes que sigan perdiendo peso hasta alcanzar estos valores. Aunque los estudios muestran que las enzimas hepáticas pueden aumentar provisionalmente justo después de una pérdida de peso inducida por la dieta en las mujeres, estos aumentos, cuando son transitorios, se consideran benignos y no son motivo de alarma.[17] También es importante tener en cuenta que el ejercicio intenso es otro motivo por el que pueden aumentar los niveles de estas enzimas.

Alanina aminotransferasa (ALT):[18]

- Hombres: 29 a 33 unidades/l
- Mujeres: 19 a 25 unidades/l

Aspartato aminotransferasa (AST):

- Hombres: 10 a 40 unidades/l
- Mujeres: 9 a 32 unidades/l

ACCIÓN: Controla tus niveles de ALT y AST cada tres a seis meses.

MARCADORES DE INFLAMACIÓN

Se sabe que la inflamación es un factor que desencadena el infarto de miocardio, la insuficiencia cardiaca y el paro, entre otras enfermedades cardiovasculares. La aparición de biomarcadores de inflamación puede desempeñar un importante papel a la hora de identificar a los pacientes en riesgo, incluso antes de que aparezcan los síntomas. Aunque es más habitual considerar que los niveles de colesterol LDL son indicadores de la salud cardiaca, los estudios indican que las concentraciones séricas de proteína C reactiva de alta sensibilidad (PCR-as) son más útiles para predecir los problemas cardiovasculares.[19] Dado que los niveles de este marcador de inflamación no específico, aunque crítico, son potentes predictores de la mortalidad en general,[20] **recomiendo usar la PCR-as como indicador general de la inflamación corporal**, ya que esta proteína reacciona en gran medida a la inflamación, facilita la formación de depósitos de placa dañinos y desencadena respuestas inmunitarias.[21] **En circunstancias idóneas, este número debería ser inferior a uno.** Incluso la inflamación de bajo grado, que se detecta cuando existen concentraciones séricas tan solo ligeramente elevadas, puede ser significativa. Los datos que indican que la inflamación de bajo grado y la obesidad dificultan el desarrollo de la musculatura[22] no hacen sino enfatizar la necesidad de que las personas en esta situación modifiquen su composición corporal.

El seguimiento de la PCR-as también puede ser un prometedor biomarcador de la cantidad y la disfunción de la grasa intraabdominal, el tipo de grasa que normalmente tiene efectos muy tóxicos en el cuerpo. Este marcador de inflamación va de la mano de la musculatura poco sana que se observa en la obesidad sarcopénica. La PCR-as, que se produce principalmente en el hígado, pero también en otras partes del cuerpo, como los leucocitos, actúa como respuesta del cuerpo a la infección o la inflamación. Puede facilitar la interacción de leucocitos como los macrófagos, ya que se unen al colesterol LDL oxidado. Como ya dije antes, las mioquinas producidas durante la contracción muscular del ejercicio pueden contrarrestar esta respuesta inflamatoria. Las pruebas indican que, al margen de la disminución de los lípidos, la reducción de la PCR-as tiene un efecto positivo en los resultados cardiovasculares.[23]

ACCIÓN: Controla tus niveles de PCR-as cada tres a seis meses.

REGULACIÓN DEL AZÚCAR

La glucosa, como ya vimos, es el azúcar que viaja por el torrente sanguíneo y resulta esencial para el correcto funcionamiento del cerebro, el corazón y la digestión, pero se vuelve tóxica en exceso. Determinar las cifras de glucosa en sangre da una indicación clara de la forma en que el cuerpo equilibra la comida y el ejercicio, aunque hay que tener en cuenta otros factores fisiológicos.

La glucosa llega al torrente sanguíneo por tres vías diferentes: la alimentación, el hígado y los riñones. El nivel de glucosa en sangre aumenta cuando los intestinos absorben el azúcar de los alimentos después de comer. Alcanza el nivel más bajo entre comidas, después del entrenamiento o tras un largo periodo de ayuno (como antes de la primera comida diaria). La descomposición de la glucosa almacenada (glucógeno) en el hígado es la segunda fuente de glucosa, y la tercera resulta de la gluconeogénesis, cuando los riñones y el hígado liberan la glucosa recién creada.

Para bajar los niveles de glucosa en sangre, el cuerpo necesita insulina. Cuando los niveles de azúcar en sangre bajan demasiado, el cuerpo intenta aumentar el glucagón, las hormonas del estrés, el cortisol y la hormona del crecimiento, ya que todo ello puede ayudar a reequilibrar el sistema. Otra forma eficaz de regular las concentraciones de glucosa en sangre, como ya vimos, consiste en hacer ejercicio, ya que las contracciones musculares consumen glucosa. La glucosa que se almacena en los músculos en forma de glucógeno influye indirectamente en los niveles de glucosa en sangre a través de un metabolito llamado «lactato».

En la sociedad actual centrada en el azúcar y loca por los hidratos de carbono, la glucosa en sangre puede acabar siendo un arma de doble filo. Aunque nuestro cuerpo necesita cierta cantidad de azúcar en sangre en circulación, su exceso es tóxico. Se sabe que el consumo de hidratos de carbono aumenta las concentraciones de azúcar en sangre más que las proteínas o las grasas. De hecho, los niveles de azúcar en sangre son más estables en quienes siguen una dieta rica en proteínas y practican suficiente ejercicio de alta intensidad para alcanzar la gluconeogénesis, en vez de depender del consumo de alimentos y el glucógeno hepático.

Nuestro cuerpo utiliza mecanismos estrictos de regulación para ayudar a mantener los niveles correctos de glucosa, medidos en milimoles de azúcar por litro de sangre (mmol/l). El nivel de azúcar en sangre habitual equivale aproximadamente a una cucharadita de glucosa. Sin embargo, llevar un estilo de vida desordenado puede alterar este delicado sistema, elevando o reduciendo el azúcar en sangre a niveles poco saludables e incluso peligrosos. La hipoglucemia y la hiperglucemia son dos de estos estados de estrés.

- La hiperglucemia, o la presencia continuada de concentraciones elevadas de azúcar en sangre, es una característica de la diabetes tipo 2.[24] Los posibles efectos a largo plazo incluyen daños en órganos y vasos sanguíneos, lo que puede provocar ataques cardiacos, paros y otros problemas.
- Por otro lado, la hipoglucemia, esto es, el nivel bajo de azúcar en sangre, provoca diversos problemas en el sistema nervioso, como debilidad, aturdimiento, mareos, dolores de cabeza e irritabilidad o confusión. Una caída importante de la glucosa en sangre puede provocar convulsiones o incluso la muerte.

Salta a la vista que los niveles de azúcar en sangre tienen un impacto significativo en la salud. Por eso incorporo mediciones periódicas en los planes de mis pacientes. Una herramienta que recomiendo como parte del Protocolo Lyon es un medidor continuo de glucosa. Este monitor, que se puede comprar sin receta, proporciona datos en tiempo real que permiten hacernos una idea de la salud metabólica. Experimenta con este dispositivo para ver cómo influyen exactamente tus elecciones en tu metabolismo.

¿Qué niveles buscamos? En una persona con una regulación saludable del azúcar en sangre, el nivel de glucosa debe ser de 140 mg/dl o inferior dos horas después de comer. Las cifras saludables de glucosa en ayunas oscilan entre 70 y 99 mg/dl.

Glucohemoglobina A1C

La glucosa unida a la hemoglobina en los glóbulos rojos, llamada «glucohemoglobina» (HbA1C o A1C), se ha convertido en el criterio de referencia para evaluar el control glucémico a lo largo del tiempo. Dado que la vida media de los glóbulos rojos es de aproximadamente 120 días, lo que permite una acumulación gradual de glucosa durante unos tres meses, los resultados de esta prueba representan la exposición media a la glucosa durante tres meses.

Mis pacientes que siguen una dieta rica en proteínas suelen tener concentraciones más altas de HbA1C y de glucosa, pero aún dentro del intervalo normal. Esto se debe a dos motivos. En primer lugar, una parte de los aminoácidos de las proteínas se convierte en glucosa en el hígado, lo que aumenta moderadamente los niveles de glucosa, pero no tanto como los hidratos de carbono de la dieta. En segundo lugar, una dieta con unos macronutrientes equilibrados mantiene un nivel de azúcar en sangre más uniforme. Este nivel estable sigue dentro de los límites normales, pero es más alto porque mis pacientes son capaces de mantener sus niveles en vez de sufrir los altibajos derivados de una dieta más típica rica en hidratos de carbono. Estos matices nos recuerdan que, en lugar de centrarnos simplemente en marcadores individuales, debemos estudiar minuciosamente las pautas generales.

- La hemoglobina A1C normal oscila entre el 4.0 y el 5.6 por ciento.
- Un valor de entre el 5.7 y el 6.4% indica prediabetes y una mayor probabilidad de contraer diabetes.
- Un nivel del 6.5% o superior indica que tienes diabetes.

Respuesta a la glucosa después de las comidas

La medición de la respuesta a la glucosa después de las comidas (posprandial) revela la reacción del cuerpo a los alimentos. **La tolerancia normal a la glucosa no debe sobrepasar los 140 mg/dl** y debe regresar al nivel normal de azúcar en sangre en ayunas al cabo de dos horas.

Si los niveles elevados de glucosa después de las comidas suponen un problema, podemos utilizar el entrenamiento como herramienta de corrección. El ejercicio reducirá la concentración de azúcar en sangre, utilizando el músculo como medicamento. Un medidor continuo de glucosa te permitirá medir la eficacia de tus entrenamientos.[25] También te permitirá ver, en tiempo real, si dar un paseo después de comer es suficiente para mantener bajo control la glucosa en sangre o si necesitas una actividad más rigurosa como hacer sentadillas. El objetivo es aprovechar la musculatura como órgano para equilibrar el sistema de glucosa.

> **ACCIÓN:** Controla durante un tiempo tus niveles de glucosa, en concreto la frecuencia con que se eleva el nivel de azúcar en sangre, haciéndote una prueba de tolerancia a la glucosa después de comer con un medidor de glucosa.

Fármacos que pueden causar un aumento de peso

1. Corticosteroides
2. Antihistamínicos
3. Inhibidores selectivos de la recaptación de serotonina (ISRS)
4. Medicamentos para prevenir la migraña
5. Insulina, glipizida y pioglitazona
6. Betabloqueantes y bloqueantes de los receptores de angiotensina
7. Anticonceptivos, en especial Depo-Provera
8. Antipsicóticos

> **FÁRMACOS QUE PUEDEN AFECTAR NEGATIVAMENTE A LA MUSCULATURA ESQUELÉTICA**[26]
>
> Dado que la musculatura esquelética supone un gran porcentaje de la masa corporal, es muy susceptible a los efectos negativos de algunos fármacos. El continuo proceso de remodelación dinámica de la musculatura, con un gran suministro de sangre y una alta tasa de renovación del tejido, significa que algunos fármacos, como los siguientes, pueden ser miotóxicos en varios aspectos.
>
> - Estatinas
> - Sulfonilureas
> - Glinidas

EVALUACIÓN DE LA FORMA FÍSICA

Puede resultar difícil medir con precisión la eficacia del ejercicio. Una enorme variación en la concentración, el esfuerzo, la ejecución e incluso la autoestima puede enturbiar las aguas. Aun así, creo que es importante evaluar la forma física al principio de cualquier programa. Si no sabes de dónde sales, ¿cómo puedes saber adónde llegarás?

Es fácil hacer un seguimiento de la comida. Puedo evaluar clínicamente un diario de alimentación, pero nunca podré evaluar el esfuerzo que dedicas al entrenamiento. Solo tú puedes saber lo mucho que te esfuerzas para alcanzar tus objetivos. Dicho esto, puedo ayudarte (¡y te ayudaré!) a sentar las bases para sustentar tus esfuerzos. Juntos crearemos un entorno que te permitirá alcanzar la salud extraordinaria que te mereces.

Hablando de merecer... vamos a dedicar un momento a hablar de la autoestima. En mi consultorio, veo con demasiada frecuencia que la falta de autoestima es la fuerza real, probablemente no reconocida, que se oculta detrás de la poca confianza que tiene el paciente en poder mejorar su composición corporal, por no mencionar las excusas de por qué «no puede» hacer el esfuerzo necesario para impulsar un cambio real. Identificar al verdadero culpable de la reticencia puede ayudarte a desechar el pesimismo y la baja autoestima que te tienen dando vueltas en la rueda de hámster de la mala salud.

CALIBRACIÓN DE LA AUTOESTIMA

Para calibrar tu autoestima, piensa en un termómetro que va de 0 a 100 grados. Los grados que marque este «termómetro» influirán en tu mentalidad. Cuanto más cerca estés del 0, menos digno te sentirás y menor será tu autoestima. Cuanto mayor sea el número, más te valorarás y más posibilidades tendrás de alcanzar tus objetivos de bienestar y longevidad. Aunque esta cifra no es una valoración clínica, la imagen puede ayudarte a identificar lo que impulsa u obstaculiza tu progreso.

CUESTIONARIO SOBRE LA TEMPERATURA DE LA AUTOESTIMA

Cuando hayas hecho un seguimiento de tu monólogo interior, hayas identificado tus discos rayados personales y te hayas puesto a contestarlos, habrás dominado el diálogo interior. Si entendemos bien el papel del diálogo interior en nuestra capacidad para alcanzar nuestros objetivos, podremos profundizar un poco más e investigar la autoestima. Este factor único, que defino como lo que siente una persona sobre sí misma, desempeña un papel muy importante en tu capacidad para cruzar las puertas de la ejecución impecable de un plan de bienestar.

Para tomar la temperatura a tu autoestima, suma las respuestas a las siguientes preguntas en una escala del 1 al 5, donde 1 = no, 2 = raramente (menos del 20% del tiempo), 3 = a ve-

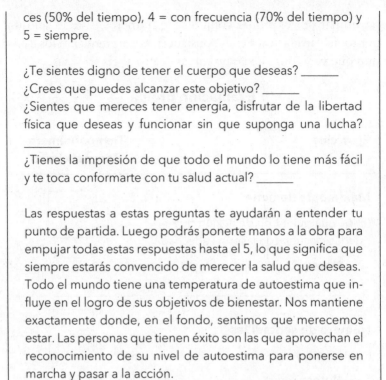

ces (50% del tiempo), 4 = con frecuencia (70% del tiempo) y 5 = siempre.

¿Te sientes digno de tener el cuerpo que deseas? _____
¿Crees que puedes alcanzar este objetivo? _____
¿Sientes que mereces tener energía, disfrutar de la libertad física que deseas y funcionar sin que suponga una lucha? _____
¿Tienes la impresión de que todo el mundo lo tiene más fácil y te toca conformarte con tu salud actual? _____

Las respuestas a estas preguntas te ayudarán a entender tu punto de partida. Luego podrás ponerte manos a la obra para empujar todas estas respuestas hasta el 5, lo que significa que siempre estarás convencido de merecer la salud que deseas. Todo el mundo tiene una temperatura de autoestima que influye en el logro de sus objetivos de bienestar. Nos mantiene exactamente donde, en el fondo, sentimos que merecemos estar. Las personas que tienen éxito son las que aprovechan el reconocimiento de su nivel de autoestima para ponerse en marcha y pasar a la acción.

Y ahora toca pasar al último apartado de tu evaluación: el rendimiento físico.

RENDIMIENTO FÍSICO

Aquí encontrarás una evaluación apta para nivel principiante o intermedio que te ayudará a calibrar tu punto de partida y hacer un seguimiento de tus mejoras en cuatro a seis semanas. El objetivo de esta evaluación es comparar el «antes» y el «después» mediante una serie de ejercicios sencillos que puedes realizar con seguridad sin un profesional de la salud. Si trabajas sin pareja, te recomiendo que te grabes durante los tres primeros ejercicios para poder verte desde afuera. Esfuérzate al máximo y no te dejes desanimar por el primer conjunto de números. Este es solo un punto de partida y, si tienes constancia, te sorprenderán los cambios que verás durante las próximas cuatro a seis semanas.

Evaluación previa

Ejercicios	Tiempo/número de repeticiones
Máximo de flexiones (Elige cualquier tipo de flexión que puedas ejecutar con la forma adecuada)	☐

   Notas: Registra lo que hayas observado. _____

   _____

Número de sentadillas (en 1 minuto)	☐

   Notas: Registra lo que hayas observado. _____

   _____

Tiempo que puedes mantener una lagartija (Apoyándote en manos o antebrazos)	☐

   Notas: Registra lo que hayas observado. _____

   _____

1.5 km (Corre si puedes; camina deprisa si aún no puedes)	☐

   Notas: Registra lo que hayas observado. _____

   _____

Evaluación posterior

Ejercicios	**Tiempo/número de repeticiones**

Máximo de flexiones

(Elige cualquier tipo de flexión que puedas ejecutar con la forma adecuada)

    Notas: Registra lo que hayas observado. _____

Número de sentadillas
(en 1 minuto)

    Notas: Registra lo que hayas observado. _____

Tiempo que puedes mantener una lagartija

(Apoyándote en manos o antebrazos)

    Notas: Registra lo que hayas observado. _____

1.5 km

(Corre si puedes; camina deprisa si aún no puedes)

    Notas: Registra lo que hayas observado. _____

Máximo de flexiones: ¿Cuántas flexiones seguidas has hecho? ¿Han sido sin las rodillas o con las rodillas apoyadas? ¿Cuándo has empezado a sentir cansancio?

Número de sentadillas: ¿Cuántas sentadillas hiciste en un minuto? ¿Las hiciste con carga? Si es así, ¿con cuánto peso? ¿Cuándo empezaste a sentir cansancio? ¿Descansaste?

Tiempo que puedes mantener la plancha: ¿Cuánto tiempo aguantaste haciendo la plancha? ¿Te apoyaste en los antebrazos? ¿En las manos? ¿Cuándo empezaste a sentir cansancio?

1.5 km: ¿Corriste o caminaste? ¿Cuándo empezaste a sentir cansancio? ¿Completaste el kilómetro y medio sin pararte a descansar?

> Si quieres más herramientas de evaluación —por ejemplo, para calcular el peso máximo que puedes levantar en una sola repetición de un ejercicio determinado, o el «VO_2 máx» (la cantidad máxima de oxígeno que puedes utilizar mientras haces ejercicio)—, consulta www.foreverstrongbook.com para descargar una plantilla (en inglés).

FRECUENCIA CARDIACA EN REPOSO

Cuidar el corazón y los pulmones puede marcar una gran diferencia en la calidad de vida tanto a la hora de correr para tomar un tren como al sujetar a un bebé o atrapar una pelota de basquetbol en media cancha. ¿Quién quiere quedarse sin aliento antes de alcanzar su objetivo? Para medir tu frecuencia cardiaca en reposo, puedes usar un reloj deportivo, un monitor de frecuencia cardiaca o, simplemente, dos dedos y la función de cronómetro del teléfono. Para determinar manualmente la frecuencia cardiaca en latidos por minuto:

1. Busca el pulso de tu arteria radial (situada en la muñeca, encima del pulgar, entre el hueso y el tendón).
2. Cuenta el número de latidos durante quince segundos.
3. Multiplica este número por cuatro.

¿Tienes entre 60 y 100 latidos por minuto? Ese es el intervalo que la Mayo Clinic considera normal.[27] Sin embargo, una frecuencia cardiaca en reposo más baja denota una función cardiaca más eficiente, lo que se asocia a una mejor forma cardiovascular. Un deportista muy entrenado, por ejemplo, podría tener una frecuencia de 40 latidos por minuto en reposo.

Otros factores que pueden influir en la frecuencia cardiaca en reposo son los siguientes:

- Edad
- Actividad
- Tabaquismo
- Enfermedad cardiovascular, colesterol alto o diabetes
- Postura (de pie o acostado, por ejemplo)
- Emociones
- Tamaño corporal

Recuerda que para convertirte en la persona que quieres ser tendrás que actuar. Piensa que ese reajuste físico también es un reajuste personal y mental. Siempre hay espacio en la vida para adquirir nuevas habilidades. El cambio no exige una ejecución perfecta, pero para convertirte en la persona que quieres ser no puedes dormirte por el camino. En el proceso adquirirás capacidades que te llevarán a alcanzar tu máximo potencial.

Acepta el desafío. Fuerza tus límites. Esa es la única manera de saber cuánto puede hacer tu cuerpo. Estaré encantada de ayudarte a averiguar de qué eres capaz. Tu cuerpo y tu mente están diseñados para la resiliencia y la fuerza. El ejercicio es un derecho innato. Nunca eres demasiado joven ni demasiado viejo para empezar a sentirte increíblemente bien.

REAJUSTE MENTAL

SUPERAR LAS RESISTENCIAS

Eres capaz de hacer cosas difíciles. La mejor versión de ti surge cuando la cultivas, no cuando te quedas sin hacer nada.

Los seres humanos somos criaturas complicadas. A menudo nos dejamos influir por pensamientos y sentimientos que pueden imponerse sobre los procesos biológicos, y respondemos a los estímulos internos tomando decisiones que pueden perjudicarnos a largo plazo. A medida que desenredamos los numerosos aspectos entrelazados de la salud y el bienestar, debemos reconocer todas las complejidades de la naturaleza humana y tomar las riendas de todos y cada uno de los factores que intervienen en la obesidad y otros trastornos metabólicos.

Los seres humanos también somos previsibles. Nuestros hábitos son coherentes, y también lo es el lenguaje de la resistencia. No deja de sorprenderme la cantidad de personas diferentes que se quedan atascadas en el mismo monólogo interior negativo que parece empeñado en limitarlas, alejarlas de sus objetivos y distraerlas para que no puedan tener la vida que desean. Mis pensamientos obsesivos me decían que nunca estaría lo suficientemente en forma, lo que me llevó a entrenar varias horas al día y descuidar otros aspectos de mi vida. También me mantenían distraída con diferentes programas de ejercicio e hicieron que me volviera imprudente con mi propio bienestar.

Recuerda que **NO SE PUEDE NEGOCIAR con la voz de la resistencia**; te disuadirá de alcanzar tus sueños y la salud que mereces. Hará que tengas siempre una salud mediocre, o peor. ¿Te lo tomas como algo personal cuando la tiroides produce hormona tiroidea? Claro que no. Así pues, no te lo tomes como algo personal cuando el cerebro produce pensamientos: muchos de ellos no son más que ruido del que debemos aprender a desconectar. No podemos permitir que los pensamientos derrotistas lleven la voz principal.

Con algo de práctica puedes acostumbrarte a aceptar la incomodidad y quizá incluso a interpretarla como una señal de progreso. ¿Has oído que el dolor no es más que la debilidad que abandona tu cuerpo? Hacer cambios significa crecer, y crecer no siempre es cómodo. Por ejemplo, muchas veces interpretamos el hambre como una emergencia, aunque no lo sea. Este simple cambio en la reinterpretación de tus señales internas/fisiológicas/físicas puede permitirte recuperar el control.

Sin embargo, con el Protocolo Lyon será raro que pases hambre, gracias al poder de los aminoácidos. Es posible que tengas algo de hambre cuando alcances tus objetivos físicos y decidas superarlos y esforzarte aún más. Pero recuerda entonces que ¡es algo positivo! Aunque tener un equilibrio adecuado de micronutrientes puede contribuir en gran medida a mantener el hambre a raya, la sensación en sí, cuando surge, puede reinterpretarse como prueba de que el cuerpo está utilizando el combustible almacenado para obtener energía. Normalmente les digo a mis pacientes que el hambre (cuando no es acuciante) es algo que se puede dominar. Es una señal de que estás quemando el exceso de tejido adiposo que te impide avanzar en la dirección correcta.

Del mismo modo, en lo relativo al ejercicio les digo a mis pacientes: «Si no quieres dejarlo al menos una vez, es que no estás trabajando lo suficiente». Es bueno esforzarse. La mente y el cuerpo humano prosperan al enfrentarse a retos, a pesar de nuestra tendencia a buscar formas de hacer las cosas más fáciles.

Todos luchamos contra la resistencia, que se presenta en muchas formas. Estás cansado y no quieres entrenar. Has tenido un día estresante y las galletas te tientan. Te dices que más adelante vas a hacer ejercicio, que es contraproducente entrenar a esas horas, que más hidratos de carbono te darán más energía. No dejo de ver a mis pacientes repetirse todo eso en una versión u otra. Esto es lo que suelen decir:

- «La comida es mi única alegría en la vida. No puedo vivir sin [inserta tu comida favorita que te aleje de tus objetivos de salud]».
- «Jamás podría renunciar a _____; me entristecería».
- «Eso es demasiado trabajo».
- «Mi forma de enfrentarme al estrés consiste en comer para calmarme».
- «Cuando salgo con mis amigos, me siento incómodo si no como o bebo lo mismo que ellos».
- «No es realista pensar que podría renunciar a [inserta lo que proceda]».
- «Esto no va a funcionar nunca. Ya lo probé todo».

¡Deja de permitir que los viejos hábitos te secuestren!
Las cuatro excusas más habituales que escucho y que impiden a las personas alcanzar el bienestar soñado son:

1. «No tengo tiempo».
2. «A nadie le importa realmente que siga [con sobrepeso/con una salud subóptima]».
3. «Probablemente no funcionará, así que ¿qué sentido tiene intentarlo?».
4. «El plan debería ser "realista"».

Estas son algunas de mis respuestas más frecuentes:

1. «Si no tienes tiempo para ponerte en forma, ¿cómo crees que vas a tener tiempo para estar enfermo? Nunca encontrarás tiempo que dedicar a la salud; lo que tienes que hacer es encontrar el tiempo. ¿Crees que llevas una vida demasiado ajetreada como para ir al gimnasio? Entonces, ¿qué puedes decirme del tiempo que pasas enfrente de la pantalla?».

2. «La forma de conseguir que este proceso sea increíblemente fácil consiste en comprometerse al cien por ciento. Cuando te empeñas en alcanzar tus objetivos, ganas mucho más que músculo y pierdes mucho más que grasa».
3. «Descarta las cosas que importan menos para hacer sitio a las que importan más».
4. «Para comprometerte a seguir un plan y ponerlo en práctica no tienes que basarte en lo que piensen los demás, sino en que tu salud es tu responsabilidad».
5. «El momento adecuado es este. Nunca recuperarás esta oportunidad de convertirte en la mejor versión de ti mismo. El dolor del arrepentimiento es real. ¿Por qué mirar atrás y recordar los objetivos que podrías haber alcanzado?».

Siempre podemos encontrar excusas. Las excusas no nos llevarán adonde queremos estar. Tenemos que asumir la responsabilidad.

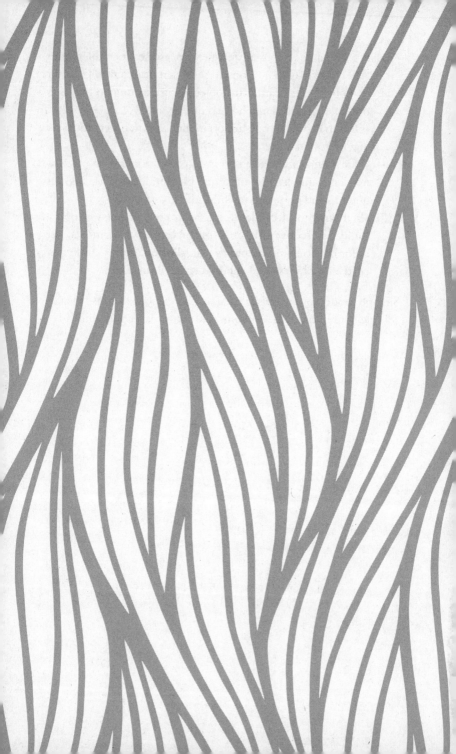

9
ENTRENAMIENTO: LA DOSIS MÍNIMA EFICAZ PARA EL MÁXIMO RESULTADO

El ejercicio es un derecho innato de tu cuerpo. Los seres humanos estamos diseñados para el movimiento físico, y nuestro cuerpo es capaz de realizar hazañas extraordinarias. No pienses en el entrenamiento como en una actividad beneficiosa para la salud; considéralo un requisito básico para el bienestar y un componente esencial para mantener la salud y proteger la longevidad.

Durante gran parte de la historia de la humanidad, tener unas buenas dotes locomotoras era esencial para la supervivencia. En la época de los tigres dientes de sable, para superar a los depredadores y a las presas hacía falta destreza física. Ahora, para lo único que corre la mayoría de la gente es para ir a buscar el cable de carga cuando la batería del celular baja al 1%. Solo huimos cuando queremos esquivar a alguien con quien preferiríamos no hablar en el supermercado o en una fiesta de la oficina (a menos que seas una celebridad y te persigan los *paparazzi*).

Al estar sometidos a la presión de la sociedad moderna, es fácil perder de vista la importancia clave del estado físico en nuestra existencia. La vanidad superficial puede impedirnos reconocer la belleza que reside en la acción, es decir, en el hecho de desafiar a nuestro cuerpo a realizar tareas difíciles y moverse de formas más exigentes. Al buscar la buena forma física por motivos estéticos, muchos hemos perdido de vista el ejercicio muscular como un elemento fundamental de la vida cotidiana básica.

Tal como vimos en el capítulo dos, el ejercicio es una terapia de primera línea para tratar una amplia gama de enfermedades. Tienes derecho a estar sano. No mereces sentir dolor ni sufrir. ¿No te resulta reconfortante saber que tienes derecho a ser capaz de completar tus tareas cotidianas con facilidad, que tienes derecho a desarrollar la armadura corporal (musculatura esquelética) que te ayudará a protegerte durante el resto de tu vida? El Protocolo Lyon da prioridad al poder medicinal de la musculatura, y el entrenamiento es un componente obligatorio. Es fundamental contar con un programa bien diseñado. (*Consejo profesional:* Sentarte en el sillón y comer proteínas no estimula la síntesis de proteínas musculares que necesita tu cuerpo).

Mis programas de entrenamiento no priorizan el rendimiento ni el aspecto físico (aunque, por supuesto, tanto lo uno como lo otro experimentarán un buen impulso), sino la prevención de enfermedades, el tratamiento y la buena salud en general. Entender que el músculo es el órgano de la longevidad ayuda a dejar a un lado el ruido y a minimizar la sobrecarga de información. En lugar de intentar incorporar cada nuevo consejo o truco que ves en internet, intenta centrarte estrictamente en desarrollar y proteger los músculos. Este enfoque te permitirá obtener resultados importantes y duraderos en tu salud general y en tu calidad de vida.

Para ser el arquitecto de tu propia anatomía, empieza por aceptar la realidad de que moverse es tan importante como cepillarse los dientes. Todos conocemos los dolores y las molestias que se sienten en la espalda y las caderas después de estar sentados horas y horas en un coche, en un avión, en un tren o frente a un escritorio. Esa es la forma que tiene nuestro cuerpo de decir: «¡Oye, tú! ¡Necesito moverme! ¡No estoy diseñado para quedarme quieto!».

El entrenamiento no es negociable, porque cada año que pasa hace que sea más difícil ponerse en pie y dar marcha atrás. Puedes perder aproximadamente un 12% de fuerza con cada semana de inactividad.[1] Y si sobreviene un estado catabólico (pérdida o atrofia muscular) a causa de una infección o lesión, esta pérdida puede ser aún mayor. Por desgracia, es inevitable que haya periodos imprevistos de desuso. Tanto si has descubierto que estás tocando fondo como si, simplemente, te has dado cuenta de que llevas un tiempo estancado, ha llegado el momento de cambiar las cosas en tu vida.

VACÍA EL DEPÓSITO (ACUMULACIÓN DE GRASA EN LOS MÚSCULOS)

Ya hemos hablado de cómo la grasa puede acumularse dentro de los músculos y a su alrededor, haciendo que los tejidos parezcan un bistec entremezclado. Ahora sabes que esta acumulación de lípidos se asocia al envejecimiento acelerado, a la resistencia a la insulina, a la diabetes, a la dislipidemia y a la obesidad, además de ser un indicio revelador de diabetes. El exceso de lípidos intramusculares conduce a una acumulación que inhibe la sensibilidad y la señalización de la insulina. Este motivo es suficiente para afirmar que no existe el «sedentarismo saludable». Sin ejercicio, los músculos se cargan de un exceso de glucógeno, que rebosa como una maleta demasiado llena.

La testosterona, la hormona del crecimiento, la insulina y los aminoácidos esenciales promueven directamente el anabolismo, lo que significa que contribuyen a desarrollar el músculo esquelético y a preparar el cuerpo para crecer. Mientras tanto, el ejercicio estimula aún más este crecimiento. A medida que envejecemos, la producción natural de testosterona y de hormona del crecimiento disminuye, lo que hace que el estilo de vida (principalmente el ejercicio) sea la única forma natural de aumentar y mantener los niveles anteriores. Por otro lado, el consumo insuficiente de proteínas, los picos de cortisol, las enfermedades y el estrés tienen efectos catabólicos. Cuanto más tejido muscular tengas, mayores serán tus reservas para defenderte frente a estos problemas.

El entrenamiento de resistencia desempeña aquí un papel fundamental, ya que aumenta el potencial para que se produzca la síntesis de proteínas musculares al amplificar la respuesta anabólica a la reserva de aminoácidos. Dicho de otra forma, los aminoácidos son como la gasolina del depósito: se utilizan durante la contracción muscular para construir musculatura nueva. Por este motivo, consumir los aminoácidos correctos es imprescindible para que el cuerpo sea capaz de mantener y desarrollar una masa muscular sana.

La tasa de síntesis de proteínas musculares viene a ser la proporción entre desgaste muscular y desarrollo muscular. Nuestro objetivo es mantenerla en el lado positivo de la regeneración durante el mayor tiempo posible. Este proceso de tira y afloja es constante. A medida que envejecemos, o cuando nos lesionamos, ese equilibrio pasa del desarrollo al colapso. No es cuestión de si va a pasar o no, sino de cuándo. Mientras tanto, podemos construir una armadura muscular para prepararnos. No puedes esperar a que surja la motivación para actuar; ahora es el momento.

Para que esto funcione, debes desear este cambio y tener la convicción de que tienes lo necesario para lograrlo. Aquí te doy la información y las herramientas que necesitas para detener la reproducción de cualquier disco rayado de excusas y ponerte en pie. Al final de este capítulo sabrás exactamente cómo obtener los resultados que buscas.

REMODELACIÓN MUSCULAR

El ejercicio se divide tradicionalmente en aeróbico (cardiovascular) y de fuerza (pesas). Este es un buen punto de partida para entender los diferentes extremos del espectro, pero la interacción de los diferentes tipos de actividad es más compleja, y hay muchas creencias extendidas sobre cuál es el entrenamiento más eficaz que no están en consonancia con los avances de la investigación. Actualmente, a muchas personas les faltan conocimientos o confianza, o ambas cosas, para integrar los tipos de ejercicio necesarios con el fin de crear protocolos de entrenamiento adecuados. Sigue habiendo demasiada gente con ideas erróneas sobre el qué, el cuándo, el cómo y el porqué del ejercicio.

- **El entrenamiento con ejercicios de resistencia** no es lo mismo que el entrenamiento aeróbico, por ejemplo, y los desafíos y beneficios concretos de cada uno pueden ayudarte a determinar cuál es su aplicación adecuada. El objetivo del entrenamiento con ejercicios de resistencia es aumentar la masa y la fuerza muscular mediante contracciones musculares regulares de alta tensión contra una carga externa intensa. Debido al proceso de degradación y reparación muscular, es fundamental entrenar como mínimo tres veces por semana. Si realizas este entrenamiento regularmente con suficiente carga, generarás la secuencia de degradación y reparación muscular, o hipertrofia, que construye tejido muscular nuevo y más fuerte. El objetivo es proporcionar un estímulo que impulse la adaptación.
- **El ejercicio aeróbico**, por su parte, consiste en contracciones musculares de baja tensión y larga duración que mejoran la respiración, el rendimiento cardiaco y el flujo sanguíneo. La mayor capacidad oxidativa resultante mejora la función cardiovascular y la resistencia a la fatiga.[2]
- **El entrenamiento de intervalos de alta intensidad (HIIT)** requiere breves ráfagas de actividad seguidas de breves periodos de movimientos de menor intensidad. Este entrenamiento consiste en alternar repetidamente entre unos cuantos minutos de movimientos de alta intensidad, que aumentan la frecuencia cardiaca hasta al menos el 80% del máximo, y periodos de recuperación en los que se descansa o se realizan ejercicios menos exigentes. Como el entrenamiento se centra en aumentar la frecuencia car-

diaca durante un periodo corto, puede constituir una defensa contra la excusa de «no tengo tiempo para hacer deporte». Dos versiones populares del entrenamiento de intervalos de alta intensidad son el método Tabata y el entrenamiento en circuito. La idea subyacente al enfoque HITT es obtener resultados en menos tiempo, por lo general en sesiones de treinta a cuarenta y cinco minutos, o a veces aún menos, como en el método Tabata de cuatro minutos.

Gran parte de la confusión respecto al entrenamiento surge de las variaciones en el diseño de los programas de entrenamiento. La elaboración de un programa individualizado implica numerosas consideraciones detalladas, y no todo el mundo tiene tiempo o energía para aprender a elaborar un plan sólido desde cero. Recurrir a un entrenador personal puede ser una buena solución, pero no todos los entrenadores son iguales. El plan de estudios y los requisitos de formación continuada de las diferentes certificaciones varían enormemente.

Así pues, la pregunta es **¿Cómo encuentro a un profesional que pueda ayudarme a alcanzar mis objetivos?** Aquí tienes unos cuantos consejos:

- Antes de contratar a un entrenador personal, mira si tiene alguna de estas respetadas acreditaciones: NSCA-CPT o ACSM, que son reconocidas internacionalmente, o busca certificaciones avaladas por entidades españolas como la Federación Española de Fitness (FEF) o la Asociación Española de Ciencias del Deporte (AECD), todas ellas acompañadas de programas de certificación que también ofrecen oportunidades de prácticas y empleo para graduados.
- Asegúrate de que el entrenador tenga experiencia en la obtención de los objetivos concretos que quieres alcanzar. Por ejemplo, si tu objetivo es desarrollar resistencia para hacer senderismo o correr por el campo, es posible que no

sea la mejor opción un entrenador que solo trabaje con culturistas.
- Controla tus progresos al cabo de ocho semanas. Si has hecho lo adecuado en cuanto a dieta, sueño y recuperación durante dos meses, pero no aprecias ningún progreso notable, toca hacer una revisión. Habla con tu entrenador sobre cómo lograr mejores resultados. Si sigues sin estar convencido, es hora de buscar a alguien que se adapte mejor a tus necesidades.

Siento un profundo respeto por la capacidad de los entrenadores expertos para ayudar a las personas a transformar su composición corporal, pero también quiero formarte a ti para que entiendas cómo obtener resultados optimizando tu salud muscular. Vamos a profundizar un poco en los fundamentos científicos de las recomendaciones de entrenamiento promedio, y a analizar la forma de diseñar un programa de ejercicios, superar las barreras habituales y entender el porqué de todo ello.

Hay una forma segura de hacer mal el ejercicio: no llegar a hacerlo.

En primer lugar, es importante que entiendas tu tipo de cuerpo, tu estado físico, tu estilo de vida, tus objetivos y lo motivado que estés para alcanzarlos. En lugar de dejarte llevar por las influencias externas, basa tus criterios personales en tus necesidades y prioridades. Esto te ayudará a no exagerar ni subestimar tus habilidades.

Objetivos de entrenamiento semanales:

- 150 minutos/semana de ejercicio de intensidad moderada a intensa

- Entrenamiento de resistencia de tres a cuatro días por semana
- 1 sesión de HIIT por semana

Claves para el éxito:

- Elegir ejercicios que se ajusten a tu estado físico actual
- Incorporar movimientos compuestos que involucren varios grupos musculares al mismo tiempo
- Priorizar un sueño y una nutrición adecuados
- Realizar un seguimiento continuo de los entrenamientos y los progresos

ENTRENAMIENTO CARDIOVASCULAR

Cuanto más activo seas físicamente, más éxito tendrás a la hora de mantener la presión arterial baja y unos mejores niveles de colesterol y azúcar en sangre. Además de promover la salud cardiaca, el ejercicio aeróbico (también conocido como «entrenamiento cardiorrespiratorio») aporta importantes beneficios metabólicos. En concreto, aumenta la densidad de capilares,[3] lo que mejora la salud de las mitocondrias al transportar nutrientes y oxígeno a los tejidos del cuerpo.[4] **El entrenamiento a intensidades variables aumenta el consumo máximo de oxígeno (VO_2 máx), que es la cantidad máxima de oxígeno que puedes utilizar durante el ejercicio.** Si aumentas tu VO_2 máx con el tiempo, podrás mantener la energía durante periodos de actividad más prolongados. Y dado que un VO_2 máx reducido es el principal predictor de mortandad cardiovascular y por cualquier causa (es decir, tu probabilidad de morir), es una excelente medida para determinar el grado de salud.

FRECUENCIA CARDIACA

Calcular la frecuencia cardiaca durante la actividad física es un importante indicador del esfuerzo del entrenamiento. Un programa de entrenamiento integral incluye objetivos de intervalos de frecuencia cardiaca para diferentes entrenamientos cardiovasculares. ¿Recuerdas cómo calcular tu frecuencia cardiaca en latidos por minuto? Tómate el pulso durante quince segundos y multiplica ese número por cuatro.

ENTRENAMIENTO DE RESISTENCIA

Hacer cardio es esencial para tener una buena salud, pero los beneficios aumentan exponencialmente cuando se añade un entrenamiento de resistencia. El entrenamiento de fuerza no solo crea más tejido muscular que actúa como sumidero metabólico (la capacidad de absorber nutrientes como la glucosa y los ácidos grasos), sino que la combinación del ejercicio cardiovascular con el entrenamiento de resistencia regular también evita recuperar la grasa perdida, eliminando el «efecto yoyó» de la dieta.

Aumentar el entrenamiento de fuerza sigue siendo una de las herramientas más eficaces para mejorar la composición corporal, sobre todo si te sientes estancado. Dado que el tejido muscular se regenera con rapidez, entrenar con constancia es fundamental para la salud. En resumidas cuentas, el entrenamiento de resistencia fragmenta la musculatura y las proteínas la reparan. Las proteínas desarrollan la musculatura por medio de la síntesis de proteínas musculares, el proceso que te permite ganar fuerza y definición muscular. Como ya sabes, desarrollar tejido muscular sano puede determinar tu composición corporal de por vida.

El primer ajuste que suelo hacer en el plan de los pacientes es aumentar su entrenamiento de resistencia. A continuación suelo añadir entrenamiento de intervalos de alta intensidad (HIIT), es decir, sesiones de ejercicio intenso (hasta alcanzar al menos el 80% de la frecuencia cardiaca máxima) intercaladas con periodos de recuperación en los que se realizan ejercicios de menor intensidad o se descansa.

Para guiarte en la elaboración de tu propio plan, estos son los puntos de referencia que recomiendo para el nivel principiante, intermedio y avanzado, según lo establecido por el Colegio Estadounidense de Medicina Deportiva (ACSM).

NIVEL PRINCIPIANTE (básico)

- Al menos 150 minutos de entrenamiento aeróbico de intensidad moderada por semana.
O
- 75 minutos de actividad física aeróbica intensa.
O
- Una combinación equivalente de actividad aeróbica de intensidad moderada y vigorosa por semana.
MÁS
- Entrenamiento de resistencia de intensidad moderada o elevada en el que participen todos los grupos musculares principales, al menos dos días por semana.
O
- Entrenamiento de resistencia de cuerpo entero dos días por semana.

NIVEL INTERMEDIO

- Al menos 150 minutos de entrenamiento aeróbico intenso por semana.
- Entrenamiento de resistencia de intensidad moderada o elevada en el que participen todos los grupos musculares principales, de tres a cuatro veces por semana, con entre ocho y doce repeticiones por ejercicio.

NIVEL AVANZADO

- Al menos 150 minutos de entrenamiento aeróbico intenso por semana.
- Entrenamiento de resistencia de alta intensidad en el que participen todos los grupos musculares principales, de cuatro a seis veces por semana, adaptado a tus objetivos concretos.

Determina tu estado de entrenamiento

Estado de entrenamiento	Experiencia de entrenamiento	Tiempo de desentrenamiento (sin entrenar ni hacer ejercicio)	Técnica de ejercicio
Principiante	Hasta 2 meses	8 meses o más	En desarrollo
Intermedio	Entre 2 y 12 meses	Entre 4 y 8 meses	Bueno
Avanzado	Entre 1 y 3 años	Entre 1 y 4 meses	Excelente

Muchas veces, mis pacientes se muestran preocupados y frustrados al no ver resultados, al margen de que tengan un entrenador o lo hagan por su cuenta. Analicemos un par de razones que pueden explicarlo.

1. La falta de sobrecarga progresiva. Esto significa que no estás aumentando gradualmente la dificultad de tu entrenamiento a medida que tu cuerpo se adapta al estrés o a la demanda actual de los ejercicios.
2. Falta de constancia. Esto significa que en realidad no te estás ajustando a tu plan.

La solución consiste en elaborar un plan que funcione dentro de tus parámetros. Tu rutina de ejercicios debe ser compatible con tu forma de vida (obligaciones laborales, horarios de los niños, planes de viaje, etc.) y no causar disrupciones. Es cierto que he mencionado la frecuencia de entrenamiento recomendable según tu estado, pero cualquier plan que no encaje en los compromisos innegociables de tu vida solo te preparará para el fracaso. Necesitas un programa que te permita ser constante y obtener resultados.

El primer paso es identificar el objetivo del entrenamiento. Fijar objetivos es uno de los elementos que más se pasan por alto al crear el plan. Si te lo saltas, no tendrás una idea clara de lo que debes hacer, ya sea en casa o en el gimnasio. ¿Te pones a entrenar siguiendo un programa por escrito y sabiendo lo que haces? ¿O vas de una máquina de pesas a otra, preguntándote qué hacer, hasta que acabas eligiendo ejercicios al azar? ¿Te sientes intimidado por todo el equipo del gimnasio y al final vuelves a la zona de cardio? Tener un objetivo de entrenamiento claro y concreto te puede ayudar a no sentirte abrumado.

Es fundamental que descubras **dónde estás, adónde quieres ir y cuál es la forma óptima de llegar.** Si tiendes a omitir este paso, lo más probable es que no alcances los resultados deseados. Una forma de identificar un objetivo de entrenamiento y seguir por el buen camino consiste en crear un objetivo inteligente o «SMART» (eSpecífico, Medible, orientado a la Acción, Realista y con una ventana Temporal).

---

5 consejos para fijar objetivos de *fitness* realistas

- Usa la visualización para encontrar tu porqué.
- Descompón los objetivos generales en partes más pequeñas.
- Crea hábitos cotidianos que te ayuden a alcanzarlos.
- Fíjate objetivos desafiantes pero factibles.
- Disfruta del reto.

EJEMPLO DE OBJETIVO «SMART»

Sexo: Mujer
Edad: 40
Porcentaje de grasa corporal actual: 35%
Nivel de entrenamiento: Intermedio

OBJETIVO

Específico: Quiero perder peso para que me resulte fácil hacer senderismo con mi familia.
Medible: Quiero perder un 10% de grasa corporal.
Orientado a la acción: Voy a hacer ejercicio cinco días por semana.

> ### CONSEJO
>
> Para asegurarte de que tu objetivo sea realista, considera estos factores:
>
> - ¿Cuántos años tienes?
> - ¿Qué experiencia tienes haciendo deporte?
> - ¿Cuánto tiempo puedes dedicar a entrenar?
>
> Dado que tendemos a ser demasiado entusiastas y a veces apuntamos a las estrellas, una solución consiste en restar el 10% al objetivo creado originalmente.

Ventana temporal: Un objetivo a corto plazo sería hacer ejercicio cinco veces por semana, mientras que un objetivo a largo plazo sería seguir este programa durante seis meses.
Objetivo «SMART» final: Quiero perder un 10% de grasa corporal para poder disfrutar del senderismo con mi familia. Para alcanzarlo dedicaré tres días por semana al entrenamiento de resistencia de cuerpo entero en casa, y dos días por semana al entrenamiento cardiovascular, para prepararme para el viaje en el que haremos senderismo dentro de seis meses.

Registra aquí tu propio objetivo «SMART»:

_____
_____
_____
_____
_____
_____

Cuando hayas identificado un objetivo «SMART» (o dos como máximo), tendrás que identificar cualquier obstáculo que pueda impedirte avanzar. Anota todos tus compromisos y cualquier cosa que pueda impedirte alcanzar tu objetivo. ¿A qué hora tienes que estar en el trabajo? ¿A qué hora tienes que recoger a los niños o llevarlos a una actividad extracurricular o a un evento? ¿Qué pasa si se ponen enfermos y se quedan en casa? ¿Tienes alguna lesión recurrente? ¿Viajas con frecuencia? Anota todos los compromisos y las circunstancias innegociables de tu agenda, junto con algunas soluciones posibles para cuando surjan.

Ejemplo: Todos los días empiezo a trabajar a las 8:30 horas. Hago un viaje de negocios al mes. Debo completar todas mis actividades antes de las 20:00 horas para poder pasar tiempo con mi familia.

- Si pasa algo que me impide realizar un entrenamiento formal, me comprometo a hacer 15 flexiones, 25 sentadillas y una caminata rápida por el barrio.
- Si estoy de viaje de negocios, iré al gimnasio del hotel o haré ejercicios de peso corporal en la habitación por las mañanas. Durante el viaje daré prioridad a optimizar mi nutrición.

Apunta tus obstáculos y algunas alternativas para cuando surjan problemas:

_____
_____
_____
_____

A continuación vamos a determinar el plazo de tu objetivo y tu frecuencia de entrenamiento semanal. Consulta la agenda para ver qué tienes planificado. Según estos planes, decide un plazo realista para alcanzar tu objetivo: ¿tres meses, seis meses, un año? ¿Te resulta posible programar sesiones de entrenamiento cinco días por semana? Siempre puedes añadir más días, pero asegúrate de establecer un objetivo de referencia que puedas alcanzar todas las semanas.

Ejemplo: Perderé un 10% de grasa corporal en seis meses haciendo entrenamiento de resistencia tres días por semana y cardio dos veces por semana.

Registra aquí las fechas y la frecuencia de tu objetivo «SMART»:

_____
_____
_____

Ahora que hemos aclarado tu objetivo «SMART», hemos identificado tus compromisos innegociables, hemos previsto los posibles obstáculos para ser constante y hemos establecido la frecuencia y el plazo de tu entrenamiento, pasemos a la selección de ejercicios.

FUNDAMENTOS DEL ENTRENAMIENTO

Las diferentes etapas del entrenamiento conducen a adaptaciones físicas concretas. Elige cada etapa según tu nivel de entrenamiento y tu objetivo «SMART». Estas son las cinco etapas que establece la Academia Nacional de Medicina Deportiva.[5]

1. **Estabilización.** Capacidad para proporcionar un soporte articular dinámico para mantener una postura correcta durante todos los movimientos. Este es un buen punto de partida para que los principiantes construyan una base antes de añadir carga (o pesas) a los ejercicios.
2. **Aguante muscular.** Capacidad de producir y mantener la fuerza durante periodos prolongados.
3. **Hipertrofia muscular.** Aumento del tamaño de los músculos agrandando las fibras del músculo esquelético.
4. **Fuerza muscular.** La capacidad del sistema neuromuscular de producir tensión interna para superar una fuerza externa. (Es fundamental contar con una estabilización sólida antes de pasar a esta adaptación).
5. **Potencia muscular.** La capacidad del sistema neuromuscular de producir la mayor fuerza posible en el menor tiempo posible. Piensa en los movimientos explosivos.

En este libro nos centraremos en los niveles principiante e intermedio, combinando el aguante muscular con el entrenamiento cardiovascular. Si quieres saber más acerca de otras adaptaciones para distintos niveles de forma física, visita <www.forever strongbook.com>, donde encontrarás programas de muestra para diferentes objetivos de entrenamiento (en inglés).

Calentamiento

Hay demasiada gente que se salta este aspecto fundamental del entrenamiento, probablemente el más importante para prevenir lesiones. El calentamiento prepara el cuerpo para los ejercicios del entrenamiento al aumentar el rango de movimiento, mejorar el flujo sanguíneo de los músculos y, en general, activar todo tu sistema antes de darle intensidad con el entrenamiento.

Un calentamiento dinámico que incluya movimientos en lugar de estiramientos estáticos puede empezar con cinco minutos de actividad cardiovascular (caminadora, elíptica, trotar en el sitio elevando las rodillas) de intensidad baja a moderada, seguido de entre cinco y quince minutos de movimientos adecuados a los ejercicios que se vayan a hacer. Las áreas importantes del calentamiento son el juego de tobillos, el juego de caderas y la columna vertebral en la zona central de la espalda. El calentamiento también es esencial antes de hacer cardio.

Selección de ejercicios y normas básicas

Aquí tienes unos cuantos consejos para elegir qué ejercicios incluir en el programa:

- Selecciona ejercicios que sepas ejecutar correctamente. Hacerlo de la forma correcta es prioritario en cualquier ejercicio.
- Crea un equilibrio entre los grupos musculares y las pautas de movimiento. Entrena cada grupo muscular entre tres y cinco veces por semana, dejando de 48 a 72 horas de recuperación entre sesiones.
- Piensa en formas de hacer que tu selección de ejercicios actual sea más desafiante cuando estés en condiciones de avanzar. ¿Añadir más carga (peso)? ¿Aumentar el tiempo bajo tensión?
- Tu rendimiento será un reflejo de la calidad del sueño y la nutrición. No pases por alto la recuperación, o el entrenamiento se verá afectado.

- *Consejo extra*: Para obtener más beneficios, haz el cardio y el ejercicio de intervalos en una sesión matinal, y luego completa una sesión de entrenamiento de resistencia entre seis y ocho horas después. Las investigaciones indican que las sesiones seguidas de ejercicios de fuerza y aeróbicos son menos eficaces a causa del escaso tiempo de recuperación, insuficiente para lograr el máximo beneficio.[66] Sin embargo, este tipo de programación es idónea, no obligatoria. Lo más importante es que completes las sesiones.

Puede que ahora mismo tu cerebro se haya saturado con toda esta información. Tómate el tiempo que necesites para absorberla. Luego te ofreceré unas directrices que pueden ayudarte a empezar fácilmente. No existe una sola forma de diseñar programas, pero mi objetivo es enseñarte lo básico para que agarres confianza a la hora de hacer ejercicio.

Recuerda que tu cuerpo es tridimensional. Esto puede parecer evidente, pero veo a demasiadas personas que hacen ejercicio como si se hubieran olvidado que no solo pueden mover el cuerpo adelante y atrás (lo que se conoce como «plano de movimiento sagital»). Nuestro cuerpo también es capaz de moverse lateralmente y de girar. Un programa completo requiere equilibrio entre los grupos musculares e incorpora todas nuestras pautas de movimiento. El entrenamiento también debe equilibrar los movimientos de tracción (por ejemplo, remo, *curl* de bíceps, *press* de hombros lateral) con movimientos de empuje (flexiones, *press* de pecho, *press* militar con mancuernas). Los ejercicios de piernas tienen su propia categoría, más allá de empujar o tirar, porque la mayoría incorpora los músculos anteriores (delanteros) y posteriores (traseros) de forma sinérgica, excepto si se utiliza una máquina para trabajar músculos concretos.

Equilibrar los entrenamientos combinando las categorías de empujar, tirar y piernas puede ayudar a reducir la sensación de desconcierto a la hora de decidir qué combinaciones de ejercicios elegir. Después hay que vincular los planos de movimiento. Por ejemplo, un *press* de pecho es como un *press* militar con mancuernas en lo relativo a la mecánica, pero el movimiento se realiza en un plano diferente. Los grupos de músculos que se trabajan con cada uno de estos ejercicios son distintos a causa de la posición espacial de las pesas.

***Consejo:** Haz primero los ejercicios más importantes, cuando tengas más energía, concentración mental y tiempo. Priorizar los movimientos que realizas al máximo nivel te acercará mucho más a tu objetivo. Si al final tienes que interrumpir el entrenamiento, al menos habrás ejecutado con constancia el objetivo principal.*

CONEXIÓN MENTE-MÚSCULO

El ejercicio empieza en el cerebro. Puedes utilizar el entrenamiento físico no solo para aumentar la fuerza, sino también para agudizar tu capacidad de atención. Varios estudios demuestran que la mejora muscular aumenta cuando visualizamos el músculo objetivo y le dirigimos conscientemente la actividad y la concentración mientras hacemos ejercicio. Por ejemplo, al hacer *curls* de bíceps, centra tu atención en la contracción del bíceps en cada repetición. Todos los ejercicios requieren conexión mente-músculo.

Tu intención es la clave. La atención dirigida se asocia a una mayor activación, ya que posiblemente reduce la contribución de otros músculos. Antes de empezar a entrenar, pon el teléfono en silencio y concéntrate en la zona que estés ejercitando. Ignorar el sonido de los mensajes de texto y las alertas te ayudará a concentrarte en los músculos que trabajas en cada ejercicio. A largo plazo, este enfoque puede mejorar tu entrenamiento tanto mental como físicamente.[7]

Y ahora... Aquí tienes un programa que no utiliza más equipo que unas mancuernas y se centra en el aguante muscular y el entrenamiento cardiovascular, y va dirigido a gente con un nivel de entrenamiento principiante/intermedio. (Si quieres ver programas de entrenamiento más avanzados, visita <www.foreverstrongbook.com>).

Este programa está diseñado para que resulte accesible a todo el mundo, en casa o en el gimnasio.

Vamos a echar otro vistazo al ejemplo anterior.

Objetivo «SMART»: Quiero perder un 10% de grasa corporal para poder disfrutar del senderismo con mi familia. Para alcanzarlo dedicaré tres días por semana al entrenamiento de resistencia de cuerpo entero en casa, y dos días por semana al entrenamiento cardiovascular, para prepararme para el viaje en el que haremos senderismo dentro de seis meses.

Circunstancias innegociables y compromisos que podrían obstaculizar el objetivo: Todos los días empiezo a trabajar a las 8:30 horas, hago un viaje de negocios al mes y debo completar todas mis actividades antes de las 20:00 horas para poder pasar tiempo con mi familia. Planificaré el entrenamiento en casa por la mañana.

Horario y frecuencia del entrenamiento: Tres días de entrenamiento de resistencia y dos días de cardio.

Lunes: Entrenamiento de resistencia de cuerpo entero
Martes: Cardio de bajo impacto
Miércoles: Entrenamiento de resistencia de cuerpo entero
Jueves: Cardio de alto impacto
Viernes: Entrenamiento de resistencia de cuerpo entero

INSTRUCCIONES PARA EL ENTRENAMIENTO

Equipo necesario: mancuernas (más información sobre la selección del peso inicial en la pág. 287), banco (opcional)

Bloque A: Calentamiento (ejercicios con peso corporal)
Bloque B: Primer circuito (mancuernas)
Bloque C: Segundo circuito (mancuernas)
Enfriamiento: Bajada de la frecuencia respiratoria, usando por ejemplo la respiración cuadrada: inhala durante cuatro segundos, retén cuatro segundos, exhala cuatro segundos, retén cuatro segundos, y repite.

1. Completa dos rondas del bloque A (calentamiento) con cero segundos de descanso entre rondas.
2. Después pasa a los ejercicios del bloque B y completa tantas rondas como puedas (AMRAP) durante diez minutos.
3. Descansa dos minutos.
4. Después pasa diez minutos haciendo ejercicios del bloque C, completando tantas rondas como puedas (AMRAP).
5. Enfría. Ya está.

Notas adicionales

- Para todos los movimientos unilaterales (de un solo lado), realiza el número de repeticiones programado con cada lado.
- En la columna «Repeticiones» de más abajo, los movimientos de un solo lado se identifican con «c/l». Esto significa «cada lado». MC = mancuerna. Alt. = alternar lados izquierdo y derecho.
- Antes de empezar, consulta en <www.foreverstrongbook.com> la videoteca de ejercicios (Free Resources/Five-Day Training Program). Más adelante mencionaremos también el nombre en inglés con que figura en la videoteca.
- En la página 287 encontrarás información sobre la forma de seleccionar el peso inicial para cada ejercicio.

PROGRAMA DE ENTRENAMIENTO DE CINCO DÍAS

DÍA 1. CUERPO ENTERO

Ejercicios	Rondas	Repeticiones	Descanso
A1 **Sentadillas con elevación alt. de brazos**	2	5	
Notas:			
A2 **Estiramiento de flexores de cadera**		20 s c/l	0
Notas:			

10 min AMRAP

B1 *Press* **de pecho alt. MC**		15 c/l	
Notas:			
B2 **Remo inclinado. MC**		15	
Notas:			
B3 **Tijera. MC**		15 c/l	0
Notas:			

Descansa 2 minutos y pasa al siguiente ejercicio. AMRAP

10 min AMRAP

C1 **Abdominales inversos**		10	
Notas:			
C2 **Plancha lateral codo a rodilla**		10 c/l	
Notas:			
C3 **Caminata del oso**		10 c/l	Ya está.
Notas:			

DÍA 1. BIBLIOTECA DE EJERCICIOS

BLOQUE A: CALENTAMIENTO

Sentadillas con elevación alterna de brazos (*squat to reach*). Se trata de un calentamiento de caderas que facilita la extensión y la rotación de la columna vertebral a la altura del tórax. Tómate tu tiempo y concéntrate en la respiración durante todo el ejercicio.

1. Empieza con los pies separados más allá del ancho de los hombros, como en las sentadillas que hacen los luchadores de sumo.
2. Haz una sentadilla bajando tanto como puedas.
3. Coloca el codo derecho contra la rodilla derecha y úsalo para empujarla ligeramente hacia afuera mientras extiendes el brazo izquierdo hacia el techo. Sigue la mano izquierda con la vista.
4. A continuación repítelo hacia el otro lado: coloca el codo izquierdo contra la rodilla izquierda y úsalo para empujarla ligeramente hacia afuera mientras extiendes el brazo derecho hacia el techo. Sigue la mano derecha con la mirada.
5. Vuelve al centro en posición de sentadilla. Levanta los dos brazos en forma de V encima de la cabeza y ponte de pie.
6. Haz 5 repeticiones.

Estiramiento de los flexores de cadera (*hip flexor stretch*). Sirve para calentar los músculos flexores de la cadera.

1. Ponte de rodillas en el suelo. Deja apoyada la rodilla izquierda en el suelo y adelanta el pie derecho para formar un ángulo de 90 grados.
2. Aprieta los glúteos y adelántate ligeramente para activar el cuádriceps izquierdo, con cuidado de no doblar la espalda.
3. En esta postura, respira profundamente varias veces y empezarás a notar cómo se abren los flexores de cadera después de cada respiración profunda.

4. Mantente así 20 segundos y cambia al otro lado.
5. Completa otra ronda de calentamiento con sentadillas con elevación alterna de brazos.

BLOQUE B: AMRAP

Press de pecho alterno con MC (alt. DB *chest press*). La finalidad del *press* de pecho es aumentar el tiempo que los músculos pasan en tensión, lo que aumentará la frecuencia cardiaca y hará este ejercicio más desafiante mientras trabajas el pecho, los hombros y los tríceps. Este ejercicio también es excelente para el *core* (abdomen y parte baja de la espalda), ya que se emplea para estabilizar el movimiento.

1. Se puede hacer en un banco o en el suelo.
2. Empieza con las dos mancuernas (el peso que prefieras) arriba, alineadas con los hombros.
3. Baja la mancuerna derecha a la posición de *press* de pecho mientras te estabilizas con el brazo izquierdo levantado y sujetas en el aire la mancuerna izquierda.
4. Empuja el brazo derecho a la posición inicial y luego baja el brazo izquierdo mientras estabilizas el lado derecho con la mancuerna derecha levantada.
5. Haz 15 repeticiones con cada brazo (30 repeticiones en total).

Remo inclinado con MC (DB *underhand grip row*). En este ejercicio trabajarás los dorsales (espalda) y los bíceps.

1. Quédate de pie con los pies separados al ancho de los hombros, sujetando una mancuerna en cada mano.
2. Gira las palmas de las manos de modo que queden enfrente e inclina la parte superior del cuerpo hacia adelante entre 45 y 90 grados, con la espalda tan recta como puedas.
3. Tira hacia atrás de los codos como si quisieras juntar los omóplatos. Levanta los codos hasta que las manos lleguen a la altura de los bolsillos de los pantalones.

4. A continuación, estira los brazos hacia abajo hasta la posición inicial.
5. Completa 15 repeticiones.

Tijera con MC (DB *split squat*). En este ejercicio trabajarás los cuádriceps, los isquiotibiales, los glúteos y la zona de la cadera.

- Empieza con una mancuerna en cada mano; coloca un pie hacia adelante y el otro hacia atrás, levantando el talón de este último.
- Baja a la posición de sentadilla, con la pierna delantera en un ángulo de 90 grados. (No dejes que la rodilla quede por delante de los dedos de los pies). Mantén vertical la parte superior del cuerpo durante todo el ejercicio.
- Vuelve a la postura inicial.
- Completa 15 repeticiones con cada pierna.
- Empieza de nuevo con el *press* de pecho alterno con MC y continúa hasta que el cronómetro marque 10 minutos.

BLOQUE C: AMRAP

Abdominales inversos (*reverse crunch*). Este ejercicio trabaja el *core*. Prepárate para tener punzadas en los abdominales.

1. Puedes hacer este ejercicio en el suelo o en un banco.
2. Túmbate boca arriba y levanta los pies hacia el techo, con las rodillas ligeramente flexionadas. Si sientes demasiada tensión en la zona lumbar en esta postura, forma un triángulo con las manos y colócatelas debajo del coxis.
3. Baja los pies al suelo. El objetivo es dejar los pies a unos cinco centímetros del suelo, pero de momento llega adonde puedas y ve bajando más las piernas, manteniendo recta la parte inferior de la espalda.

Plancha lateral codo a rodilla (*side plank elbow to knee*). Este ejercicio trabaja los oblicuos.

1. Acuéstate de lado con el codo debajo del hombro. Puedes poner un pie encima del otro o colocarlos en posición escalonada, uno adelante del otro.
2. Empuja las caderas hacia el techo para ponerte en la postura de plancha lateral, manteniendo el lado superior del cuerpo en línea recta.
3. Estira el brazo superior encima de la cabeza y levanta el pie superior para alejarlo del que está en el suelo. Flexiona el codo y la rodilla hasta que se toquen y luego extiéndelos hasta la posición inicial.
4. Completa 10 repeticiones y vuelve a hacerlo tumbándote del otro lado.

Nota: Si te resulta demasiado difícil juntar el codo y la rodilla, empieza acostándote de lado con el codo en el suelo, alineado con el hombro. Flexiona las rodillas de modo que queden alineadas con las caderas, con los pies por detrás de ti. Debes tener el cuerpo en línea recta, con los pies por detrás. Empuja las caderas hacia el techo, mantén la postura y luego bájalas. Repite 10 veces y cambia al otro lado.

Caminata del oso (*bear crawls*). Esto ejercita todo el cuerpo y aumenta la frecuencia cardiaca.

1. Empieza con rodillas y manos sobre el suelo, con los dedos de los pies doblados.
2. Levanta las rodillas del suelo.
3. Gatea hacia enfrente desplazando la rodilla izquierda hacia el codo izquierdo mientras adelantas el brazo derecho. Ahora desplaza la rodilla derecha hacia el codo derecho mientras adelantas el brazo izquierdo. Sigue gateando hasta completar 10 repeticiones con cada lado (20 repeticiones en total). Procura mantener las rodillas tan cerca del suelo como sea posible para trabajar el *core*. Puedes gatear 20 veces hacia adelante, o 10 hacia enfrente y 10 hacia atrás.

4. Cuando hayas completado este bloque, vuelve a empezar con el primer ejercicio y continúa hasta que el cronómetro marque 10 minutos.

DÍA 2. CARDIO DE BAJO IMPACTO

Nota: ¡No olvides calentar antes de hacer cardio!

Elige tu tipo favorito de cardio de bajo impacto. Por ejemplo, nadar, montar en bicicleta, remar, elíptica, caminar en terreno estable o por el campo.

Durante el ejercicio de baja intensidad debes trabajar al 50-60% de la frecuencia cardiaca máxima. Sirve cualquiera de los ejercicios que acabo de mencionar. O puedes calcularla con esta ecuación: 220 - tu edad = pauta general para la frecuencia cardiaca máxima. A continuación, multiplica ese número por el porcentaje de la zona de frecuencia cardiaca objetivo.

DÍA 3. CUERPO ENTERO

Ejercicios	Rondas	Repeticiones	Descanso
A1 **Sentadillas con palanca**	2	20 s	
Notas: _____			
A2 **T, Y, L, W**		8 c/l	0
Notas: _____			
10 min AMRAP			
B1 **PMR a una pierna**		10 c/l	
Notas: _____			
B2 **Flexiones**		10	

Ejercicios	Rondas	Repeticiones	Descanso
Notas: _____			
B3 **Extensión de hombros con puente de glúteos MC**		10	0
Notas: _____			

Descansa 2 minutos y pasa al siguiente ejercicio. AMRAP

10 min AMRAP

Ejercicios	Rondas	Repeticiones	Descanso
C1 **Sentadillas frontales MC**		15	
Notas: _____			
C2 *Curl* **MC**		15	
Notas: _____			
C3 **Extensión de brazos MC**		15	Ya está.
Notas: _____			

DÍA 3. BIBLIOTECA DE EJERCICIOS

BLOQUE A: CALENTAMIENTO

Sentadillas con palanca (*squat prying*). Sirven para calentar toda la cadera y la columna vertebral.

1. Empieza haciendo una sentadilla con las piernas separadas y los dedos de los pies apuntando ligeramente hacia fuera.
2. Baja tanto como puedas y coloca los codos contra el interior de las rodillas.
3. Empuja con los codos hacia fuera para abrir las rodillas y levanta el pecho. Respira profundamente varias veces y mantente así 20 segundos.

T, Y, L, W (*Ts, Ys, Ls, Ws*). Este ejercicio es para calentar toda la zona de los hombros y la espalda. (Si quieres, puedes hacerlo con mancuernas de 2 a 2.5 kilos).

1. **T.** Dobla el tronco hacia enfrente, entre 45 y 90 grados, con las rodillas ligeramente flexionadas.
2. Extiende los brazos rectos frente a ti (deben estar alineados con el pecho) y gira las palmas hacia enfrente.
3. Lleva los brazos hacia los lados, sin doblarlos, y devuélvelos a la posición inicial. Muévete a buen ritmo, llevando los brazos al lado hasta formar una T y bajándolos rápidamente a continuación.
4. Completa 8 repeticiones.
5. **Y.** Empieza en la misma postura que antes, pero esta vez, en lugar de formar una T con los brazos, forma una Y.
6. Con el tronco inclinado y los brazos extendidos hacia enfrente, alineados con el pecho, gira las palmas de las manos para que se miren entre sí y sube los brazos para formar una Y a la altura de la cabeza.
7. Completa 8 repeticiones.
8. **L.** Empieza en la misma postura inclinada de antes y lleva los codos hacia atrás para formar un ángulo de 90 grados, como cuando haces flexiones.
9. A continuación, mantén los codos en el sitio y levanta las manos como si te estuvieran deteniendo. Bájalas de nuevo y vuelve a la postura inicial.
10. Completa 8 repeticiones.
11. **W.** Sin abandonar la misma postura inclinada, forma un ángulo de 90 grados con las palmas hacia ti (como si estuvieras haciendo un *curl* de bíceps).
12. A continuación, manteniendo el ángulo de 90 grados, sube los brazos hacia los lados, aprieta la parte superior de la espalda y vuelve a bajar los brazos, formando una W.
13. Completa 8 repeticiones y después vuelve a hacer sentadillas con palanca para completar otra ronda de calentamiento.

BLOQUE B: AMRAP

PMR (peso muerto rumano) a una pierna (*kickstand RDL*). Este ejercicio sirve para trabajar los isquiotibiales.

1. Con una mancuerna en cada mano, coloca un pie más adelantado que el otro, con los dedos del pie de atrás doblados y el talón levantado (para que te dé equilibrio).
2. A continuación, desplaza el cuerpo hacia adelante para apoyar el 90% del peso sobre la pierna delantera.
3. Imagina que tienes sujetas las rodillas y la espalda, de modo que solo puedes moverte empujando hacia atrás los glúteos y las caderas. Dóblate por las caderas para completar el movimiento de peso muerto.
4. Mantén las dos mancuernas alineadas directamente con la pierna delantera, como si estuvieras presionándolas contra ella todo el tiempo. Si mantienes las mancuernas cerca de la pierna, no castigarás mucho la zona lumbar.
5. A continuación, empuja las caderas hacia delante para que la parte superior del cuerpo vuelva a la postura inicial.
6. Completa 10 repeticiones y cambia de lado.

Flexiones (*push-ups*). Este es un ejercicio de cuerpo entero.

1. Empieza en posición de plancha. Aprieta los glúteos, deja la espalda recta y completa 10 flexiones. Si puedes, haz las flexiones de la forma convencional. De lo contrario, puedes apoyar las rodillas en el suelo o elevar las manos con una plataforma.

Extensión de hombros con puente de glúteos MC (*DB Glute bridge pullover*). Esto trabaja glúteos, isquiotibiales y dorsales, lo que resulta especialmente útil si te pasas sentado gran parte del día.

1. Empieza con una mancuerna de poco peso.
2. Túmbate boca arriba, apoya los pies en el suelo y sujeta la mancuerna con ambas manos.

3. A continuación, empuja las caderas y la mancuerna hacia el techo.
4. Con los brazos rectos, baja la mancuerna hacia el suelo hasta que llegue a la altura de la cabeza y empújala de nuevo a la posición inicial. **Nota:** Debes mantener las caderas elevadas del suelo todo el tiempo, en la postura del puente de glúteos.
5. Completa 10 repeticiones. Vuelve al primer ejercicio y continúa con la ronda hasta que el cronómetro marque 10 minutos.

BLOQUE C: AMRAP
Sentadillas frontales MC (*goblet squat*). Esto trabaja la parte inferior del cuerpo y el *core*.

1. Quédate de pie con los pies separados a la altura de los hombros.
2. Sujeta una mancuerna con ambas manos y apóyatela contra el pecho.
3. Baja hasta hacer una sentadilla y vuelve a subir, sin separar la mancuerna del pecho.
4. Completa 15 repeticiones.

***Curl* MC (*DB curl*).** Este ejercicio trabaja los bíceps.

1. Quédate de pie con los pies separados más o menos a la altura de los hombros, sujetando una mancuerna con cada mano.
2. Empieza con los brazos a los lados y las palmas hacia enfrente; sube las mancuernas flexionando los codos y contrólalas mientras las bajas. Intenta mantener los codos en su sitio, de modo que solo se muevan los antebrazos hacia arriba y hacia abajo.
3. Completa 15 repeticiones.

Extensión de brazos MC (*DB kickbacks*). Este ejercicio trabaja los tríceps.

1. Empieza con una mancuerna en cada mano. Inclínate hacia delante, apretando los músculos de la espalda para mantenerlos activos, y echa los codos hacia atrás.
2. Sin cambiar de postura, extiende los brazos hacia atrás (notarás la contracción de los tríceps) y después vuelve a flexionar los codos.
3. La clave está en no mover los brazos arriba y abajo. No debes moverte, excepto para extender los brazos hacia atrás. Mantén la espalda tan recta como puedas.
4. Completa 15 repeticiones y vuelve al primer ejercicio. Continúa con la ronda hasta que el cronómetro marque 10 minutos.

DÍA 4. CARDIO DE ALTO IMPACTO

Nota: ¡No olvides calentar antes de hacer cardio!

Elige tu forma favorita de actividad cardio de alto impacto. Por ejemplo, entrenamiento de intervalos de alta intensidad (HIIT), *sprints* a intervalos, carrera o boxeo.

Durante los ejercicios de cardio de alta intensidad debes trabajar a un 70-80% de tu frecuencia cardiaca máxima. Elige una de las actividades que acabo de mencionar o calcula tu intervalo de frecuencia cardiaca usando esta fórmula: 220 - tu edad = pauta general para la frecuencia cardiaca máxima. A continuación, multiplica esa cifra por el porcentaje de la zona de frecuencia cardiaca objetivo.

DÍA 5. CUERPO ENTERO

Ejercicios	Rondas	Repeticiones	Descanso
A1 **Puente torácico**	2	3 c/l	
Notas:			
A2 **Plancha gradual**		10	0
Notas:			

10 min AMRAP

B1 **Zancadas alternas**		15 c/l	
Notas:			
B2 *Press* **de hombros alt. MC**		15 c/l	
Notas:			
B3 **Vuelo invertido MC**		15	0
Notas:			

Descansa 2 minutos y pasa al ejercicio siguiente. AMRAP

10 min AMRAP

C1 **Elevación lateral MC**		10 min AMRAP	10
Notas:			
C2 **Plancha con toque**		10 c/l	
Notas:			
C3 **Maleta con un solo brazo**		15 pasos (c/l)	Ya está.
Notas:			

DÍA 5. BIBLIOTECA DE EJERCICIOS

BLOQUE A: CALENTAMIENTO

Puente torácico (*thoracic bridge*). Sirve para calentar las zonas de la cadera y los hombros.

1. Ponte en la postura del perro boca abajo.
2. Adopta la postura de la caminata del oso.
3. Levanta una mano del suelo y da la vuelta, de modo que los dos pies queden apoyados en el suelo y la parte delantera del cuerpo esté orientada hacia el techo.
4. A continuación, empuja las caderas hacia arriba y extiende encima de la cabeza la mano que no tienes apoyada en el suelo.
5. Respira profundamente unas cuantas veces y vuelve a la posición inicial; después gira hacia el otro lado.
6. Completa 3 repeticiones por lado.

Plancha gradual (*plank walkouts*). Trabaja los flexores de cadera, los isquiotibiales, los hombros y el *core*.

1. Empieza de pie, en posición erguida, y flexiónate como si fueras a tocarte los dedos de los pies. (Si lo necesitas, flexiona las rodillas para no someter a tanta tensión los isquiotibiales).
2. A continuación, pon las manos en el suelo y camina con ellas hacia adelante hasta quedar en la postura de plancha.
3. Vuelve a caminar con las manos en dirección a los pies y repite 10 veces.
4. Vuelve al puente torácico y completa otra ronda de cada ejercicio.

BLOQUE B: AMRAP

Zancadas alternas (*alternating lunges*). Con este ejercicio trabajarás la parte inferior del cuerpo.

1. Empieza de pie. Puedes sujetar unas mancuernas o usar solo el peso corporal.
2. Da un paso adelante con una pierna para dar una zancada, y llévala hacia atrás para volver a la postura inicial.
3. Repite con la otra pierna para completar 15 repeticiones de cada lado (30 repeticiones en total).

Press de hombros alterno con MC (*alternating DB shoulder press*). Sirve para trabajar los hombros, los tríceps y el *core*.

1. Quédate de pie con los pies separados aproximadamente a la altura de las caderas.
2. Coloca las dos mancuernas en posición de *press* de hombros (con los brazos a los lados y los codos hacia fuera).
3. A continuación, empuja el brazo derecho hacia arriba mientras estabilizas el brazo izquierdo. Baja el brazo derecho y luego empuja el brazo izquierdo hacia arriba.

Nota: Si tienes limitaciones de movilidad en los hombros y no puedes completar el ejercicio sin inclinarte hacia atrás, cambia a una postura neutra. En lugar de poner las palmas hacia enfrente y los codos hacia los lados, echa los codos hacia dentro de modo que las palmas queden una frente a otra.

4. Completa 15 repeticiones con cada brazo (30 repeticiones en total).

Vuelo invertido MC (*DB reverse fly*). Trabaja la parte superior de la espalda. Tómate este ejercicio con calma.

1. Empieza de pie, con una mancuerna en cada mano.
2. Con las rodillas ligeramente flexionadas, inclínate, manteniendo la espalda recta, en un ángulo de 45-90 grados.
3. Coloca los brazos por delante, de modo que las palmas queden enfrentadas, y mantén las manos alineadas con el pecho.

4. A continuación, levanta los brazos hacia los lados apretando como si quisieras juntar los omóplatos.
5. Vuelve a la posición inicial y completa 15 repeticiones.
6. Regresa al primer ejercicio y continúa con la ronda hasta que el cronómetro marque 10 minutos.

BLOQUE C: AMRAP

Elevación lateral MC (*DB side raise*). Este ejercicio trabaja el deltoides (el músculo triangular de la parte superior del brazo).

1. Quédate de pie con los pies separados aproximadamente a la altura de las caderas, sujetando unas mancuernas de peso entre ligero y moderado.
2. Flexiona ligeramente los codos y, a continuación, levanta las mancuernas hacia los lados hasta llegar a la altura de los hombros (no las subas completamente). Vuelve a la postura inicial.
3. Completa 10 repeticiones.

Plancha con toque (*plank touches*). Este ejercicio trabaja el *core*.

1. Coloca un objeto en el suelo, enfrente de ti, a la distancia de tu brazo extendido. (Puedes usar un balón medicinal, una mancuerna, un zapato, etc.). Ponte en plancha con los pies separados.
2. Levanta del suelo la mano izquierda y extiéndela para tocar el objeto. Vuelve a apoyar la mano en el suelo y repite el movimiento con la mano derecha. Mantén las caderas en su sitio, sin desplazar el peso.
3. Completa una serie de 10 repeticiones con cada brazo (20 repeticiones en total).

Maleta con un solo brazo (*single-arm suitcase carry*). Este es un ejercicio para el *core*.

1. Sujeta una mancuerna con una mano. El objetivo de este ejercicio es activar el *core* hasta tal punto que la mancuerna no pueda hacer que te inclines. Aprieta los músculos del *core* para contrarrestar la fuerza de empuje de la pesa.
2. Camina hacia delante, manteniendo los hombros equilibrados.
3. Da 15 pasos sosteniendo el peso con la mano derecha; después pasa la mancuerna a la mano izquierda y da otros 15 pasos.
4. Vuelve al primer ejercicio y continúa con la ronda hasta que el cronómetro marque 10 minutos.

Variables que puedes modificar para añadir dificultad al cabo de cuatro semanas:

- Repeticiones
- Series
- Intensidad del entrenamiento
- Ritmo de repeticiones
- Volumen de entrenamiento (o carga)
- Intervalos de descanso
- Frecuencia de entrenamiento
- Duración del entrenamiento
- Selección de ejercicios

Preguntas frecuentes

P. ¿Cómo puedo seleccionar el peso inicial?
R. Cada persona empieza con un nivel de fuerza diferente. A la hora de elegir las mancuernas, recomiendo empezar con poco peso durante la primera semana. Familiarízate con el programa y haz un seguimiento del peso que levantas. (En los espacios marcados como «Notas» puedes apuntar los pesos y cualquier observación). El objetivo de mi programa es que te quedes a una o dos repeticiones de cansarte. Dicho de otra forma, cuando completes series con un peso determinado, debe quedarte suficiente «gaso-

lina en el depósito» para completar una o dos repeticiones más. Nunca sacrifiques la forma para aumentar el peso.

P. ¿Qué hago cuando el número de rondas o repeticiones aumenta de una semana a la siguiente?
R. Debes intentar mantener el mismo peso que la semana anterior.

P. ¿Qué hago cuando el número de rondas o repeticiones disminuye de una semana a la siguiente?
R. Debes intentar aumentar el peso respecto al que usaste la semana anterior.

P. ¿Qué hago cuando el número de repeticiones no varía de una semana a la siguiente?
R. Debes intentar aumentar el peso respecto al que usaste la semana anterior.

P. ¿Cómo puedo saber que ha llegado el momento de aumentar el peso en un ejercicio determinado?
R. Si ya completaste la última serie y aún te quedan fuerzas para completar de tres a cinco repeticiones adicionales, ya va siendo hora de que aumentes el peso. No tengas miedo de levantar mucho peso, siempre y cuando no sacrifiques la forma.

P. ¿Cómo aumento el peso si no tengo disponible un equipo más pesado?
R. Las bandas de resistencia, un chaleco con peso, el aumento del tiempo bajo tensión y la reducción del tiempo de descanso entre series son excelentes opciones.

P. ¿Qué debo hacer cuando tengo programado un ejercicio de un solo lado?
R. En todos los casos de movimiento unilateral, haz el número de repeticiones programado para cada lado. En la columna

«Repeticiones», los movimientos de un solo lado se identifican con «c/l» (eso quiere decir «cada lado»). Los ejercicios etiquetados como alternos (alt.), con un solo brazo o con una sola pierna, son fáciles de identificar como unilaterales. Sin embargo, hay otros movimientos unilaterales que no contienen estas palabras, como las zancadas, los estiramientos de los flexores de cadera, las planchas laterales, la caminata del oso, etc.

P. ¿Qué debo hacer si tengo un lado más débil que el otro?
R. Se trata de un problema frecuente. Empieza con el lado más débil. Lleva un registro del peso. Se irá nivelando con el tiempo. Asegúrate de realizar las repeticiones de la forma adecuada. La calidad es más importante que la cantidad.

P. ¿Por qué no hay tiempo de descanso programado durante el bloque A?
R. Nunca programo descansos durante el calentamiento (bloque A). El calentamiento sirve para aumentar la frecuencia cardiaca y, por tanto, el flujo sanguíneo, lo que permite que llegue más oxígeno a los músculos. Los movimientos no son demasiado agotadores y no es necesario descansar entre rondas. Sin embargo, si necesitas descansar, ¡descansa!

P. ¿Qué otras opciones de enfriamiento existen?
R. Elige una actividad que reduzca gradualmente tu frecuencia cardiaca. Estirar suavemente cada uno de los principales grupos musculares hará que tanto tu cuerpo como tu mente vuelvan a un estado de reposo, o haz los ejercicios de respiración mencionados atrás, en «Instrucciones para el entrenamiento».

P. ¿Cómo puedo saber si estoy completando correctamente los ejercicios?
R. Puedes encontrar un tutorial en video para cada ejercicio en <www.foreverstrongbook.com> (Free Resources/Five-Day Training Program).

P. ¿Cuál es la diferencia entre dolor y molestia?
R. Si te duele, deberás evitar el movimiento y consultar a un médico. Tener molestias como las punzadas, por otro lado, es algo que cabe esperar al empezar un nuevo programa. ¿Aún no sabes qué sientes? El dolor, que suele ser punzante y persistente, aparece con rapidez y dura más de un par de días, incluso aunque no te muevas. Las molestias, que son temporales, aparecen lentamente y se manifiestan en forma de ardor o tensión muscular. Las punzadas, que duran de 24 a 48 horas, son un dolor muscular de aparición tardía y puedes tenerlas después de entrenamientos intensos y con mucho peso. Para recuperarte mejor después del entrenamiento, asegúrate de estirar, descansar y comer alimentos de calidad.

P. ¿Cómo puedo seguir mis progresos?
R. Soy de la vieja escuela. Me gusta seguir mis progresos en un diario escrito a mano. Los espacios de «Notas» están pensados para que puedas realizar un seguimiento de los pesos y apuntar tus observaciones. Te recomiendo que busques el método que mejor te funcione y te ciñas a él. La coherencia es importante.

P. ¿Qué son las «victorias sin báscula»?
R. Se trata de mejoras que pueden pasar desapercibidas si solo te fijas en la báscula. Algunos ejemplos son que la ropa te queda mejor, que te sientes más activo con tu familia, que tienes más energía para tus actividades, que duermes mejor, que pierdes centímetros en vez de kilos, que ha mejorado tu salud mental y que presentas mejores marcadores médicos (presión arterial y niveles de azúcar en sangre). El viaje hacia la salud es mucho más que un número en una báscula.

P. ¿Cómo puedo registrar el punto de partida antes del programa?
R. ¡Saca fotos! No hace falta que las publiques en ningún lado. Mientras quemas grasa, también ganas músculo. La báscula

no contará toda la historia. Las fotografías de antes y después son mucho mejores para hacer un seguimiento de los cambios en la composición corporal.

P. No veo resultados. ¿Qué puedo hacer?
R. Examina con sinceridad tu vida cotidiana. ¿Qué haces durante las otras veintitrés horas? Si entrenas durante una hora y te pasas el resto del día anclado a un escritorio o inmóvil en el sillón, no tendrás grandes resultados. Además de seguir este programa, recomiendo dar unos 10 000 pasos al día. Si no te acercas siquiera a los 10 000, concéntrate tan solo en mejorar.

P. ¿Qué es más importante? ¿La constancia o la intensidad?
R. La constancia. Cuando la tengas dominada, puedes empezar a concentrarte en la intensidad.

¡Ya lo tienes! Ya revisamos los fundamentos científicos de por qué deberías hacer ejercicio, hablamos de cómo poner en práctica un programa compatible con tu vida, cubrimos los conceptos básicos de la elaboración de programas y exploramos los motivos por los que quizá no hayas visto resultados en el pasado. Recuerda que nunca es tarde para empezar. ¡Ponte metas pequeñas y tangibles, sé constante y experimenta la vida que te mereces!

TRUCOS ADICIONALES

- **El entrenamiento no basta para contrarrestar una mala dieta.**
- **Completa el entrenamiento al menos seis horas antes de irte a la cama.** Si tu horario no te lo permite, no pasa nada, siempre que eso no afecte negativamente al sueño.

- **Completa los entrenamientos más intensos los días en que normalmente te sientas más descansado y tengas más energía.**
- **Empieza por el ejercicio más importante del programa.** Si surge algo que interrumpa tu entrenamiento, al menos habrás completado los elementos más importantes que te impulsarán hacia tu objetivo.
- **La recuperación también es importante.** Párate a pensar en tu relación con el ejercicio. Si el cuerpo te pide descanso a gritos, pero la idea de saltarte un entrenamiento te provoca ansiedad, explora las posibles causas de esa emoción. Esfuérzate por replantearte la perspectiva de modo que el ejercicio sea algo que te haga bien, no algo que controla tu vida.

REAJUSTE MENTAL

CINCO ATRIBUTOS FUNDAMENTALES

Imaginemos que el trabajo que hemos hecho juntos es como construir la casa de tus sueños. Los materiales son los cinco atributos fundamentales que cada uno de nosotros tiene en su interior. Se trata de:

- Coraje
- Perseverancia
- Autodisciplina
- Adaptabilidad
- Resiliencia

Todos tenemos que cambiar parte de nuestra programación mental si queremos hacer cambios. El filtro a través del que procesas la información y las experiencias viene determinado por la combinación de tus atributos innatos y el monólogo o el diálogo interior que los fortalece o debilita. Cada uno de estos atributos es un superpoder que, con la práctica, puedes maximizar para que te ayude a acortar la distancia entre la persona que eres ahora (tu yo actual) y la que quieres llegar a ser (tu yo del futuro).

Muchos estamos acostumbrados a analizar sistemáticamente estos rasgos en el contexto profesional, pero rara vez nos paramos a examinar su papel en la elaboración y la puesta en práctica de un plan de bienestar. No tener ejercitados estos atributos fundamentales es uno de los motivos por los que quizá en el pasado se te haya hecho cuesta arriba seguir un plan y alcanzar los resultados deseados. La buena noticia es que los atributos que alimentan tu sistema operativo subyacente son los hilos que te mueven como a una marioneta. Acostúmbrate a tirar del hilo correcto cuando proceda y sentirás la libertad que da el hecho de sincronizar tu yo del presente con el del futuro.

CORAJE

El coraje es tu mejor defensa contra la incomodidad del cambio. Para tolerar el cambio hay que desprenderse de las viejas creencias que nos limitan o de la talla de pantalones más grande; también hay que aceptar las mejoras, entender que el hambre no es una emergencia y reconocer que, a pesar de que puede ser desafiante, el verdadero entrenamiento físico es un privilegio, no un lastre. Debes desarrollar el coraje necesario para plantar cara a las incomodidades del pasado. Llegó la hora de que dejes de tolerar el enojo por los resultados que no obtuviste de las acciones que no tuviste el coraje de realizar.

Sin miedo no hay coraje. Para amplificar el coraje debes aceptar el miedo y recibirlo con los brazos abiertos. Reconozcamos que el miedo no es el enemigo, sino un suelo fértil en que cultivar el coraje. Al hablar del miedo es frecuente que nos centremos en las respuestas de lucha/huida o parálisis. En *Estrés: el lado bueno*, Kelly McGonigal menciona otras dos importantes respuestas al estrés que merecen atención y que te ayudarán a avanzar hacia la salud: 1) coraje y 2) cuidar y entablar amistad. Aprovechar una y otra te ayudará a avanzar desde las respuestas instintivas naturales y primarias hacia enfoques

más maduros y adaptativos ante el miedo.[8] **Muchas veces, precisamente en lo que estás evitando es donde reside tu poder. Esto incluye tanto los pensamientos como los comportamientos.**
Para ayudarte a enfrentarte al miedo de forma constructiva, desecha las alternativas de lucha, huida o parálisis. La respuesta más agresiva de todas es la del coraje, que implica reinterpretar las sensaciones internas que normalmente se etiquetarían como estrés. Por ejemplo, piensa en las «mariposas en el estómago» que sientes antes de embarcarte en un nuevo desafío. En lugar de interpretar ese sentimiento como algo negativo, reimagina esas mariposas en formación de ataque, preparándose para ayudarte a matar lo que sea que haya provocado tu nerviosismo. Practica visualizarte como el vencedor que quieres ser. Piensa menos y actúa más. Pon música intensa e instálate en ese yo del futuro que sabes que puedes ser.
La otra respuesta al miedo que puede ayudarte a alcanzar tus objetivos es la de cuidar y entablar amistad. Aquí, la clave está en buscar ayuda en la comunidad. ¿Tienes miedo de fracasar? Recluta a un compañero de equipo. Llama a un amigo y dile qué te pasa por la cabeza. Comprométete públicamente con tus objetivos y pide apoyo. Al formar equipo con otras personas, encontrarás poder en la comunidad. También puedes trabajar para apoyar a otra persona que esté en circunstancias similares. A menudo somos más propensos a cumplir las promesas que hacemos a los demás antes que las que nos hacemos a nosotros mismos. Cuando sientas que flaqueas, recurre a la fuerza de quienes te rodean. Recuerda que una vida con sentido no es una vida sin miedo, sino una vida con coraje.

PERSEVERANCIA

La perseverancia es la capacidad de llevar a cabo una tarea o un plan, aunque sea difícil o no tenga una gratificación inmediata. Establece claramente lo que quieres conseguir. Tus objetivos podrían estar relacionados con la fuerza, con el peso o con la longevidad. Podrían incluir la autoimposición de desafíos físicos exigentes. Pero cada uno de ellos se debe definir con metas medibles.

Perseverar es reconocer que te caerás, probablemente varias veces, pero no dejarás de levantarte. La paciencia y la autocompasión son necesarias para que la perseverancia obre su magia.

Todos pasamos por periodos en los que nos cuesta sacar adelante los planes. Hace no mucho, cuando me resultaba difícil cumplir los compromisos que me había propuesto, llamé a mi amiga y entrenadora Kara Killian para pedirle ayuda. Cargamos cada una con una mochila de veinte kilos y recorrimos juntas quince kilómetros por las calles de Nueva York. La marcha con carga, un elemento básico del entrenamiento militar, consiste en caminar cargando peso. Kara y yo lo hacíamos en invierno y en verano, lloviera o hiciera sol. ¡Era horrible! Pero lo hacíamos de todos modos, simplemente para generar perseverancia. Las quince primeras veces quise dejarlo, y luego sucedió algo mágico: acepté lo horrible que era. Experimenté la perseverancia que era fundamental para aunar el yo del presente y el yo del futuro. Esa consciencia me ayudó a persistir kilómetro tras horrible kilómetro.

AUTODISCIPLINA

Aunque la disciplina se regula externamente, la autodisciplina depende de la supervisión interna. Consiste en resistir las tentaciones, controlar las emociones y superar las debilidades. Todos hemos conocido a personas enormemente disciplinadas con mucho éxito en lo relativo a las finanzas, las amistades y la familia, pero que no tienen autodisciplina para cuidar su salud con constancia.

La forma más rápida de mejorar la autodisciplina consiste en elaborar un plan por si salen a flote tus debilidades. No te dejes sorprender por tu propia naturaleza humana. Estoy convencida de que sabes en qué sueles fallar. ¿Dónde abandonas la autodisciplina? ¿Cuando alguien lleva dulces a la oficina? Cuando te tomas una copa de vino después del trabajo, ¿te dices que no lo harás al día siguiente? Si no cuentas con estrategias de planificación para vencer a tu naturaleza humana, acabarás yendo por el placer/alivio/gratificación a corto plazo por encima de la salud a largo plazo. La forma más rápida de superar este ciclo contraproducente consiste en adelantarse a las consecuencias. El castigo adecuado te ayudará a cumplir tus objetivos.

Una de mis pacientes saqueaba la cocina todas las noches después de que su marido y sus hijos se fueran a dormir. Cuando se responsabilizó de ello, fue cuando dejó de picotear por la noche. Decidió que la próxima vez que rompiera la promesa que se había hecho tendría que sumergirse en el gélido mar que tenía cerca de casa. Le bastó con un baño helado para aprender a mantener su compromiso.

ADAPTABILIDAD

Controlar el entorno puede ayudarte a establecer prioridades y planificar una nutrición y un ejercicio adecuados. Pero si vives en el mundo real, sabes muy bien lo que ocurre con los planes por bien que se tracen. Para combatir la inevitable imprevisibilidad de la vida, prepárate para cambiar de marcha utilizando tus poderes de adaptabilidad.

Voy a ponerte un ejemplo sacado de mi propia experiencia. Cuando mi trabajo empezó a exigir cada vez más viajes, acabé comiendo y entrenando un poco al azar, lo que fue erosionando mi autoconfianza y mi sentido de la integridad personal. Si no podía mantener intactas mis rutinas, ¿cómo podría esperarlo de mis pacientes?

Ahora, antes de salir, investigo los gimnasios del lugar de destino para saber cómo están equipados. También incluyo el tiempo de entrenamiento en la agenda de viajes. Mi compromiso de hacer ejercicio en esos momentos es innegociable. Se me antoje o no ese día, me atengo al plan de entrenamiento. Los días de viaje pueden darme hambre. Muchas veces me despierto demasiado temprano después de haber dormido mal. Consciente de que todos estos factores tienen el potencial de erosionar mi fuerza de voluntad, los planifico por adelantado. Llevo carne seca de res, barritas de proteínas o un tentempié bajo en hidratos de carbono para comer si me entra el gusanito. Nada más aterrizo, voy directamente a una tienda de alimentación a buscar la comida que necesitaré durante mi estancia y para el viaje de vuelta.

Las alteraciones de la rutina requieren que nos adaptemos. Antes dejaba que la idea de una ejecución perfecta se interpusiera en el camino de la adaptabilidad, pero ya he hecho el suficiente trabajo interno para elaborar estrategias en torno a mis obstáculos personales. ¡Tú también puedes hacerlo! Las soluciones alternativas son aún más esenciales ahora que tengo hijos. La adaptabilidad es necesaria al cien por ciento en quienes tenemos a otras personas a nuestro cargo, porque siempre surgen interrupciones inesperadas. ¿Un niño se ha puesto enfermo y no puedes ir al gimnasio? Es hora de hacer ejercicio en casa con el equipo que tendrás disponible para situaciones así. Incluso un juego de bandas de resistencia y tal vez un par de pesas rusas pueden proporcionarte las herramientas necesarias para cumplir tus objetivos de entrenamiento del día. Cuando lo inesperado te trastoque los planes, comprométete a estar dispuesto a buscar una solución en vez de una excusa.
Los ideales perfeccionistas son un terreno resbaladizo, sobre todo en lo relativo a los planes de bienestar. La adaptabilidad es tu mejor defensa.

- ¿Vas a cenar en un restaurante que no puede incluir la comida exacta de tu plan de nutrición? Toma las decisiones más inteligentes que puedas entre lo que hay disponible.
- ¿Todos los gimnasios están cerrados durante los días que vas a pasar en la playa? Llena de arena unas bolsas para usarlas como pesas.
- ¿Las carreteras están bloqueadas por la nieve y no puedes llegar al gimnasio? Es hora de sacar la pala o de llenar unas bolsas de basura para levantar peso.

El único límite para encontrar formas de alcanzar tus objetivos es la falta de imaginación. Hay un millón de maneras de ejecutar los planes.

RESILIENCIA

La resiliencia es la capacidad de reponerte ante un evento grave. Este rasgo, complicado pero esencial, implica cultivar la inteligencia emocional. Y tal como podría decirte cualquier ser humano, las emociones son desconcertantes.

He visto a muchas personas abandonar el camino del bienestar cuando se enfrentan a un obstáculo y no retomarlo nunca. Los problemas vienen en todas las formas y los tamaños. Algunos constituyen verdaderas crisis, mientras que otros surgen de obstáculos sutiles en nuestro bienestar emocional cotidiano, basados en nuestra interpretación del mundo que nos rodea. Descubrí que la clave para retomar el camino consiste en darse prisa.

Puede que unas vacaciones, una enfermedad, una lesión o alguna otra interrupción de tu rutina te hagan parar y perder el ritmo. Este momento puede dejarte muy expuesto a pensamientos derrotistas que pueden dar pie fácilmente a comportamientos contraproducentes. Cuanto más deprisa vuelvas a un estado emocional empoderado, más arriba estarás en el espectro de la resiliencia y más éxito tendrás en tus objetivos.

Por ejemplo, puede que cuando por fin hayas alcanzado tus objetivos de composición corporal, vuelvas de un viaje de un mes y te des cuenta de que recuperaste toda la grasa que habías perdido. Eso no lo tenías planeado. Y ahora ¿qué?

Un compañero puede ayudarte. Ten presente a quién puedes llamar para que te apoye y ponte en contacto cuanto antes para evitar perder el tiempo sintiéndote mal contigo mismo. En vez de eso, traza un plan de acción que te permita seguir adelante y volver a alinearte con los criterios que te hayas fijado. Hace poco llamé a Peter Roth, mi compañero de entrenamiento de toda la vida, para que me ayudara a volverme a enfocar en el futuro en vez de lamentarme por el pasado. «Convendría añadir otros dos días de entrenamiento —le dije—. Vamos a salir a la calle a las 6: 45 a. m., cinco días por semana, para entrenar». Mi siguiente llamada fue a mi épica amiga Roxy, que me aporta energía positiva. Le hablé de mis compromisos en cuanto a dieta y entrenamiento, y estuvimos comunicándonos a diario. Compartí con ella mi yo del futuro como si mi yo del presente ya hubiera llegado al lugar donde quería acabar.

Otra forma rápida de aumentar la resiliencia consiste en tomárselo con humor. Al fin y al cabo, la «vitamina H» puede ser un supersuplemento. Tomarte con humor una situación complicada puede amortiguar el golpe y ayudarte a regular tus emociones. Por ejemplo, ¿recuerdas a Brian, mi paciente de los Navy SEAL? Siempre que hablaba de su pierna bromeaba diciendo que, durante el resto de su vida, comprarse zapatos le costaría el doble porque tendría que pagar dos por uno. Al reconocer lo increíblemente desempoderantes que son los pensamientos negativos, la persona resiliente encuentra formas creativas de cambiar su mentalidad de víctima a vencedora, y muy deprisa. Lo mejor de la «vitamina H» es que se trata de una pastilla fácil de tragar. ¿Afrontas con humor los disgustos que te da la vida o te tomas demasiado en serio? Si tienes problemas para bromear sobre ti mismo, llámame y te ayudaré.

La segunda forma más eficaz de volver al punto de partida consiste en salir de la negatividad. Si no lo consigues controlando tus pensamientos, el cuerpo puede ayudarte. Lo único que necesitas son unos intervalos de carrera o *sprints* en bicicleta, flexiones, abdominales o sentadillas durante un tiempo. Esto te permite usar el cuerpo para controlar la mente. Cuando empujes vigorosamente el cuerpo hacia la zona de fatiga, descubrirás que has dejado de luchar contra ti mismo. En vez de eso, te darás cuenta de que tienes libertad para elegir lo que piensas. Si no puedes mover la mente, mueve el cuerpo.

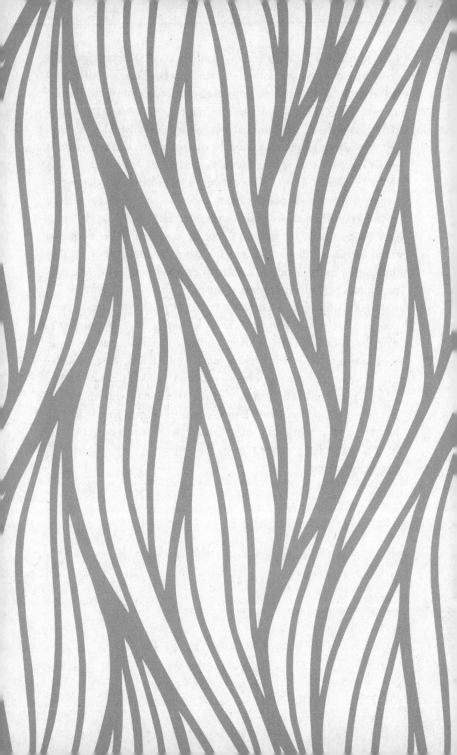

10
AHORA TÚ TOMAS LAS RIENDAS

MAXIMIZA TU ENTORNO

Ahora que tienes tus planes de nutrición y entrenamiento, ¿qué puedes hacer para comprometerte a cumplirlos?

Identificar tu relación personal con los estímulos e influencias externos puede ayudarte a motivar a tu yo del presente para que tome las medidas necesarias para convertirse en tu yo del futuro. Si creas un entorno focalizado con factores desencadenantes que fomenten los comportamientos positivos, desalienten los comportamientos negativos y te ayuden a mantener el impulso, podrás crear hábitos de salud que te lleven a la excelencia.

- Coloca recordatorios visuales de las metas que quieres alcanzar, y frases que inspiren fortaleza mental o los atributos que quieres personificar.
- Pon el equipo de entrenamiento en sitios que te estimulen para levantarte y ponerte en marcha.
- Prepárate para hacer ejercicio por la mañana durmiendo con la ropa de deporte.
- Elimina de tu entorno los alimentos tentadores pero inútiles, así como el desorden.

Estos son solo algunos ejemplos de cómo blindar el espacio físico y crear unas circunstancias que generen acciones positivas.

Entorno, responsabilidad y apoyo social.
Crea un espacio que impulse el éxito y te permita seguir el plan, incluso en los peores días.

Elige para tu entrenamiento físico un entorno que te anime a esforzarte al máximo para obtener los máximos resultados. Esto te ayudará a identificar tus tendencias. Por lo general, las personas con las que trato pertenecen a una de las siguientes categorías:

1. **El intérprete.** No se te da bien entrenar por tu cuenta. Puede que no necesites que alguien te observe mientras entrenas, pero te esforzarás al máximo en un entorno donde haya otras personas que puedan verte. Por lo general se te dan bien los deportes de equipo y las sesiones de entrenamiento conjunto, como el CrossFit, las clases de entrenamiento en grupo o el trabajo individualizado con un entrenador. Hay muchas personas de este tipo que, cuando entrenan solas, no consiguen alcanzar los resultados idóneos. Será menos probable que te esfuerces, por lo que quizá no tengas el mejor rendimiento si te limitas a cubrir el expediente. Si con público funcionas mejor, ¿por qué no lo reconoces y lo usas en tu beneficio? En mi caso, después de dar a luz a mi segundo hijo, sabía que me hacía falta un gimnasio con buen ambiente. Después de tener al primero averigüé que necesitaría a alguien que me llevara de la mano durante el posparto. (¡Aún lo necesito!). Así que busco el entorno que me empuje a alcanzar el máximo rendimiento.
2. **El solista.** No necesita ningún estímulo externo. Las personas de este grupo son muy dinámicas y tienen mucha motivación interna. Para ellas, el entrenamiento suele ser medita-

tivo y terapéutico. Es frecuente que no necesiten música alta ni tener a nadie cerca. De hecho, puede que eso las distraiga. ¿Te reconoces?
3. **El camaleón.** Los camaleones pueden esforzarse en cualquier entorno, entrenando solos o acompañados. Muchos profesionales de la salud y el bienestar son camaleones. Puedes ponerlos en cualquier situación y seguirán rindiendo. Mi querido amigo Don Saladino es un buen ejemplo. Le pides que te acompañe a correr sin previo aviso y ahí lo tienes. ¿Toca entrenar en grupo? No hay problema. Son gente que aparece y cumple.
4. **El reacio.** Puede que necesites más intimidad. ¿Prefieres no hacer ejercicio enfrente de otras personas pero, aun así, necesitas un estímulo externo? Puede que una aplicación como VRWorkout te proporcione la música divertida, los juegos entretenidos y la intimidad que necesitas para esforzarte. O quizá te venga bien instalarte en la pared un espejo de entrenamiento que te proporcione información en tiempo real sobre la forma y la intensidad. Un ejemplo es el espejo Tonal, diseñado para un entrenamiento de fuerza completo con más de doscientos ejercicios para elegir. Este sistema incorpora dos brazos de resistencia electromagnética que permiten aumentar el peso de los cables hasta 90 kilos.

La vida cotidiana está llena de distracciones que te pueden llevar a poner excusas para perderte los entrenamientos. Aprovecha las señales del entorno que refuercen el mensaje de que este entrenamiento, fundamental para alcanzar tus objetivos, ES INNEGOCIABLE.

Elige lo más difícil

Con demasiada frecuencia, y normalmente sin pensárselo mucho, la gente opta por el camino más fácil. Estamos programados para intentar hacer las cosas del modo más sencillo posible. Forma parte de nuestra forma de ser, o tal vez de aquello en lo que nos hemos convertido. Por desgracia, hacer lo que resulta cómodo en cada momento no es una estrategia duradera: así solo conseguirás que las cosas se pongan más difíciles más adelante... prácticamente en todos los casos. En vez de buscar siempre el camino de menor resistencia, procura elegir el complicado. Eso es lo que nos hace fuertes.

Muscle-Centric Medicine® ofrece un nuevo marco de referencia para entender qué es una salud excepcional, florecer durante el proceso de envejecimiento y reconocer los músculos como el mayor órgano endocrino del cuerpo humano. La salud muscular es la cereza del pastel, el ingrediente que falta, el andamio que sujeta las estructuras y une todos los elementos de la longevidad.

Mientras examinaba un montón de publicaciones de investigaciones científicas para poner este libro en tus manos, se me hizo patente, sin lugar a dudas, que la medicina se centra en la obesidad como el primer capítulo del deterioro de la salud. Pero la obesidad no es el principio; tan solo es otro campo minado que no se diferencia de otras enfermedades, y no es más importante ni menos.

El camino del futuro, Muscle-Centric Medicine®, nos empodera para volver a las raíces de nuestro diseño humano. Estas raíces residen en la fuerza y la capacidad físicas, así como en la fortaleza mental necesaria para superar las debilidades y cualquier presión social o situacional a la que podamos enfrentarnos. Ya no combatimos físicamente contra los depredadores; el enemigo está en nuestra mente. Nos enfrentamos al ataque de los medios de comunicación, a una serie de intereses y a la influencia de las redes sociales, que en muchas ocasiones distorsionan y nos distraen de la información real que podría marcar una diferencia en nuestra vida y en la de nuestros seres queridos.

Aunque el Protocolo Lyon requiere atención y esfuerzo, **es mucho más difícil superar el modelo actual de declive previsible**. El Protocolo Lyon nos impulsa a reequilibrarnos y recalibrar la trayectoria de la vida y la muerte. La ventana de la juventud se nos cierra a todos, igual que la oportunidad de desarrollar al máximo nuestro potencial físico.

Mi misión vital es ayudarte. Enseñarte la verdad sobre los músculos como un sistema de órganos, explorar la nutrición, dominar la mente y triunfar mediante el entrenamiento físico: estos son los medios de los que puedo valerme para llevarte en la dirección correcta. Ya llegamos al típico cruce de caminos.

Aliviar el sufrimiento es lo que impulsa a los médicos en su trabajo. En nuestra cultura, el sufrimiento se plantea demasiado a menudo como la consecuencia lenta, aunque previsible, de no haber cuidado el propio cuerpo. En tu caso, esto cambia hoy mismo. Tanto si has llegado a esta información como médico, como *coach* o, simplemente, como persona interesada en el bienestar, este libro estará a tu lado para ofrecerte todo el conocimiento y los ánimos que necesitas para lograr un cambio real.

Tener una vida excepcional y la capacidad de pasar a la acción y realizar una contribución a la sociedad, a tu familia y a tu comunidad empiezan en el nivel fundamental de lo físico. Esta es la base de la jerarquía de la grandeza. Tener una salud excepcional sienta las bases para una vida y una contribución excepcionales.

El Protocolo Lyon es un viaje de transformación. Mi objetivo ha sido servirte de guía, ayudándote a salir de la confusión, las narrativas falsas y los hábitos mentales y corporales que te mantienen anclado en un bienestar mediocre o incluso peor.

La medicina del estilo de vida es la herramienta que he utilizado durante más de una década para ayudar a perpetuar la transformación en el mundo real. Y recuerda: tu forma de hacer una cosa es tu forma de hacer todas las cosas. Definir un plan y trabajar tanto el músculo esquelético como el «músculo de la integridad» son habilidades que pueden llevarte a vivir la vida de tus sueños.

Tú eres el visionario de tu propio viaje hacia la salud. Te convertirás en la persona que estás destinada a ser. No hay mejor momento que este, así que ponte en marcha y date lo que mereces. La vida no tiene un botón de deshacer ni de repetir. El Protocolo Lyon es la póliza de seguros definitiva que determinará cómo vivirás la vida y cómo avanzarás hacia tus últimas décadas.

Ahora, para concluir, estos son los mejores consejos que puedo darte para que hagas ejercicio y comas bien sin flaquear:

- No dependas de la motivación. La motivación tiene altibajos. No te proporciona la constancia necesaria para alcanzar el éxito en el gimnasio, en la cocina ni en la vida.
- La motivación suele ausentarse cuando nos adentramos en un ámbito incómodo, pero es precisamente en ese entorno donde tiene lugar el crecimiento.
- En vez de eso, concéntrate en desarrollar una nueva identidad, lo que te proporcionará la mentalidad adecuada para superar los obstáculos, al margen de su dificultad.

¿Y SI ME DESVÍO?

No te trates tan mal; lo hecho, hecho está. En mi consultorio he visto a pacientes que no dejan de castigarse a diario por no haber cumplido su plan. Eso no acaba bien nunca. Las enseñanzas budistas nos hablan del concepto de la segunda flecha. La primera flecha es la experiencia inicial del dolor provocado por un fallo, un insulto o un ataque. A veces, esa primera flecha es autoinfligida; otras, no. Sea como sea, la vida está llena de primeras flechas. Así son las cosas.

La segunda flecha, en cambio, es la que podemos controlar. Es la que te clavas en forma de monólogo interior negativo, generalización, culpabilidad, pensamientos intrusivos tipo «pobre de mí» o cualquier otro de esos guiones que seguimos tan a menudo después de un suceso doloroso.

Cuando sientas el dolor de esa primera flecha, sácatela. Deprisa. No te dispares otra. No hay ninguna necesidad de agravar el dolor. Lo pasado ya pasó. Dedica un rato a recordar todos los pasos decisivos que ya has dado en tu vida y que en su momento te parecían imposibles. Después, recuerda que te has enfrentado a situaciones mucho más difíciles y, sin embargo, aquí estás. Volverás a levantarte. Y esta vez estaré a tu lado.

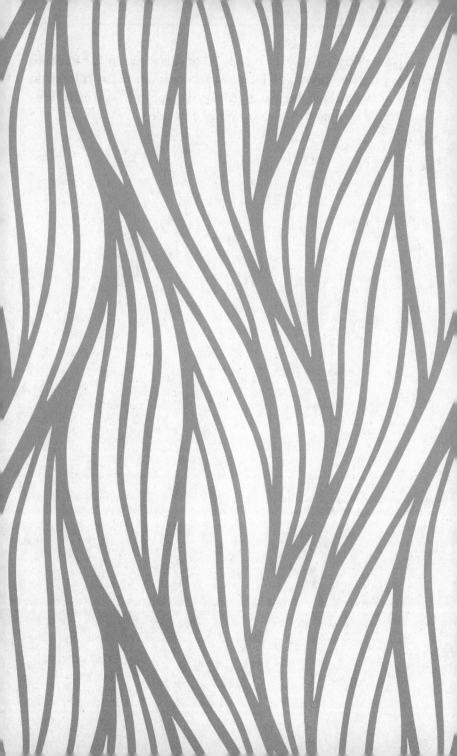

AGRADECIMIENTOS

Hay muchas personas que han hecho posible este libro apoyándome en todos los aspectos de mi vida. Esta lista no es exhaustiva, ya que hay mucha gente que merece mención, pero solo puedo incluir a unos cuantos.

Don Layman, has tenido un gran impacto en nuestro mundo. Tu investigación sobre las proteínas ha cambiado las pautas de lo que se considera una salud óptima. Sin ti, Muscle-Centric Medicine® no existiría. Estoy enormemente agradecida por nuestra amistad, por tu asesoramiento y por tener el honor de haber colaborado en este trabajo y de poder difundirlo por el mundo.

A Liz Lipski, mi madrina; eres eso y mucho más. Me introdujiste en el mundo de la medicina y la nutrición. Te debo mis raíces y mis alas.

A mi esposo, que es mi mejor amigo y el padre de Aries y Leonidas, nuestros dos hijos, Shane Kronstedt, exmiembro de los Navy SEAL. Me inspiras a diario y me has enseñado que un osito de peluche no deja de ser un oso. Eres la base de la excelencia a la que todos podemos aspirar. Te adoro. Aries y Leo, si me esfuerzo por mejorar el mundo, es gracias a ustedes.

A Peter Roth: tu inquebrantable dedicación hacia mí, hacia nuestra familia y hacia esta misión es innegable e irreemplazable.

Has observado y creído a mi lado durante más de una década. Tienes un lugar en todos nuestros corazones.

A Alexia Belrose, mi ayudante y compañera de equipo, agradezco que hayas decidido arriesgarte a emprender una nueva trayectoria profesional. Sin ti, nada de esto habría sido posible. Apareces, haces las cosas y me ayudas sin flaquear. Soy afortunada de tenerte en mi equipo.

A Madeleine Novich, mi hermana y compañera vital: te quiero y no podría tener en mi vida a una mujer más noble ni una mejor caja de resonancia.

A mi madre, Lennie Rose: gracias a ti soy exigente y disciplinada. Sin duda, no estaría donde estoy si no fuera hija tuya.

A Nathan Resnick, mi padre y siempre mi mejor amigo: me alegro de que no me fuera bien como auxiliar de vuelo. Gracias por permitirme la libertad de explorar y por la naturaleza intrépida que me inculcaste.

A mi tío Howard y mi tía Ilene: los dos vieron mi camino antes que yo. Siempre estuvieron, animándome durante toda una vida. Nada de lo que he hecho ha sido fácil, y siempre me limpiaron lágrimas de frustración y, ahora, de gratitud. Gracias por haber estado ahí desde el principio.

Kara K. Lazauskas, eres de la familia. Nuestra vida no ha vuelto a ser la misma desde que te conocimos. Eres extraordinaria, siempre dispuesta para lo bueno y para lo malo. Gracias por haberte involucrado tan profundamente en nuestras vidas y en nuestros corazones.

A Ghena Grinsphun, mi mejor amigo y padrino de nuestros hijos: eres uno entre un millón. Gracias por quererme tal como soy, sin juzgarme y durante años. Eres brillante, y tu brillantez solo se ve eclipsada por tu gran corazón.

A Theresa Depasquale, madrina de mis hijos y hermana: te quiero muchísimo. Gracias por apoyarme tan fieramente, por acompañarme en todos los altibajos y por aparecer siempre. Eres de nuestra familia, de los pies a la cabeza. Ves lo mejor de mí y siempre me proporcionas visión y orientación sobre lo que está por venir. Lo más importante es que siempre atiendes las incesantes llamadas por videollamada de NUESTROS hijos.

Don Saladino, eres es el ser humano más generoso que he conocido nunca. Tu energía es contagiosa y, lo más importante, estás siempre ahí. Sé que no hay nada que no estés dispuesto a hacer por nosotros, y es mutuo. Eres mi hermano y mi inspiración, personal y profesionalmente. Te adoramos a ti, a Mel y a la familia. Gracias por hablarme siempre sin tapujos. Soy mejor comunicadora y médica gracias a ti.

Ralph Esposito, eres una superestrella. Gracias por estar en nuestro equipo, sincero, claro y brillante. Eres una persona sabia y una fuerza de la naturaleza. Gracias por escuchar y contribuir con ideas, ciencia y amistad.

A Elena Brower, mi hermana, gracias por enseñarme lo que es posible, liberador y verdadero, por escucharme y oírme durante todos estos años.

A Anthony Lyon, gracias por haber sido el trampolín. He aprendido muchas cosas de ti.

Jim Kochalka, te garantizo que, de no ser por ti, me habría estallado la cabeza. Me has enseñado mucho sobre la forma de ser la mejor versión de mí misma. Gracias por sacar tiempo siempre. Me abriste los ojos a mi interior y me siento afortunada por tu amistad.

A Alexis Cowan, mi mejor amiga: eres brillante, y te aprecio y te adoro por ayudarme a cambiar el mundo.

A mis hermanos en la ciencia y la medicina Alan Aragon y Ted Naiman: gracias por permitirme llamarlos, por su integridad intelectual y por ser grandes seres humanos en todos los sentidos. Los dos son tremendamente sabios y amables.

Emily Frisella, me inspiras a diario con tu capacidad y con tu ética de trabajo. Me impresiona más aún la persona que eres. Haces ameno el trabajo pesado y te estoy enormemente agradecida por tu amistad. Durante tantos días y noches interminables, siempre encontrabas la forma de ver las cosas con humor. Siento que eres alguien que «me entiende». Lo importante no es tanto el trabajo como las contribuciones que se hacen, y nadie lo comprende mejor que tú.

A Malty Maharaj, gracias por mantener juntas nuestras vidas y a nuestros hijos. Eres una fuente de alegría y estoy muy agradecida de que hayas llegado a nuestra vida. Este libro habría sido imposible sin tu ayuda.

Bedros Keuilian, tú me enseñas lo que está bien. Eres un ser humano increíble, con un carácter y un carisma inagotables. Gracias a ti y a Diana por hacernos sentir de la familia, por ayudarme a confiar en mí misma en los negocios y a desarrollar coraje fuera del ámbito de la atención médica, y por ser un ejemplo de liderazgo al servicio de los demás.

Jessica DuLong, eres la mejor profesional e hiciste magia con este libro a pesar de todo. Eres increíble.

A Joy Tutela, gracias por apoyarme y creer en mí. Espero que colaboremos muchas más veces.

A Beth Lipton, gracias por las presentaciones que dieron origen a este libro y por la atención a las recetas.

A todos mis pacientes y a ti, querido lector: gracias por ser el motivo por el que esto existe.

ANEXO. PLANES DE COMIDAS Y RECETAS

PLAN DE OPTIMIZACIÓN DE LA LONGEVIDAD

Tres comidas diarias

COMIDA 1

LICUADO + HUEVOS

Licuado mágico morado (pág. 379): *27 g proteína, 22 g carbohidratos, 13 g grasa, 6 g fibra*

3 huevos duros grandes: *18 g proteína, 0 g carbohidratos, 15 g grasa, 0 g fibra*

1 clara de huevo grande cocinada: *4 g proteína, 0 g carbohidratos, 0 g grasa, 0 g fibra*

1 galleta tipo Salma: *1 g proteína, 10 g carbohidratos, 0 g grasa, 2 g fibra*

Total: 580 calorías, 50 g proteína, 32 g carbohidratos, 28 g grasa, 8 g fibra

OMELETTE DE DENVER

1 cucharadita de aceite de aguacate u oliva: *0 g proteína, 0 g carbohidratos, 5 g grasa, 0 g fibra*
¼ de taza de cebolla picada: *0 g proteína, 4 g carbohidratos, 0 g grasa, 1 g fibra*
½ taza de pimiento morrón picado: *1 g proteína, 5 g carbohidratos, 0 g grasa, 2 g fibra*
60 g de tocino magro: *16 g proteína, 1 g carbohidratos, 2 g grasa, 0 g fibra*
3 huevos grandes: *18 g proteína, 2 g carbohidratos, 16 g grasa, 0 g fibra*
3 claras de huevo grandes: *12 g proteína, 1 g carbohidratos, 0 g grasa, 0 g fibra*
1 galleta Wasa: *1 g proteína, 10 g carbohidratos, 0 g grasa, 2 g fibra*
½ taza de frutos rojos: *1 g proteína, 11 g carbohidratos, 0 g grasa, 2 g fibra*

Total: 539 calorías, 49 g proteína, 34 g carbohidratos, 23 g grasa, 7 g fibra

En un sartén grande, calienta el aceite a fuego medio-alto. Añade la cebolla y el pimiento y cocina de 4 a 5 minutos hasta que se ablanden. Incorpora el tocino magro; saltea hasta dorar ligeramente. Incorpora los huevos y las claras; cocina hasta que estén a tu gusto. Disfruta de la galleta y los frutos como acompañamientos.

PUDIN DE CHÍA

½ taza de yogur griego natural bajo en grasa: *13 g proteína, 5 g carbohidratos, 2 g grasa, 0 g fibra*
½ taza de agua
2.5 cucharadas de proteína en polvo de suero de leche: *30 g proteína, 2 g carbohidratos, 1 g grasa, 0 g fibra*
2 cucharadas de semillas de chía: *3 g proteína, 8 g carbohidratos, 6 g grasa, 7 g fibra*

Una pizca de sal
⅛ de cucharadita de canela (opcional)
⅛ de cucharadita de extracto de vainilla (opcional)
1 taza de frutos rojos: *1 g proteína, 21 g carbohidratos, 1 g grasa, 4 g fibra*
1 cucharadita de almendras laminadas: *1 g proteína, 0 g carbohidratos, 1 g grasa, 0 g fibra*

Total: 435 calorías, 48 g proteína, 36 g carbohidratos, 11 g grasa, 11 g fibra

Combina el yogur, el agua, la proteína en polvo, las semillas de chía y la sal en un recipiente pequeño. Si vas a usar canela o vainilla, o ambas, añádelas y remueve. Cúbrelo con los frutos y las almendras.

COMIDA 2

ROLLITOS DE LECHUGA CON PAVO

¼ de taza de aguacate triturado: *1 g proteína, 5 g carbohidratos, 9 g grasa, 4 g fibra*
2 cucharaditas de pesto: *1 g proteína, 0 g carbohidratos, 4 g grasa, 0 g fibra*
3 hojas grandes de lechuga romana: *1 g proteína, 3 g carbohidratos, 0 g grasa, 2 g fibra*
¼ de taza de jitomates cherri picados: *0 g proteína, 2 g carbohidratos, 0 g grasa, 1 g fibra*
115 g de pavo orgánico asado: *20 g proteína, 0 g carbohidratos, 0 g grasa, 0 g fibra*
½ taza de frutos: *1 g proteína, 11 g carbohidratos, 0 g grasa, 2 g fibra*

Total: 297 calorías, 24 g proteína, 21 g carbohidratos, 13 g grasa, 9 g fibra

Unta las hojas de lechuga con el aguacate y el pesto. Reparte los jitomates y el pavo entre las hojas; enróllalas y ¡a comer! Disfruta de los frutos de postre.

SALTEADO DE CAMARONES

- 1,5 cucharaditas de aceite de aguacate: *0 g proteína, 0 g carbohidratos, 7 g grasa, 0 g fibra*
- 115 g de camarones pelados y limpios: *18 g proteína, 0 g carbohidratos, 1 g grasa, 0 g fibra*
- 1 cucharada de salsa aminos de coco: *0 g proteína, 3 g carbohidratos, 0 g grasa, 0 g fibra*
- 1 ración de verduras salteadas (pág. 361): *5 g proteína, 15 g carbohidratos, 10 g grasa, 4 g fibra*

Total: 353 calorías, 23 g proteína, 18 g carbohidratos, 21 g grasa, 4 g fibra

En un sartén mediano, calienta el aceite a fuego medio-alto. Añade los camarones y cocina alrededor de 2 minutos hasta que estén de color rosa; adereza con la salsa aminos de coco. Sirve con las verduras.

ATÚN + ENSALADA DE BETABEL

- 1 ración de ensalada de betabel y zanahoria ralladas (pág. 365): *2 g proteína, 12 g carbohidratos, 8 g grasa, 3 g fibra*
- ½ taza (140 g) de atún claro en aceite de oliva, escurrido: *18 g proteína, 0 g carbohidratos, 5 g grasa, 0 g fibra*
- 1 galleta tipo Salma: *1 g proteína, 10 g carbohidratos, 0 g grasa, 2 g fibra*

Total: 289 calorías, 21 g proteína, 22 g carbohidratos, 13 g grasa, 5 g fibra

COMIDA 3

BISTEC + VERDURAS + ARROZ

1 ración de bistec de falda a la plancha (pág. 336): *37 g proteína, 0 g carbohidratos, 14 g grasa, 0 g fibra*
1 ración de col roja y escarola cocidas (pág. 370): *8 g proteína, 23 g carbohidratos, 5 g grasa, 14 g fibra*
1 ración de arroz en caldo de huesos (pág. 363): *4 g proteína, 22 g carbohidratos, 0 g grasa, 0 g fibra*

Total: 547 calorías, 49 g proteína, 45 g carbohidratos, 19 g grasa, 14 g fibra

ENSALADA DE POLLO A LA AMERICANA

140 g de pechuga de pollo cocinada: *43 g proteína, 0 g carbohidratos, 4 g grasa, 0 g fibra*
3 tallos de apio muy picados: *1 g proteína, 4 g carbohidratos, 0 g grasa, 2 g fibra*
2 zanahorias medianas muy picadas: *1 g proteína, 12 g carbohidratos, 0 g grasa, 3 g fibra*
1.5 cucharadas de mayonesa de aceite de aguacate: *0 g proteína, 0 g carbohidratos, 18 g grasa, 0 g fibra*
1.5 cucharadas de Frank's RedHot (u otra salsa búfalo): *1 g proteína, 0 g carbohidratos, 0 g grasa, 0 g fibra*
2 tazas de mezcla de ensalada, picada: *1 g proteína, 2 g carbohidratos, 0 g grasa, 1 g fibra*
1 manzana mediana: *1 g proteína, 25 g carbohidratos, 0 g grasa, 4 g fibra*

Total: 558 calorías, 48 g proteína, 43 g carbohidratos, 22 g grasa, 10 g fibra

Mete el pollo, el apio, las zanahorias, la mayonesa y la salsa picante en un recipiente mediano y mézclalo todo. Sírvelo sobre la mezcla de ensalada. Disfruta de una manzana de postre.

PIMIENTOS MORRONES CON RELLENO DE TACOS

1 ración de pimientos morrones con relleno de tacos (pág. 340): *36 g proteína, 17 g carbohidratos, 13 g grasa, 5 g fibra*

½ taza de yogur griego natural bajo en grasa: *13 g proteína, 5 g carbohidratos, 2 g grasa, 0 g fibra*

1 cucharadita de miel: *0 g proteína, 6 g carbohidratos, 0 g grasa, 0 g fibra*

1 taza de frutos rojos: *1 g proteína, 21 g carbohidratos, 1 g grasa, 4 g fibra*

Total: 540 calorías, 50 g proteína, 49 g carbohidratos, 16 g grasa, 9 g fibra

Y, además, de postre: mezcla el yogur con la miel; cúbrelo con los frutos.

BACALAO CON PAPA AL HORNO

1 ración de bacalao «empanizado» en nueces (pág. 357): *33 g proteína, 3 g carbohidratos, 15 g grasa, 1 g fibra*

1 papa mediana al horno (con piel): *4 g proteína, 37 g carbohidratos, 0 g grasa, 4 g fibra*

2 cucharadas de yogur griego natural bajo en grasa: *3 g proteína, 1 g carbohidratos, 1 g grasa, 0 g fibra*

3 rebanadas de tocino: *8 g proteína, 0 g carbohidratos, 8 g grasa, 0 g fibra*

Aceite de oliva o de aguacate en aerosol

¼ de taza de brócoli picado: *3 g proteína, 6 g hidratos, 0 g grasa, 2 g fibra*

1 cucharadita de sazonador de limón y pimienta: *0 g proteína, 1 g carbohidratos, 0 g grasa, 0 g fibra*

Total: 612 calorías, 51 g proteína, 48 g carbohidratos, 24 g grasa, 7 g fibra

Sirve el bacalao con la papa asada y cúbrelo con el yogur y el tocino desmenuzado. Rocía un sartén pequeño con aceite en aerosol y cocina el brócoli a fuego medio-alto hasta que esté tierno y crujiente, de 4 a 5 minutos. Adereza con el sazonador de limón y pimienta o con otro condimento.

PLAN DE OPTIMIZACIÓN DE LA PÉRDIDA DE PESO DE CALIDAD

Tres comidas al día, más tentempié opcional después de la comida 3

COMIDA 1

LICUADO DE PROTEÍNAS

2 cucharadas de proteína en polvo de suero de leche: *24 g proteína, 2 g carbohidratos, 1 g grasa, 0 g fibra*

½ taza de yogur griego natural bajo en grasa: *13 g proteína, 5 g carbohidratos, 2 g grasa, 0 g fibra*

1 taza de frutos rojos: *1 g proteína, 21 g carbohidratos, 1 g grasa, 4 g fibra*

1 cucharada de aceite de triglicéridos de cadena larga (MCT): *0 g proteína, 0 g carbohidratos, 14 g grasa, 0 g fibra*

1 cucharadita de extracto de vainilla: *0 g proteína, 1 g carbohidratos, 0 g grasa, 0 g fibra*

Agua

Total: 421 calorías, 38 g proteína, 29 g carbohidratos, 17 g grasa, 4 g fibra

HAMBURGUESA + HUEVOS

2 huevos duros (al vapor) grandes: *12 g proteína, 1 g carbohidratos, 11 g grasa, 0 g fibra*

1 clara de huevo grande cocinada: *4 g proteína, 0 g carbohidratos, 0 g grasa, 0 g fibra*

½ hamburguesa a las hierbas (pág. 342): *21 g proteína, 0 g carbohidratos, 5 g grasa, 1 g fibra*

1 ¼ tazas de frutos rojos: *1 g proteína, 27 g carbohidratos, 1 g grasa, 5 g fibra*

Total: 417 calorías, 38 g proteína, 28 g carbohidratos, 17 g grasa, 6 g fibra

PUDIN DE CHÍA

½ taza de yogur griego natural bajo en grasa: *13 g proteína, 5 g carbohidratos, 2 g grasa, 0 g fibra*
¼ de taza de agua
2 cucharadas de proteína en polvo de suero de leche: *24 g proteína, 2 g carbohidratos, 1 g grasa, 0 g fibra*
2 cucharadas de semillas de chía: *3 g proteína, 8 g carbohidratos, 6 g grasa, 7 g fibra*
Una pizca de sal
⅛ de cucharadita de canela (opcional)
⅛ de cucharadita de extracto de vainilla (opcional)
¾ de taza de frutos rojos: *1 g proteína, 16 g hidratos, 0 g grasa, 3 g fibra*
1 cucharadita de almendras laminadas: *1 g proteína, 0 g hidratos, 1 g grasa, 0 g fibra*

Total: 382 calorías, 42 g proteína, 31 g hidratos, 10 g grasa, 10 g fibra

Combina el yogur, el agua, la proteína en polvo, las semillas de chía y la sal en un recipiente pequeño. Si vas a usar canela y/o vainilla, añádelas y remueve. Cúbrelo con los frutos y las almendras.

COMIDA 2

O tentempié opcional: 10-20 g proteína, <10 g carbohidratos (queso en tiras o barrita de carne, sin azúcar).

ENSALADA COBB «DIOSA VERDE»

1 ración de ensalada Cobb «Diosa Verde» (pág. 346): *33 g proteína, 8 g carbohidratos, 13 g grasa, 4 g fibra*
1 cucharada de aderezo extra: *0 g proteína, 1 g carbohidratos, 4 g grasa, 1 g fibra*
2 galletas tipo Salma: *3 g proteína, 20 g carbohidratos, 1 g grasa, 4 g fibra*

Total: 422 calorías, 36 g proteína, 29 g carbohidratos, 18 g grasa, 9 g fibra

SALTEADO DE CAMARONES

1.5 cucharaditas de aceite de aguacate: *0 g proteína, 0 g carbohidratos, 7 g grasa, 0 g fibra*
140 g de camarones pelados y limpios: *23 g proteína, 0 g carbohidratos, 1 g grasa, 0 g fibra*
1 ración de verduras salteadas (pág. 361): *5 g proteína, 15 g carbohidratos, 10 g grasa, 4 g fibra*
½ ración de arroz en caldo de huesos (pág. 363): *2 g proteína, 11 g carbohidratos, 0 g grasa, 0 g fibra*

Total: 386 calorías, 30 g proteína, 26 g carbohidratos, 18 g grasa, 4 g fibra

En un sartén mediano, calienta el aceite a fuego medio-alto. Añade los camarones y cocina alrededor de 2 minutos hasta que estén de color rosa. Sirve con las verduras y el arroz.

HAMBURGUESA + ARROZ

1 ración de arroz en caldo de huesos (pág. 363): *4 g proteína, 22 g carbohidratos, 0 g grasa, 0 g fibra*
½ hamburguesa a las hierbas (pág. 342): *21 g proteína, 0 g carbohidratos, 5 g grasa, 1 g fibra*
15 g de queso cheddar fuerte: *3 g proteína, 1 g carbohidratos, 5 g grasa, 0 g fibra*

½ aguacate: *1 g proteína, 6 g carbohidratos, 11 g grasa, 5 g fibra*

> **Total: 41 calorías, 29 g proteína, 29 g carbohidratos, 1 g grasa, 6 g fibra**

CERDO + CAMOTE

1 ración de lomo de cerdo asado con ajo y romero (pág. 348): *30 g proteína, 1 g carbohidratos, 7 g grasa, 0 g fibra*

½ ración de puré de camote morado con ajonjolí (pág. 368): *2 g proteína, 19 g carbohidratos, 3 g grasa, 3 g fibra*

1 ración de ensalada picante de col (pág. 367): *1 g proteína, 7 g carbohidratos, 7 g grasa, 2 g fibra*

> **Total: 393 calorías, 33 g proteína, 27 g carbohidratos, 17 g grasa, 5 g fibra**

ATÚN + ENSALADA DE BETABEL

1 ración de ensalada de betabel y zanahoria rallados (pág. 365): *2 g proteína, 12 g carbohidratos, 8 g grasa, 3 g fibra*

1.5 cucharadas de semillas de cáñamo: *5 g proteína, 2 g carbohidratos, 8 g grasa, 1 g fibra*

½ taza (140 g) de atún claro en aceite de oliva, escurrido: *18 g proteína, 0 g carbohidratos, 5 g grasa, 0 g fibra*

½ taza de frutos rojos: *1 g proteína, 11 g carbohidratos, 0 g grasa, 2 g fibra*

> **Total: 393 calorías, 26 g proteína, 25 g carbohidratos, 21 g grasa, 6 g fibra**

BISTEC + EJOTES

1 ración de bistec de falda a la plancha (pág. 336): *37 g proteína, 0 g carbohidratos, 14 g grasa, 0 g fibra*

1 ración de ejotes y chalotas con almendras (pág. 358): *5 g proteína, 15 g carbohidratos, 8 g grasa, 6 g fibra*

¾ de taza de frutos rojos: *1 g proteína, 16 g carbohidratos, 0 g grasa, 3 g fibra*

Total: 494 calorías, 43 g proteína, 31 g carbohidratos, 22 g grasa, 9 g fibra

COMIDA 3

Tentempié opcional después de la comida: ½ taza de frutos rojos (u otra fruta baja en azúcar)

HAMBURGUESA + ARROZ

1 ración de arroz en caldo de huesos (pág. 363): *4 g proteína, 22 g carbohidratos, 0 g grasa, 0 g fibra*

1 hamburguesa a las hierbas (pág. 342): *42 g proteína, 1 g carbohidratos, 10 g grasa, 2 g fibra*

½ aguacate: *1 g proteína, 6 g carbohidratos, 11 g grasa, 5 g fibra*

Total: 498 calorías, 47 g proteína, 29 g carbohidratos, 21 g grasa, 7 g fibra

ENSALADA DE POLLO A LA AMERICANA

115 g de pechuga de pollo cocinada: *34 g proteína, 0 g carbohidratos, 4 g grasa, 0 g fibra*

2 tallos de apio muy picados: *1 g proteína, 2 g carbohidratos, 0 g grasa, 1 g fibra*

1 zanahoria mediana muy picada: *0 g proteína, 6 g carbohidratos, 0 g grasa, 2 g fibra*

1 cucharada de mayonesa de aceite de aguacate: *0 g proteína, 0 g carbohidratos, 12 g grasa, 0 g fibra*

1 cucharada de Frank's RedHot (u otra salsa búfalo): *0 g proteína, 0 g carbohidratos, 0 g grasa, 0 g fibra*

2 tazas de mezcla de ensalada picada: *1 g proteína, 2 g carbohidratos, 0 g grasa, 1 g fibra*

2 galletas tipo Salma: *3 g proteína, 20 g carbohidratos, 1 g grasa, 4 g fibra*

Total: 433 calorías, 39 g proteína, 30 g carbohidratos, 17 g grasa, 8 g fibra

Combina el pollo, el apio, las zanahorias, la mayonesa y la salsa picante en un recipiente mediano; mézclalo todo. Sirve sobre la mezcla de ensalada, con las galletas de acompañamiento.

SALTEADO DE CAMARONES

1,5 cucharaditas de aceite de aguacate: *0 g proteína, 0 g carbohidratos, 7 g grasa, 0 g fibra*

225 g de camarones pelados y limpios: *36 g proteína, 0 g carbohidratos, 4 g grasa, 0 g fibra*

1 ración de verduras salteadas (pág. 361): *5 g proteína, 15 g carbohidratos, 10 g grasa, 4 g fibra*

½ ración de arroz en caldo de huesos (pág. 363): *2 g proteína, 11 g carbohidratos, 0 g grasa, 0 g fibra*

Total: 465 calorías, 43 g proteína, 26 g carbohidratos, 21 g grasa, 4 g fibra

En un sartén grande, calienta el aceite a fuego medio-alto. Añade los camarones y cocina alrededor de 2 minutos hasta que estén de color rosa. Sirve con las verduras y el arroz.

CERDO + CAMOTE

1 ración de lomo de cerdo asado con ajo y romero (pág. 348): *30 g proteína, 1 g carbohidratos, 7 g grasa, 0 g fibra*

1 huevo duro grande: *6 g proteína, 0 g carbohidratos, 5 g grasa, 0 g fibra*

½ ración de puré de camote morado con ajonjolí (pág. 368): *2 g proteína, 19 g carbohidratos, 3 g grasa, 3 g fibra*

1 ración de ensalada picante de col (pág. 367): *1 g proteína, 7 g carbohidratos, 7 g grasa, 2 g fibra*

Total: 462 calorías, 39 g proteína, 27 g carbohidratos, 22 g grasa, 5 g fibra

SALMÓN + ENSALADA DE BETABEL

1 ración de ensalada de betabel y zanahoria rallados (pág. 365): *2 g proteína, 12 g carbohidratos, 8 g grasa, 3 g fibra*
1 ración de salmón escalfado (pág. 350): *37 g proteína, 0 g carbohidratos, 14 g grasa, 0 g fibra*
½ ración de arroz en caldo de huesos (pág. 363): *2 g proteína, 11 g carbohidratos, 0 g grasa, 0 g fibra*
½ taza de frutos rojos: *1 g proteína, 11 g carbohidratos, 0 g grasa, 2 g fibra*

Total: 502 calorías, 42 g proteína, 34 g carbohidratos, 22 g grasa, 19 g fibra

BISTEC + EJOTES

1 ración de bistec de falda a la plancha (pág. 336): *37 g proteína, 0 g carbohidratos, 14 g grasa, 0 g fibra*
1 ración de ejotes y chalotas con almendras (pág. 358): *5 g proteína, 15 g carbohidratos, 8 g grasa, 6 g fibra*
¾ de taza de frutos rojos: *1 g proteína, 16 g carbohidratos, 0 g grasa, 3 g fibra*

Total: 494 calorías, 43 g proteína, 31 g carbohidratos, 22 g grasa, 9 g fibra

PLAN DE OPTIMIZACIÓN MUSCULAR

Cuatro comidas diarias

COMIDA 1

LICUADO + HUEVOS

Licuado mágico morado (pág. 379): *27 g proteína, 22 g carbohidratos, 13 g grasa, 6 g fibra*

3 huevos duros grandes: *18 g proteína, 0 g carbohidratos, 15 g grasa, 0 g fibra*

1 clara de huevo grande cocinada: *4 g proteína, 0 g carbohidratos, 0 g grasa, 0 g fibra*

Total: 536 calorías, 49 g proteína, 22 g carbohidratos, 8 g grasa, 6 g fibra

PUDIN DE CHÍA

½ taza de yogur griego natural bajo en grasa: *13 g proteína, 5 g carbohidratos, 2 g grasa, 0 g fibra*

½ de taza de agua

2.5 cucharadas de proteína en polvo de suero de leche: *30 g proteína, 2 g carbohidratos, 1 g grasa, 0 g fibra*

2 cucharadas de semillas de chía: *3 g proteína, 8 g carbohidratos, 6 g grasa, 7 g fibra*

Una pizca de sal

⅛ de cucharadita de canela (opcional)

⅛ de cucharadita de extracto de vainilla (opcional)

½ taza de frutos rojos: *1 g proteína, 11 g carbohidratos, 0 g grasa, 2 g fibra*

1 cucharadita de almendras laminadas: *1 g proteína, 0 g carbohidratos, 1 g grasa, 0 g fibra*

Total: 390 calorías, 49 g proteína, 26 g carbohidratos, 10 g grasa, 9 g fibra

Combina el yogur, el agua, la proteína en polvo, las semillas de chía y la sal en un recipiente pequeño. Si vas a usar canela o vainilla, o ambas, añádelas y remueve. Cúbrelo con los frutos y las almendras.

OMELETTE DE DENVER

1 cucharadita de aceite de aguacate: *0 g proteína, 0 g carbohidratos, 5 g grasa, 0 g fibra*
¼ de taza de cebolla picada: *0 g proteína, 4 g carbohidratos, 0 g grasa, 1 g fibra*
½ taza de pimiento morrón picado: *1 g proteína, 5 g carbohidratos, 0 g grasa, 2 g fibra*
60 g de tocino magro: *16 g proteína, 1 g carbohidratos, 2 g grasa, 0 g fibra*
3 huevos grandes: *18 g proteína, 2 g carbohidratos, 16 g grasa, 0 g fibra*
3 claras de huevo grandes: *11 g proteína, 1 g carbohidratos, 0 g grasa, 0 g fibra*
1 galleta tipo Salma: *1 g proteína, 10 g carbohidratos, 0 g grasa, 2 g fibra*
½ taza de frutos rojos: *1 g proteína, 11 g carbohidratos, 0 g grasa, 2 g fibra*

Total: 535 calorías, 48 g proteína, 34 g carbohidratos, 23 g grasa, 7 g fibra

En un sartén grande, calienta el aceite a fuego alto. Añade la cebolla y el pimiento y cocina de 4 a 5 minutos hasta que se ablanden. Incorpora el tocino magro; saltea hasta dorar ligeramente. Incorpora los huevos y las claras; cocina hasta que estén a tu gusto. Disfruta de la galleta y los frutos como acompañamiento.

COMIDA 2

SALMÓN + ENSALADA DE BETABEL + ARROZ

1 ración de salmón escalfado (pág. 350): *37 g proteína, 0 g carbohidratos, 14 g grasa, 0 g fibra*
1 clara de huevo grande cocinada: *4 g proteína, 0 g carbohidratos, 0 g grasa, 0 g fibra*

- 1 ración de ensalada de betabel y zanahoria rallados (pág. 365): *2 g proteína, 12 g carbohidratos, 8 g grasa, 3 g fibra*
- ½ ración de arroz en caldo de huesos (pág. 363): *2 g proteína, 11 g carbohidratos, 0 g grasa, 0 g fibra*

Total: 470 calorías, 45 g proteína, 23 g carbohidratos, 22 g grasa, 3 g fibra

SALTEADO DE CAMARONES

- 225 g de camarones pelados y limpios: *36 g proteína, 0 g carbohidratos, 4 g grasa, 0 g fibra*
- 1 huevo grande: *6 g proteína, 1 g carbohidratos, 5 g grasa, 0 g fibra*
- 1,5 cucharaditas de aceite de aguacate: *0 g proteína, 0 g carbohidratos, 7 g grasa, 0 g fibra*
- 1 ración de verduras salteadas (pág. 361): *5 g proteína, 15 g carbohidratos, 10 g grasa, 4 g fibra*
- ½ ración de arroz en caldo de huesos (pág. 363): *2 g proteína, 11 g carbohidratos, 0 g grasa, 0 g fibra*

Total: 538 calorías, 49 g proteína, 27 g carbohidratos, 26 g grasa, 4 g fibra

En un sartén grande, calienta el aceite a fuego medio-alto. Añade los camarones y el huevo y cocínalos alrededor de 2 minutos. Sirve con las verduras y el arroz.

ESPAGUETIS CON SALSA DE CARNE

- 2 tazas de calabaza espagueti: *2 g proteína, 20 g carbohidratos, 1 g grasa, 4 g fibra*
- Aceite de oliva o de aguacate en aerosol
- Sal marina y pimienta negra recién molida
- 1 ración de carne de res molida (pág. 339): *46 g proteína, 1 g carbohidratos, 18 g grasa, 0 g fibra*

½ taza de salsa de jitomate sin azúcar añadido: *1 g proteína, 3 g carbohidratos, 5 g grasa, 1 g fibra*

Total: 508 calorías, 49 g proteína, 24 g carbohidratos, 24 g grasa, 5 g fibra

Corta la calabaza por la mitad, en transversal. Quítale las semillas, rocíala con aceite en aerosol y salpimenta. Pon la calabaza en una bandeja de horno forrada con papel para hornear y cocínala unos 25 minutos a 200 °C hasta que se ablande. Haz tiras de calabaza a modo de «fideos». Aparta 2 tazas; tápalas y refrigera el resto. Rocía un sartén grande con aceite en aerosol; cocina la carne de ternera hasta que esté bien hecha. Incorpora la salsa; hierve a fuego lento. Sirve la salsa sobre la calabaza.

ROLLITOS DE LECHUGA CON ROSBIF

6 hojas grandes de lechuga romana: *2 g proteína, 6 g carbohidratos, 0 g grasa, 4 g fibra*
1 cucharada de mostaza Dijon: *1 g proteína, 1 g carbohidratos, 1 g grasa, 1 g fibra*
170 g de rosbif de calidad: *40 g proteína, 0 g carbohidratos, 9 g grasa, 0 g fibra*
30 g de queso cheddar fuerte: *6 g proteína, 1 g carbohidratos, 9 g grasa, 1 g fibra*
¾ de taza de frutos rojos: *1 g proteína, 16 g carbohidratos, 0 g grasa, 3 g fibra*

Total: 467 calorías, 50 g proteína, 24 g carbohidratos, 19 g grasa, 9 g fibra

Unta las hojas de lechuga con la mostaza y envuelve con ellas el rosbif y el queso cheddar. Disfruta de los frutos de postre.

COMIDA 3

ROLLITOS DE LECHUGA CON ROSBIF

6 hojas grandes de lechuga romana: *2 g proteína, 6 g carbohidratos, 0 g grasa, 4 g fibra*

1 cucharada de mostaza Dijon: *1 g proteína, 1 g carbohidratos, 1 g grasa, 1 g fibra*

170 g de rosbif de calidad: *40 g proteína, 0 g carbohidratos, 9 g grasa, 0 g fibra*

30 g de queso cheddar fuerte: *6 g proteína, 1 g carbohidratos, 9 g grasa, 1 g fibra*

1 ¾ tazas de frutos rojos: *2 g proteína, 38 g carbohidratos, 0 g grasa, 6 g fibra*

Total: 478 calorías, 51 g proteína, 46 g carbohidratos, 10 g grasa, 12 g fibra

Unta las hojas de lechuga con la mostaza y envuelve con ellas el rosbif y el queso cheddar. Disfruta los frutos de postre.

CHULETA DE CERDO + VERDURAS

1 chuleta de cerdo «perfecta» (pág. 355): *32 g proteína, 0 g carbohidratos, 17 g grasa, 0 g fibra*

1 ración de coles de Bruselas, zanahorias y cebollas asadas (pág. 371): *6 g proteína, 27 g carbohidratos, 11 g grasa, 9 g fibra*

½ taza de yogur griego natural deslactosado: *13 g proteína, 4 g carbohidratos, 1 g grasa, 0 g fibra*

½ taza de frutos rojos: *1 g proteína, 11 g carbohidratos, 0 g grasa, 2 g fibra*

Total: 637 calorías, 52 g proteína, 42 g carbohidratos, 29 g grasa, 11 g fibra

ENSALADA DE POLLO A LA AMERICANA

170 g de pechuga de pollo cocinada: *51 g proteína, 0 g carbohidratos, 5 g grasa, 0 g fibra*

- 3 tallos de apio muy picados: *1 g proteína, 4 g carbohidratos, 0 g grasa, 2 g fibra*
- 2 zanahorias medianas muy picadas: *1 g proteína, 12 g carbohidratos, 0 g grasa, 3 g fibra*
- 1.5 cucharadas de mayonesa de aceite de aguacate: *0 g proteína, 0 g carbohidratos, 18 g grasa, 0 g fibra*
- 1.5 cucharadas de salsa búfalo: *1 g proteína, 0 g carbohidratos, 0 g grasa, 0 g fibra*
- 2 tazas de mezcla de ensalada, picada: *1 g proteína, 2 g carbohidratos, 0 g grasa, 1 g fibra*
- 1 manzana grande: *1 g proteína, 31 g carbohidratos, 0 g grasa, 5 g fibra*

Total: 623 calorías, 56 g proteína, 49 g carbohidratos, 23 g grasa, 11 g fibra

Combina el pollo, el apio, las zanahorias, la mayonesa y la salsa picante en un recipiente mediano; mézclalo todo. Sírvelo sobre la mezcla de ensalada. Disfruta de una manzana de postre.

LOMO DE CERDO + VERDURAS

- 2 cucharadas de yogur griego natural bajo en grasa: *3 g proteína, 1 g hidratos, 1 g grasa, 0 g fibra*
- 2 cucharadas de pesto de bote: *2 g proteína, 1 g carbohidratos, 13 g grasa, 0 g fibra*
- 1 camote pequeño al horno: *2 g proteína, 17 g carbohidratos, 0 g grasa, 3 g fibra*
- 1 ración de lomo de cerdo asado con ajo y romero (pág. 348): *30 g proteína, 1 g carbohidratos, 7 g grasa, 0 g fibra*
- 1 ración de col roja y escarola cocidas (pág. 370): *8 g proteína, 23 g carbohidratos, 5 g grasa, 14 g fibra*

Total: 586 calorías, 45 g proteína, 43 g carbohidratos, 26 g grasa, 17 g fibra

Mezcla el yogur con el pesto en un recipiente pequeño y repártelo encima del camote. Disfrútalo con el cerdo y las verduras cocidas.

TOSTADA DE ATÚN

2 tostadas finas de coliflor (como Outer Aisle): *10 g proteína, 2 g carbohidratos, 6 g grasa, 1 g fibra*
1 lata (140 g) de atún claro de agua (escurrido): *33 g proteína, 0 g carbohidratos, 1 g grasa, 0 g fibra*
3 tallos de apio muy picados: *1 g proteína, 4 g carbohidratos, 0 g grasa, 2 g fibra*
3 zanahorias medianas muy picadas: *2 g proteína, 18 g carbohidratos, 0 g grasa, 5 g fibra*
1 cucharada de mayonesa de aceite de aguacate: *0 g proteína, 0 g carbohidratos, 12 g grasa, 0 g fibra*
30 g de queso cheddar fuerte, rallado: *6 g proteína, 1 g carbohidratos, 9 g grasa, 1 g fibra*
1 manzana mediana: *1 g proteína, 25 g carbohidratos, 0 g grasa, 4 g fibra*

Total: 664 calorías, 53 g proteína, 50 g carbohidratos, 28 g grasa, 12 g fibra

Dora las tostadas ligeramente en una bandeja de horno a 175 °C. Mezcla el atún, el apio, las zanahorias y la mayonesa. Pon la mezcla encima de las tostadas. Espolvorea con el queso cheddar; gratina hasta que el queso se derrita y burbujee. Disfruta de una manzana de postre.

BACALAO CON PAPA AL HORNO

1 ración de bacalao «empanizado» en nueces (pág. 357): *33 g proteína, 3 g carbohidratos, 15 g grasa, 1 g fibra*
1 papa mediana al horno (con piel): *4 g proteína, 37 g carbohidratos, 0 g grasa, 4 g fibra*
2 cucharadas de yogur griego natural bajo en grasa: *3 g proteína, 1 g carbohidratos, 1 g grasa, 0 g fibra*

3 rebanadas de tocino: *8 g proteína, 0 g carbohidratos, 8 g grasa, 0 g fibra*
Aceite de oliva o de aguacate en aerosol
1 taza de brócoli picado: *3 g proteína, 6 g carbohidratos, 0 g grasa, 2 g fibra*
1 cucharadita de sazonador de limón y pimienta: *0 g proteína, 1 g carbohidratos, 0 g grasa, 0 g fibra*

Total: 612 calorías, 51 g proteína, 48 g carbohidratos, 24 g grasa, 7 g fibra

Sirve el bacalao con la papa asada, y cúbrelo con el yogur y el tocino desmenuzado. Rocía un sartén pequeño con aceite en aerosol y cocina el brócoli a fuego medio-alto de 4 a 5 minutos hasta que esté tierno y crujiente. Adereza con el sazonador de limón y pimienta o con otro condimento.

COMIDA 4

CHULETA DE CERDO + VERDURAS

1 chuleta de cerdo «perfecta» (pág. 355): *32 g proteína, 0 g carbohidratos, 17 g grasa, 0 g fibra*
1 ración de coles de Bruselas, zanahorias y cebollas asadas (pág. 371): *6 g proteína, 27 g carbohidratos, 11 g grasa, 9 g fibra*
½ taza de yogur griego natural desnatado: *13 g proteína, 4 g carbohidratos, 1 g grasa, 0 g fibra*
½ taza de frutos rojos: *1 g proteína, 11 g carbohidratos, 0 g grasa, 2 g fibra*

Total: 637 calorías, 52 g proteína, 42 g carbohidratos, 29 g grasa, 11 g fibra

ENSALADA DE POLLO A LA AMERICANA

170 g de pechuga de pollo cocinada: *51 g proteína, 0 g carbohidratos, 5 g grasa, 0 g fibra*

3 tallos de apio muy picados: *1 g proteína, 4 g carbohidratos, 0 g grasa, 2 g fibra*

2 zanahorias medianas muy picadas: *1 g proteína, 12 g carbohidratos, 0 g grasa, 3 g fibra*

1.5 cucharadas de mayonesa de aceite de aguacate: *0 g proteína, 0 g carbohidratos, 18 g grasa, 0 g fibra*

1.5 cucharadas de salsa búfalo: *1 g proteína, 0 g carbohidratos, 0 g grasa, 0 g fibra*

2 tazas de mezcla de ensalada, picada: *1 g proteína, 2 g carbohidratos, 0 g grasa, 1 g fibra*

1 manzana grande: *1 g proteína, 31 g carbohidratos, 0 g grasa, 5 g fibra*

Total: 623 calorías, 56 g proteína, 49 g carbohidratos, 23 g grasa, 11 g fibra

Combina el pollo, el apio, las zanahorias, la mayonesa y la salsa picante en un bol mediano; mézclalo todo. Sirve sobre la mezcla de ensalada. Disfruta de una manzana de postre.

LOMO DE CERDO + VERDURAS

2 cucharadas de yogur griego natural bajo en grasa: *3 g proteína, 1 g carbohidratos, 1 g grasa, 0 g fibra*

2 cucharadas de pesto de bote: *2 g proteína, 1 g carbohidratos, 13 g grasa, 0 g fibra*

1 camote pequeño al horno: *2 g proteína, 17 g carbohidratos, 0 g grasa, 3 g fibra*

1 ración de lomo de cerdo asado con ajo y romero (pág. 348): *30 g proteína, 1 g carbohidratos, 7 g grasa, 0 g fibra*

1 ración de col roja y escarola cocidas (pág. 370): *8 g proteína, 23 g carbohidratos, 5 g grasa, 14 g fibra*

**Total: 586 calorías, 45 g proteína,
43 g carbohidratos, 26 g grasa, 17 g fibra**

Mezcla el yogur con el pesto en un recipiente pequeño y repártelo encima del camote. Disfrútalo con el cerdo y las verduras cocidas.

ENSALADA DE HAMBURGUESA

1 ración de carne de res molida (pág. 339): *46 g proteína, 1 g carbohidratos, 18 g grasa, 0 g fibra*

2 tazas de mezcla de ensalada, picada: *1 g proteína, 2 g carbohidratos, 0 g grasa, 1 g fibra*

2 zanahorias medianas muy picadas: *1 g proteína, 12 g carbohidratos, 0 g grasa, 3 g fibra*

2 pepinos pequeños picados: *0 g proteína, 8 g carbohidratos, 0 g grasa, 2 g fibra*

1 cucharada de vinagreta: *0 g proteína, 1 g carbohidratos, 6 g grasa, 0 g fibra*

1 taza de frutos rojos: *1 g proteína, 21 g carbohidratos, 0 g grasa, 4 g fibra*

**Total: 592 calorías, 49 g proteína,
45 g carbohidratos, 24 g grasa, 10 g fibra**

RECETAS

PROTEÍNAS

BISTEC DE FALDA A LA PLANCHA
(BISTEC + VERDURAS + ARROZ) (BISTEC + EJOTES)

La falda es un corte de carne magra con mucho sabor. Cuando se cocina a temperatura media, queda tierna y deliciosa. Si la cocinas a una temperatura más alta, quedará muy dura y correosa. Al preparar el bistec a la plancha podrás disfrutarlo solo, acompañado de ensalada o en un taco; si quieres probar algo distinto, condiméntalo con tu sazonador favorito. Asegúrate de que los bistecs sean finos para conseguir la textura idónea.

Prep.: 5 minutos ■ **Al fuego: 10 minutos** ■ **Raciones: 4**

680 g de bistec de falda
Sal marina fina y pimienta negra recién molida
1 cucharada de aceite de aguacate
2 dientes de ajo, pelados y machacados con la hoja de un cuchillo
   de cocina

1. Antes de preparar el bistec, déjalo atemperarse a temperatura ambiente de 30 a 60 minutos. Seca bien el bistec con papel de cocina. Corta el bistec en dos o tres trozos para que quepa en el sartén.
2. Calienta a fuego medio-alto un sartén grande de fondo grueso, de hierro fundido o acero inoxidable. Justo antes de cocinar el bistec, échale bastante sal y un poco de pimienta. Inclina el sartén para que el aceite cubra el fondo y añade el bistec. Déjalo cocinar de 3 a 4 minutos, sin tocarlo, hasta que la parte de abajo esté dorada en parte. Dale la vuelta al bistec. Echa el ajo al sartén. Con un pincel de silicona, unta varias veces la parte superior del bistec con el aceite y el ajo.

3. Sigue cocinando; dale la vuelta al bistec una vez más y pincela el otro lado con más aceite y ajo. Si lo quieres poco cocido, sácalo al cabo de 4 a 5 minutos, cuando un termómetro de lectura instantánea introducido en la parte más gruesa marque 55 ºC. Pásalo a una tabla de cortar, cúbrelo con papel de aluminio y déjalo reposar de 5 a 10 minutos. Corta el bistec en tiras finas, en perpendicular a las fibras, y sírvelo.

Por ración: 284 calorías, 37 g proteína, 0 g carbohidratos, 14 g grasa, 0 g fibra

Nota: Si tu bistec tiene un lado más grueso y otro más fino, córtalo de forma que esos trozos queden separados. Cocina cada uno hasta que el centro esté a 55 ºC (la pieza más fina se hará más deprisa). Asegúrate de trozarlo en perpendicular a las fibras musculares. En el caso de la falda es muy fácil ver las fibras, y casi todas están en la misma dirección (con algunos cortes, como el chuletón, las fibras pueden ir en diferentes direcciones, por lo que hay que cortarlo en trozos antes de trozarlo). Separa suavemente la carne con los dedos para ver la dirección de las fibras. Troza en perpendicular. Esto acorta las fibras, por lo que la carne queda más tierna y fácil de masticar.

LOMO DE TERNERA A LAS HIERBAS

Si buscas un asado espectacular para una ocasión especial o simplemente se te antoja darte un capricho, este es el plato indicado. El lomo (con el que se prepara el *filet mignon*) es el corte de res más tierno. Además, es más fácil de hacer de lo que parece, y, dada su forma cilíndrica y sin huesos, también es fácil de cortar. Aunque se trata de un corte magro, es muy sabroso. Emplearemos el método de sellado a la inversa: la carne se cocina lentamente, a fuego bajo, hasta quedar rosada, y luego se sella en un sartén caliente. Es un método infalible para obtener siempre un resultado perfecto. La salsa de setas (pág. 378) combina a la perfección con este plato.

Prep.: 15 minutos ■ **Marinado: 1 hora** ■
Al fuego: 1 hora ■ **Raciones: 8**

900 g de lomo de res, secado con papel de cocina
1 cucharada más 2 cucharaditas de aceite de aguacate
2 cucharaditas de romero fresco picado
1 cucharadita de tomillo fresco picado
2 dientes de ajo rallados con un Microplane
Sal marina fina y pimienta negra recién molida

1. Unta toda la carne con las 2 cucharaditas de aceite, y luego frótala con el romero, el tomillo y el ajo. Tápala y refrigérala durante una hora como mínimo; también la puedes dejar toda la noche en el refrigerador. Deja que la carne se atempere a temperatura ambiente 30-60 minutos antes de cocinarla.
2. Precalienta el horno a 150 ºC; forra con papel de hornear una bandeja de horno de borde alto y coloca encima una rejilla para enfriar. Salpimenta generosamente. Ata la carne con hilo de cocina a intervalos de 2.5 cm. Coloca la carne en la bandeja para horno y ásala de 45 a 55 minutos, dándole la vuelta cuando haya transcurrido la mitad del tiempo, hasta que un termómetro de lectura instantánea introducido en la parte más gruesa marque 50 ºC.
3. Precalienta a fuego alto un sartén grande de hierro fundido. Cuando esté caliente, añade 1 cucharada de aceite e inclina el sartén hasta que cubra el fondo. Incorpora el lomo de res y cocínalo de 2 a 3 minutos, dándole la vuelta con unas pinzas, hasta que todo el exterior quede sellado por completo. Pasa la carne a una tabla de cortar, cúbrela sin apretar con papel de aluminio y déjala reposar de 10 a 15 minutos.
4. Corta el hilo, troza el asado y sírvelo, o déjalo enfriar por completo, envuélvelo y refrigéralo para servirlo frío.

Por ración: 258 calorías, 35 g proteína, 0 g carbohidratos, 13 g grasa, 0 g fibra

CARNE DE RES MOLIDA
(ENSALADA DE HAMBURGUESA) (ESPAGUETIS CON SALSA DE CARNE)

Añadir un poco de hígado a la carne picada es una buena forma de hacerla más nutritiva. El sabor del hígado no se nota y permite obtener una versión más completa y sabrosa de la carne molida de siempre. Rallar el hígado congelado es mucho más fácil que picarlo; como se descongela rápidamente, es fácil mezclarlo con la carne. Para la próxima vez, puedes guardar en el congelador el hígado que no hayas usado, y así no desperdiciarás nada. Puedes usar esta mezcla para hacer hamburguesas, o en tu receta favorita de albóndigas o de pastel de carne. También puedes cocinarla en un sartén y añadírsela a la salsa picante de jitomate (pág. 376) de este libro para preparar una salsa de carne deliciosa y supercargada.

Prep.: 10 minutos ■ Raciones: 4

60 g de hígado de res, congelado
600 g de res magra picada

Ralla el hígado con los agujeros grandes de un rallador y échalo a un recipiente grande. Incorpora la carne picada y, con las manos, mezcla suave pero completamente el hígado y la carne. Cocínala como quieras.

Por ración: 361 calorías, 46 g proteína, 1 g carbohidratos, 18 g grasa, 0 g fibra

PIMIENTOS MORRONES CON RELLENO DE TACOS CON CREMA DE CILANTRO Y LIMA
(PIMIENTOS MORRONES CON RELLENO DE TACOS)

Si quieres preparar unos tacos deliciosos y cargados de nutrientes, este plato le gustará a todo el mundo. No extrañarás las tortillas mexicanas para fajitas. Una crema sin lácteos, a base de nueces de la India, con un montón de cilantro y de lima, dará vida a los pimientos rellenos y los convertirá en un plato muy especial. Si lo prefieres, puedes rellenar los pimientos y refrigerarlos tapados para hacerlos más adelante. Si te sobra crema, es un condimento excelente para la pechuga de pollo escalfada (pág. 343) o los camarones asados (pág. 349).

Prep.: 25 minutos ■ Reposo: 4 horas ■ Al fuego: 50 minutos ■ Raciones: 4

Crema:
1 taza de nueces de la India crudas
¾ taza de hojas de cilantro
Ralladura de 1 lima más 3 cucharadas de jugo de lima
Sal marina fina y pimienta negra recién molida

Pimientos:
1 cucharada de aceite de aguacate y un poco más para engrasar
4 pimientos medianos (de cualquier color)
5 cebollas cambray pequeñas, con la parte blanca y la verde clara picadas (aprox. ½ taza)
Sal marina fina
3 dientes de ajo muy picados (aprox. 1 cucharada)
1 cucharada de chile en polvo
1 cucharadita de comino molido
¼ de cucharadita de páprika en polvo
Pimienta negra recién molida

450 g de carne de res (95% magra), picada
2 tazas de arroz de coliflor, descongelado y escurrido si está congelado
1 lata (410 g) de jitomates asados al fuego con chile, escurridos
Aderezos para tacos, como cebollitas, aguacate, rábanos, salsa o aceitunas negras en rodajas (opcional)

1. Prepara la crema: cubre las nueces de la India con agua fría. Tápalas y refrigéralas durante 4 horas como mínimo, o incluso toda la noche. Escurre y enjuaga las nueces de la India; ponlas en una batidora de alta velocidad o en una picadora. Incorpora el cilantro, la ralladura y el jugo de lima y media taza de agua; bátelo todo. Incorpora más agua si es necesario para obtener la consistencia deseada en la salsa. Prueba y salpimenta. Resultado: 1.5 tazas. Puedes preparar la crema hasta un día antes, y guardarla tapada y refrigerada.
2. Prepara los pimientos: precalienta el horno a 175 °C. Engrasa ligeramente una fuente para horno de 33 x 22 cm. Corta un pimiento por la mitad a lo largo, dividiendo también el tallo. Retira las semillas y las membranas; pon las mitades del pimiento en una fuente para horno, con la parte cortada hacia arriba. Repite con los pimientos restantes. Calienta una cucharada de aceite en un sartén grande a fuego medio. Añade las cebollas, espolvoréalas con sal y cocínalas alrededor de 2 minutos, removiendo de vez en cuando, hasta que se ablanden. Incorpora el ajo y saltea un minuto hasta avivar los aromas. Incorpora el chile en polvo, el comino, la páprika y un poco de pimienta negra; saltea durante un minuto. Incorpora la carne, sazona con sal y cocina de 3 a 4 minutos, fragmentando la carne hasta que esté casi hecha. Incorpora el arroz de coliflor y saltea hasta que esté bien caliente: 2 minutos si está descongelado o 4 minutos si es fresco. Incorpora los jitomates y remueve; retira del fuego. Prueba y salpimenta. (Resultado: 6 tazas aproximadamente).

3. Rellena los pimientos con la mezcla de carne, dividiéndola uniformemente. Cubre con papel de aluminio y hornea de 35 a 40 minutos hasta que los pimientos se ablanden. Ten cuidado al destapar la fuente para horno; el vapor que sale puede quemar. Dejar enfriar un poco. Echa una cucharada de crema sobre cada medio pimiento, cubre con los aderezos para tacos que prefieras y sirve.

Por ración: 328 calorías, 36 g proteína, 17 g carbohidratos, 13 g grasa, 5 g fibra

Nota: Si no consigues encontrar latas de jitomates con chile, quita las semillas de un jalapeño fresco, pícalo y cocínalo junto con las cebollas.

HAMBURGUESA A LAS HIERBAS
(HAMBURGUESA + HUEVOS) (HAMBURGUESA + ARROZ)

Las hierbas convierten una sencilla hamburguesa en algo especial. Esta receta también es perfecta para usar la carne de res molida (pág. 339), sobre todo si cocinas para alguien que no soporta las vísceras. Las hierbas enmascaran por completo el sabor del hígado. Disfruta de estas hamburguesas envueltas con lechuga o acompañadas de ensalada.

Prep.: 20 minutos ■ Al fuego: 1 hora ■ Raciones: 4

600 g de carne de res (95% magra), molida
¼ taza de perejil fresco de hoja plana, picado
3 cucharadas de albahaca fresca, picada
1.5 cucharaditas de orégano seco
1.5 cucharaditas de sal marina fina
½ cucharadita de pimienta negra recién molida
Aceite de aguacate
Lechuga romana picada u otra lechuga de acompañamiento, opcional

1. Combina en un recipiente grande la carne, el perejil, la albahaca, el orégano, la sal y la pimienta; mezcla suavemente pero a conciencia con las manos, para distribuir las hierbas. Divide la mezcla en cuatro partes y dales forma de hamburguesa (*consejo*: aprieta la carne entre dos tapas de algún bote para dar forma a las hamburguesas sin amasar en exceso).
2. Calienta un sartén grande a fuego medio-alto y vierte el aceite. Cocina las hamburguesas hasta que estén a tu gusto, de 2 a 4 minutos por lado si las quieres poco hechas (pon un termómetro de lectura instantánea introducido en una hamburguesa debe marcar 55 ºC). Si quieres, puedes servir las hamburguesas sobre un lecho de lechuga.

Por ración: 267 calorías, 42 g proteína, 1 g carbohidratos, 10 g grasa, 0 g fibra

PECHUGA DE POLLO ESCALFADA

El escalfado es un método de cocción mediante calor húmedo en el que la comida se sumerge en un líquido con poca o ninguna grasa y se cocina a fuego lento. Es cómodo porque no hay que hacer gran cosa. Además, el pollo queda con un suave sabor que te permite usarlo luego en muchos platos distintos. Puedes trocearlo y echárselo a una ensalada de pollo, desmenuzarlo y echárselo a una sopa, o mezclarlo con salsa de barbacoa sin azúcar o salsa picante y acompañarlo de verduras, para disfrutar rápidamente de un plato con muchas proteínas. Si lo preparas el domingo, podrás comértelo durante cuatro días.

Prep.: 10 minutos ■ Al fuego: 25 minutos ■ Raciones: 4

680 g de pechugas de pollo deshuesadas, sin piel
3 tazas de caldo de huesos de pollo
Agua filtrada

½ cucharadita de sal marina fina
2 dientes de ajo grandes, o 3 pequeños, pelados y machacados con la hoja de un cuchillo de cocina
¼ de cucharadita de granos de pimienta negra enteros
3 ramitas de tomillo fresco

1. Seca el pollo con papel de cocina y ponlo en un sartén ancho y profundo. Vierte el caldo encima; luego incorpora suficiente agua para que el pollo quede sumergido, sala y remueve. Incorpora en el líquido, alrededor del pollo: el ajo, los granos de pimienta y el tomillo.
2. Ponlo a fuego medio y deja que hierva a fuego lento (un termómetro de lectura instantánea introducido en el agua debe marcar entre 76 y 80 °C). Baja el fuego, da la vuelta suavemente a las pechugas de pollo, tapa el sartén y deja que se cocine sin tocar nada durante 10 minutos.
3. Introduce un termómetro de lectura instantánea en la parte más gruesa del pollo; debería marcar 75 °C. Si aún no ha alcanzado esa temperatura, vuelve a tapar el sartén, cocina 2 minutos más y vuelve a introducir el termómetro. Cuando el pollo haya alcanzado los 75 °C, retira el sartén del fuego, tápalo y deja que repose 5 minutos. Retira el pollo del líquido donde se ha escalfado y córtalo en rodajas o desmenúzalo. También puedes esperar a que se enfríe para refrigerarlo y usarlo más adelante.

Por ración: 210 calorías, 40 g proteína, 0 g carbohidratos, 5 g grasa, 0 g fibra

Notas: *Si el pollo es mucho más grueso por un lado, antes de escalfarlo, ponlo entre dos hojas de papel para hornear y golpea ligeramente el lado más grueso con un rodillo o una botella de vino hasta que el grosor sea más uniforme.*

El líquido tardará un poco en alcanzar los 76 ºC; es lo deseable. Resiste la tentación de subir la temperatura para que se caliente más deprisa.

La cocción a fuego bajo y lento dejará el pollo tierno y jugoso; con menos tiempo y más temperatura quedará seco y duro.

Este líquido para escalfar es muy neutro, por lo que el pollo se podrá usar de muchas formas. Si vas a destinar el pollo a un plato concreto, puedes dar más sabor al líquido; por ejemplo, para un plato de inspiración asiática puedes omitir el tomillo y añadir más ajo y varias rodajas de jengibre, o para un plato mexicano puedes añadir ajo y rodajas de jalapeño.

Puedes colar el líquido para escalfar y usarlo de base para una sopa, una salsa o un caldo, o para hervir arroz.

MUSLOS DE POLLO ASADOS CRUJIENTES

Los preparativos llevan unos minutos y prácticamente no tendrás que hacer nada más: justo lo indicado para cenar los días más ajetreados de la semana. Además, aunque la pechuga se lleva toda la fama, los muslos tienen sus ventajas: aparte de un excelente sabor, los muslos de pollo tienen más hierro, zinc y vitamina B que las pechugas. Los muslos con hueso y piel también son más económicos.

Prep.: 5 minutos ■ **Al fuego: 28 minutos** ■ **Raciones: 4**

2 cucharaditas de ajo en polvo
¾ de cucharadita de páprika en polvo
900 g de muslos de pollo con hueso y piel (4-8, según el tamaño), secados con papel de cocina
Sal marina fina y pimienta negra recién molida
1 cucharada de aceite de aguacate

1. Precalienta el horno a 220 °C. Mientras se calienta, deja dentro un sartén grande de hierro fundido apto para horno. En un recipiente pequeño, mezcla el ajo en polvo y la páprika.
2. Salpimenta generosamente el pollo. Frótalo por todas partes con la mezcla de ajo. Cuando el horno esté caliente, retira el sartén con cuidado y ponlo a fuego medio. Inclina el sartén

para que el aceite cubra el fondo y añade el pollo, con la piel hacia abajo. Cubre con una tapa antisalpicaduras o con papel de aluminio, sin apretar, y cocina de 6 a 8 minutos hasta que la piel esté dorada y crujiente y se retire fácilmente del sartén.
3. Da la vuelta a los muslos de pollo, vuelve a dejar el sartén en el horno y cocina de 15 a 20 minutos hasta que el pollo esté bien hecho (un termómetro de lectura instantánea introducido en la parte más gruesa, lejos del hueso, debe marcar 74 ºC). Sirve caliente.

Por ración: 411 calorías, 29 g proteína, 5 g carbohidratos, 32 g grasa, 1 g fibra

Nota: Si lo prefieres, puedes preparar estos muslos de pollo en una freidora de aire. Precalienta la freidora a 200 ºC. Rocía la cesta con aceite de oliva o de aguacate en aerosol. Pon el pollo untado con especias en la freidora, con la piel hacia abajo; cocina de 8 a 10 minutos hasta que esté dorado y crujiente. Da la vuelta al pollo y vuelve a dejarlo en la freidora de 8 a 12 minutos, según el tamaño, hasta que la temperatura interna alcance los 75 ºC.

ENSALADA COBB «DIOSA VERDE»

Si te gustan las comidas elaboradas, esta es la ensalada perfecta para ti. Puedes prepararlo casi todo por adelantado y, luego, simplemente mezclarlo a la hora de comer. Puedes cambiar los ingredientes de la ensalada según lo que tengas a mano: las sobras de ejotes o brócoli cocidos podrían formar una hilera; puedes cambiar el pollo por camarones, usar un tipo diferente de lechuga... Tu ensalada Cobb puede ser distinta cada vez que la hagas. Preparar el aderezo «Diosa Verde» es laborioso (¡con todas esas hierbas!), pero vale la pena; aunque, por supuesto, puedes comprar una versión embotellada de buena calidad si tienes poco tiempo.

Prep.: 30 minutos ■ Al fuego: 30 minutos ■ Raciones: 4

Aderezo:
2 *cucharadas de aceite de oliva extravirgen*
1 *diente de ajo muy picado (aprox. 1 cucharadita)*
1 *aguacate maduro pequeño*
3 *cucharadas de cebollín picado*
2 *cucharadas de estragón fresco picado*
¼ *de taza de hojas de perejil fresco*
¼ *de taza de albahaca fresca picada*
2 *cucharadas de jugo de limón*
2 *cucharadas de mayonesa de aceite de aguacate*
2 *cucharaditas de salsa aminos de cocos*
Sal marina fina y pimienta negra recién molida

Ensalada:
6 *tazas de lechuga romana, picada*
2 *rebanadas de tocino, cocinadas hasta que estén crujientes, desmenuzadas*
2 *huevos grandes, al punto de cocción deseado, a cuartos*
340 *g de pechuga de pollo deshuesada y sin piel, cocinada y cortada a dados (véase pechuga de pollo escalfada, pág. 343)*
2 *tazas de jitomates cherri, partidos por la mitad*
3 *cucharadas de aceitunas negras, a rodajas*

1. Prepara el aderezo: combina el aceite y el ajo en un sartén pequeño, sin calentar. Ponlo a fuego lento y espera alrededor de 30 segundos hasta que la mezcla chispee; luego transfiérela a una taza para que se enfríe. Combina el aguacate, el cebollín, el estragón, el perejil, la albahaca, el jugo de limón, la mayonesa y la salsa aminos de coco en una batidora de alta velocidad o en una picadora pequeña. Incorpora la mezcla de ajo enfriada y bate hasta que quede suave. Diluye con agua si es necesario para obtener la consistencia deseada. Prueba y salpimenta. (Resultado: 1 ¼ taza. Puedes preparar el aderezo hasta dos días antes, y guardarlo tapado y refrigerado).

2. Prepara la ensalada: mezcla la lechuga con un cuarto de taza de aderezo. (Vuelve a mezclar con más aderezo si lo deseas). Repártela en cuatro recipientes. Forma hileras encima de la lechuga con el tocino, los huevos, el pollo, los jitomates y las aceitunas, distribuyendo los ingredientes a partes iguales. Echa más aderezo encima si quieres, y sírvela.

Por ración: 283 calorías, 33 g proteína, 8 g carbohidratos, 13 g grasa, 4 g fibra

LOMO DE CERDO ASADO CON AJO Y ROMERO
(CERDO + CAMOTE)
(LOMO DE CERDO + VERDURAS)

El marinado en salmuera da al lomo de cerdo mucho sabor y una textura muy agradable. No lo dejes en salmuera más de cuatro horas, o quedará demasiado blando. No es necesario volver a salar la carne, ya que la salmuera se encarga de eso.

Prep.: 15 minutos ■ Salmuera: 1-4 horas ■ Al fuego: 20 minutos ■ Raciones: 4

6 cucharadas de sal gruesa
2 hojas de laurel secas
565 g de lomo de cerdo, sin la grasa sobrante ni la piel blanquecina, secado con papel de cocina
1 cucharadita de ralladura de limón
1 cucharadita de romero fresco, muy picado
2 dientes de ajo, picados (aprox. 2 cucharaditas)
1 cucharada más ½ cucharadita de aceite de aguacate
⅛ de cucharadita de pimienta negra recién molida

1. En un recipiente grande, mezcla la sal con 2 tazas de agua; remueve para disolver la sal. Incorpora 2 tazas de agua fría y

las hojas de laurel. Añade la carne de cerdo; empuja para sumergirla en la salmuera. Tápala y refrigérala durante una hora como mínimo y 4 horas como máximo.
2. Precalienta el horno a 200 ºC; mientras se precalienta, deja dentro un sartén grande de hierro fundido apto para horno. Pon la ralladura de limón, el romero, el ajo, media cucharadita de aceite y la pimienta en una tabla de cortar. Pícalo todo junto con un cuchillo de cocina afilado; dale la vuelta a la mezcla y sigue picando hasta que todo esté muy bien combinado y tenga una consistencia casi pastosa. Retira la carne de cerdo de la salmuera; sécala bien con papel de cocina.
3. Retira el sartén caliente del horno con cuidado; ponlo a fuego medio-alto y añade una cucharada de aceite. Cocina la carne de cerdo de 2 a 3 minutos por lado, dándole la vuelta con unas pinzas, hasta que esté sellada. Retira del fuego y cubre la carne de cerdo con la pasta. Transfiere el sartén al horno y cocina de 14 a 17 minutos hasta que un termómetro de lectura instantánea introducido en la parte más gruesa marque entre 57 y 60 ºC. Pasa la carne a una tabla de cortar, cúbrela con papel de aluminio y déjala reposar durante 10 minutos (la temperatura interna seguirá aumentando mientras la carne reposa). Corta en rodajas y sirve.

Por ración: 192 calorías, 30 g proteína, 1 g carbohidratos, 7 g grasa, 0 g fibra

CAMARONES ASADOS
(SALTEADO DE CAMARONES)

Despídete para siempre de los camarones pegajosos y demasiado cocidos. Si los asas unos pocos minutos, conseguirás siempre unos camarones tiernos y crujientes. Disfrútalos calientes o déjalos enfriar, tápalos y refrigéralos para preparar el mejor coctel de camarones. Además de estar buenísimos, los camarones son una excelente fuente de minerales como el selenio, el yodo, el zinc y el magnesio.

Prep.: 5 minutos ■ Al fuego: 10 minutos ■ Raciones: 4

900 g de camarones medianos, pelados y limpios
1.5 cucharadas de aceite de oliva o de aguacate
Sal marina fina y pimienta negra recién molida

1. Precalienta el horno a 200 ºC. Forra con papel para hornear dos bandejas de horno de borde alto.
2. Seca bien los camarones con papel de cocina. Colócalos en un recipiente, añade el aceite y salpimenta. Extiende los camarones en una sola capa sobre las bandejas para horno y ásalos de 8 a 10 minutos hasta que estén bien cocinados (se pondrán rosas y se curvarán ligeramente en forma de C). Puedes servirlos calientes o dejarlos enfriar, y después ponerlos en un recipiente tapado y refrigerar para servirlos fríos.

Por ración: 205 calorías, 30 g proteína, 4 g carbohidratos, 9 g grasa, 0 g fibra

SALMÓN ESCALFADO
(SALMÓN + ENSALADA + ARROZ) (SALMÓN + ENSALADA DE BETABEL)

El salmón escalfado es elegante y versátil; puedes preparar un montón o una sola ración para ti. Puedes servirlo en el *brunch* o en la cena, tomarlo frío o caliente, y disfrutarlo con una salsa (la salsa de yogur y eneldo de la pág. 375 y el pesto de cilantro de la pág. 373 son buenas opciones). El escalfado también es una opción excelente si te intimida cocinar pescado; es fácil de hacer y no hará que toda la cocina huela a pescado: prometido.

Prep.: 10 minutos ■ Al fuego: 15 minutos ■ Raciones: 4

1 limón en rodajas finas
½ cucharadita de granos de pimienta negra enteros
2 tazas de vino blanco seco
1 hoja de laurel seca
680 g de salmón salvaje, sin piel y cortado en 4 trozos
1 cucharada de aceite de oliva extravirgen
Sal marina fina

1. Pon las rodajas de limón y los granos de pimienta en un sartén grande y profundo. Vierte el vino y 2 tazas de agua; añade la hoja de laurel. Lleva a ebullición a fuego medio-alto y luego redúcelo a fuego medio-bajo.
2. Seca bien el salmón con papel de cocina. Rocía con el aceite y sazónalo todo con sal. Introduce un termómetro de lectura instantánea en el líquido de escalfar; debe marcar entre 75 y 80 °C. Coloca el salmón en el sartén, encima de las rodajas de limón. Añade más agua caliente si es necesario para cubrir el salmón.
3. Tapa el sartén y escalfa el salmón de 8 a 12 minutos, según el grosor, hasta que esté bien cocinado (aprieta la parte más gruesa con un tenedor; debe desmenuzarse fácilmente). Sálalo más si es necesario. Puedes servir el salmón caliente, o bien dejarlo enfriar, taparlo y refrigerarlo para servirlo después frío.

**Por ración: 284 calorías, 37 g proteína,
0 g carbohidratos, 14 g grasa, 0 g fibra**

BACALAO ASADO CON SALSA DE LIMÓN Y ALCAPARRAS

Esta receta es rapidísima, ideal para cenar entre semana, pero también es lo suficientemente refinada para cuando tengas invitados. El resultado se parece más a un condimento que a una salsa tradicional; si te gusta más diluida, incorpora aproximadamente un cuarto de taza de vino blanco y reduce a la mitad antes de añadir la mantequilla fría.

Prep.: 10 minutos ■ **Al fuego: 15 minutos** ■ **Raciones: 4**

680 g de bacalao fresco
2 cucharadas de aceite de oliva extravirgen
Sal marina fina y pimienta negra recién molida
2 cucharadas de mantequilla sin sal
1 chalota pequeña, picada (aprox. ¼ de taza)
1 diente de ajo muy picado (aprox. 1 cucharadita)
1 cucharada de alcaparras escurridas, no demasiado picadas
1 cucharadita de ralladura de limón
2 cucharadas de jugo de limón
1 cucharada de perejil fresco de hoja plana, picado

1. Precalienta el horno a 200 ºC. Forra con papel de hornear una bandeja grande para horno. Seca bien el pescado con papel de cocina. Frota todo el pescado con una cucharada de aceite y salpimenta. Asa el pescado de 12 a 15 minutos, según el grosor, hasta que esté bien cocinado y se desmenuce fácilmente con un tenedor.
2. Mientras tanto, prepara la salsa: derrite una cucharada de mantequilla con la cucharada de aceite restante en un sartén pequeño a fuego medio. (Deja la otra cucharada de mantequilla en el refrigerador). Incorpora la chalota y una pizca de sal; cocina de 2 a 3 minutos, removiendo de vez en cuando, hasta que la chalota se ablande. Incorpora el ajo y las alcaparras; saltea alrededor de un minuto hasta avivar los aromas. Agrega la ralladura y el jugo de limón, y remueve. Retira del fuego y añade la cucharada de mantequilla restante, poco a poco, hasta que se incorpore bien en la salsa. Incorpora el perejil, removiendo; luego prueba y salpimenta.
3. Reparte el pescado en cuatro platos, vierte la salsa encima y sirve.

Por ración: 251 calorías, 30 g proteína, 2 g carbohidratos, 14 g grasa, 1 g fibra

HUEVOS REVUELTOS

Hay millones de formas de preparar los huevos, pero estas tres son las más frecuentes. Si prestas atención a la temperatura y a otras sutilezas en cada método, obtendrás los mejores resultados: por ejemplo, huevos revueltos deliciosos y esponjosos en lugar de una masa seca y pegajosa. Un huevo grande tiene 6 gramos de proteína, por lo que, aunque te comas tres, no tendrás suficiente para alcanzar tu objetivo por comida. Completa el plato acompañándolo de un par de rebanadas de salmón ahumado, una hamburguesa, unas sobras de pollo u otra proteína.

Raciones: 1

3 huevos grandes
1 cucharadita de ghee, aceite de aguacate o aceite de oliva
Sal marina fina

Bate los huevos en un recipiente mediano hasta que estén bien mezclados. Derrite el *ghee* (o calienta el aceite) a fuego medio-bajo en un sartén antiadherente mediano. Añade los huevos, sazona con sal y cocina, removiendo lenta pero constantemente con una espátula de silicona. Hay que evitar que los huevos se peguen al sartén, pero la mezcla debe formar trozos grandes y esponjosos. Cocina de 1 a 3 minutos hasta alcanzar la consistencia deseada. Sirve caliente.

Por ración: 247 calorías, 18 g proteína, 0 g carbohidratos, 19 g grasa, 0 g fibra

Notas: Para que los huevos queden esponjosos, debes hacerlos a fuego medio-bajo. A fuego bajo te saldrán unos huevos muy cremosos, lo cual está bien, pero tardarás mucho más tiempo. A fuego más alto, los huevos revueltos quedarán resecos y cocinados de forma irregular.

Sazona los huevos como quieras. Lo único que necesitan es una pizca de sal marina, pero puedes añadirles pimienta negra, hierbas frescas o secas, o uno de mis condimentos favoritos: el sazonador Pluck, una mezcla de especias y vísceras liofilizadas. No se nota el sabor de las vísceras; es un condimento muy agradable y sabroso.

HUEVOS FRITOS

Raciones: 1

1 cucharada de ghee
2 o 3 huevos grandes
Sal marina fina

Derrite el *ghee* a fuego medio en un sartén antiadherente mediano. Rompe los huevos con cuidado y échalos al sartén (o a una taza y, de ahí, al sartén); sazona con sal. Cocina inclinando suavemente el sartén, alrededor de 3 minutos, vertiendo cucharadas de *ghee* sobre las claras hasta que estas queden firmes y las yemas sigan líquidas. Sirve caliente.

Por ración (3 huevos grandes): 292 calorías, 18 g proteína, 3 g carbohidratos, 25 g grasa, 0 g fibra

Nota: *Aunque el* ghee *sabe especialmente bien en esta receta, puedes usar cualquier grasa que se pueda calentar lo suficiente. El aceite de aguacate también funciona muy bien.*

Si prefieres las yemas más hechas, puedes rociarlas con la grasa, igual que las claras, o dar la vuelta a los huevos y cocinarlos de 1 a 2 minutos.

HUEVOS AL VAPOR
(LICUADO + HUEVOS) (SALMÓN + ENSALADA + ARROZ)

Raciones: 6

6 huevos grandes

Pon 2.5 cm de agua en una cazuela grande y llévala a ebullición a fuego medio-alto. Coloca una cesta vaporera en el agua. Añade los huevos, tapa bien la cazuela y cocina al vapor hasta el punto deseado: de 8 a 9 minutos si quieres huevos pasados por agua; de 10 a 11 minutos para que las yemas queden más cremosas, pero sigan sin solidificarse; o de 12 a 13 minutos para preparar huevos duros. Justo antes de que los huevos terminen de hacerse, llena un recipiente con agua helada. Cuando los huevos estén listos, sácalos con una espumadera y pásalos al baño de hielo. Déjalos enfriar, pélalos y sírvelos, o déjalos como están y refrigéralos para usarlos más adelante.

Por ración (1 huevo grande): 70 calorías, 6 g proteína, 0 g carbohidratos, 5 g grasa, 0 g fibra

Nota: La mejor manera de cocer huevos es hacerlos al vapor; es mucho mejor que sumergirlos en agua hirviendo. Por un lado, son mucho más fáciles de pelar: no tendrás que llevarte media clara ni quitar la cáscara milímetro a milímetro. El vapor también es un método de cocción más suave que evita que salga ese desagradable anillo verde alrededor de las yemas. Una vez que los hayas hecho al vapor, nunca volverás a hervirlos.

CHULETA DE CERDO «PERFECTA»
(CHULETA DE CERDO + VERDURAS)

Una chuleta de cerdo con su hueso tiene algo de primitivo y es placentera. No te saltes el paso de la salmuera; da sabor a las chuletas y las deja muy tiernas. Hasta una salmuera de 30 minutos marca la diferencia.

Prep.: 10 minutos ■ Salmuera: 30 minutos
■ Al fuego: 12 minutos ■ Raciones: 4

4 tazas de agua fría
2 cucharadas de sal marina fina
1 hoja de laurel seca
1 diente de ajo, pelado y machacado con la hoja de un cuchillo de cocina
4 chuletas de cerdo con hueso, del centro del lomo (2-2.5 cm de grosor)
1 cucharada de aceite de aguacate
Pimienta negra recién molida
Sal marina en escamas, tipo Maldon (opcional)

1. Pon a hervir una taza de agua en una cazuela. Retira del fuego, añade la sal y remueve hasta que se disuelva. Incorpora la hoja de laurel y el ajo. Incorpora las 3 tazas de agua restantes y remueve. (Si la salmuera aún está caliente, añade unos cubitos de hielo y espera a que se derritan antes de continuar). Pon las chuletas en un plato grande y poco profundo; échales la salmuera encima. Tápalas y refrigéralas durante 30 minutos como mínimo y 8 horas como máximo. Retira las chuletas de la salmuera y sécalas bien con papel de cocina. Deja que las chuletas se atemperen a temperatura ambiente durante 30 minutos.
2. Precalienta el horno a 200 ºC. Mientras se precalienta, deja dentro un sartén grande de fondo grueso o de hierro fundido, apto para horno. Unta las chuletas con el aceite y sazónalas con pimienta. Retira el sartén caliente del horno con cuidado y ponlo a fuego medio-alto. Añade las chuletas al sartén y cocínalas sin tocarlas de 3 a 4 minutos, hasta que la parte inferior esté sellada. Dales la vuelta y mete otra vez el sartén en el horno.
3. Cocina de 4 a 7 minutos, según el grosor, hasta que un termómetro de lectura instantánea introducido en la parte más gruesa de una chuleta, lejos del hueso, marque 65 ºC. Pasa las chuletas a una tabla de cortar, cúbrelas con papel de aluminio y déjalas reposar de 5 a 10 minutos antes de servir. Si lo deseas, espolvorea ligeramente sal marina en escamas justo antes de servir.

Por ración: 285 calorías, 32 g proteína, 0 g carbohidratos, 17 g grasa, 0 g fibra

Nota: *Puedes preparar una salsa rápida con los restos del sartén. Saltea encima una chalota picada, vierte una cucharada o dos de vino blanco o de vinagre, y remueve para extraer el socarrado del fondo del sartén. Cuando el líquido esté casi evaporado, incorpora un tercio de taza de caldo, así como media o una cucharadita de mostaza Dijon, y cocina removiendo hasta que la salsa se reduzca y se espese. Prueba y añade un poco de miel. Salpimenta si es necesario.*

BACALAO «EMPANIZADO» EN NUECES
(BACALAO CON PAPA AL HORNO)

Las nueces y algunos ingredientes básicos aportan mucho sabor y textura al bacalao. Este plato es bastante fácil, ideal para cenar entre semana, pero también es lo suficientemente refinado para cuando tengas invitados. Si no encuentras bacalao fresco, puedes sustituirlo por otro pescado blanco firme como el abadejo, la merluza o el carbonero.

Prep.: 15 minutos ■ Al fuego: 12 minutos ■ Raciones: 4

½ taza de nueces picadas
1 cucharadita de eneldo seco
½ cucharadita de ralladura de limón
¼ de cucharadita de ajo en polvo
¼ de cucharadita de páprika
Sal marina fina y pimienta negra recién molida
1 cucharadita de mayonesa de aceite de aguacate
2 cucharaditas de mostaza Dijon
680 g de bacalao fresco, cortado en 4 trozos (descongelado si estaba congelado)
1 cucharada de aceite de oliva extravirgen

1. Precalienta el horno a 200 ºC. Forra con papel para hornear una bandeja de horno de borde alto.
2. Pon en una tabla para cortar las nueces, el eneldo, la ralladura de limón, el ajo en polvo, la páprika, una pizca de sal y otra de pimienta. Pícalo todo muy fino y dale varias vueltas a la mezcla para asegurarte de que todo esté bien mezclado. (Si tienes una picadora pequeña, echa todos los ingredientes juntos y pulsa varias veces hasta que estén bien mezclados). Mezcla en una taza la mayonesa y la mostaza.
3. Seca bien el pescado con papel de cocina, salpiméntalo y ponlo en la bandeja de horno. Extiende una capa muy fina de la mezcla de mostaza sobre cada trozo de pescado. Reparte la mezcla de nueces entre los trozos de pescado, apretando para que se adhiera. Rocía el pescado con el aceite.
4. Hornea de 10 a 12 minutos hasta que el pescado esté bien cocinado (debe desmenuzarse fácilmente con un tenedor). Sirve caliente.

Por ración: 277 calorías, 33 g proteína, 3 g carbohidratos, 15 g grasa, 1 g fibra

ACOMPAÑAMIENTOS

EJOTES Y CHALOTAS CON ALMENDRAS
(BISTEC + EJOTES)

Los ejotes se pueden aderezar con almendras laminadas y chalotas; este plato tardará menos de 30 minutos en llegar a la mesa. Los ejotes redondos son los mejores. Escáldalos rápidamente en agua hirviendo con sal para que no sepan a crudo y podrás terminar de hacerlos en poco tiempo en un sartén.

Prep.: 15 minutos ■ **Al fuego: 10 minutos**
■ **Raciones: 4**

Sal marina fina
450 g de ejotes redondos, con los extremos cortados
1.5 cucharadas de ghee
3 cucharadas de almendras laminadas
3 chalotas pequeñas, o 2 medianas, picadas (aprox. ¼ de taza)
2 dientes de ajo picados (aprox. 2 cucharaditas)
1 cucharada de jugo de limón
Pimienta negra recién molida

1. Pon a hervir agua con sal en una olla. Añade los ejotes y cocina de 2 a 3 minutos hasta que estén tiernos, crujientes y de un color verde intenso. Escurre.
2. Derrite una cucharada de *ghee* en un sartén grande a fuego medio. Añade las almendras y cocina de 1 a 2 minutos, removiendo, hasta que estén un poco tostadas. Incorpora las chalotas y una pizca de sal; cocina alrededor de un minuto, removiendo, hasta que se ablanden. Agrega el ajo y saltea alrededor de un minuto hasta avivar los aromas.
3. Añade al sartén los ejotes, junto con la media cucharada restante de *ghee* y el jugo de limón; sala ligeramente. Cocina, removiendo, hasta que los ejotes estén impregnados y todo haya quedado bien mezclado y caliente. Prueba y salpimenta más si es necesario. Sirve caliente.

Por ración: 134 calorías, 5 g proteína, 15 g carbohidratos, 8 g grasa, 6 g fibra

RÁBANOS ASADOS CON SUS HOJAS

Si crees que no te gustan los rábanos, pero solo los has probado crudos, aún no sabes qué placer te espera. Los rábanos asados pierden parte de su nota picante y adquieren una textura similar a la de las papas cerosas de piel fina. La parte verde, que suele acompañarlos, también es deliciosa, con un toque ligeramente amargo que se suaviza al cocinarla con un chorrito de ácido. En esta receta usamos vinagre de sidra, pero puedes cambiarlo por limón si lo prefieres.

Prep.: 25 minutos ■ **Al fuego: 30 minutos** ■ **Raciones: 2-4**

3 manojos de rabanitos con sus hojas verdes (aprox. 30 rabanitos y 2 tazas de hojas)
1 cucharada de aceite de aguacate
Sal marina fina y pimienta negra recién molida
½ cucharadita de ajo en polvo
1 cucharadita de romero seco, ligeramente triturado con los dedos
1 cucharadita de vinagre de sidra

1. Precalienta el horno a 230 °C. Mientras se precalienta, deja dentro un sartén grande de hierro fundido apto para horno.
2. Usa unas tijeras de cocina para cortar las hojas de los rábanos. Corta los rábanos por la mitad (o en 4 o 6 trozos si son grandes) y colócalos en un recipiente grande (reserva las hojas). Rocía los rábanos con el aceite; salpiméntalos generosamente y espolvoréalos con el ajo en polvo y el romero. Mezcla para impregnar los rábanos con el aceite y los condimentos. Retira el sartén caliente del horno con cuidado y extiende los rábanos en una sola capa. Asa los rábanos de 20 a 25 minutos (removiéndolos un poco hacia la mitad de ese tiempo) hasta que estén blandos y parcialmente caramelizados en algunas partes.
3. Mientras se asan los rábanos, llena un recipiente con agua fría y sumerge las hojas. Agítalas para eliminar la tierra. Saca las hojas del agua con cuidado y sécalas bien con papel de cocina. (También puedes utilizar una secadora de lechuga para lavar y secar bien las hojas). Pica las hojas en trozos grandes.
4. Retira el sartén caliente del horno con cuidado y ponlo en la estufa a fuego medio. Incorpora las hojas, rocíalas con vinagre, sálalas y cocínalas de 1 a 2 minutos, removiendo hasta

que se ablanden. Prueba y salpimienta más si es necesario. Sirve caliente. (Resultado: 3 tazas aproximadamente).

Por ración: 78 calorías, 1 g proteína, 4 g carbohidratos, 7 g grasa, 2 g fibra

Nota: Este plato es delicioso caliente, a temperatura ambiente o frío. Pruébalo con el pesto de cilantro (pág. 373) o la salsa de tahini con limón y hierbas (pág. 374), mezclado o cubierto con un poco de yogur griego natural. Si te sobra, puedes usarlo en una ensalada.

Si compras rábanos con sus hojas verdes y no los vas a preparar el mismo día, separa las hojas y guárdalas por separado. Lava y seca bien las hojas; envuélvelas luego en un papel de cocina ligeramente humedecido y guárdalas en el refrigerador en una bolsa de plástico. Si las hojas se quedan pegadas a los rábanos, estos perderán humedad. Lo mismo ocurre con el betabel y las zanahorias.

VERDURAS SALTEADAS
(SALTEADO DE CAMARONES)

El salteado es un método de cocción a fuego alto que se hace muy deprisa, así que asegúrate de tener todos los ingredientes preparados y a mano antes de encender el fogón. Si lo tienes todo picado, cortado en cuadritos o como sea (un proceso que los cocineros llaman *mise en place*), evitarás que algunos ingredientes se cocinen en exceso. En condiciones óptimas, las verduras salteadas quedan cargadas de sabor, bien cocinadas e incluso algo crujientes, aunque tiernas.

Prep.: 25 minutos ■ Al fuego: 12 minutos ■ Raciones: 4

3 cucharadas de salsa aminos de coco
1 cucharadita de vinagre de arroz sin condimentar
½ cucharadita de arrurruz
2 cucharadas de aceite de aguacate

140 g de sombreros de setas shiitake a rodajas (aprox. 3 tazas)

Sal marina fina

6 cebollas cambray pequeñas, con las partes blanca y verde clara en rodajas; opcional: aparta y reserva la parte verde oscura (aprox. 1 taza) para decorar

1 pimiento rojo pequeño, sin semillas y picado (aprox. ¾ de taza)

1 manojo de espárragos (aprox. 450 g), con el extremo duro retirado y cortados en diagonal en trozos de 5 cm (aprox. 4 tazas)

3 dientes de ajo, muy picados (aprox. 1 cucharada)

1 cucharada de jengibre fresco, muy picado

2 cucharaditas de aceite de ajonjolí tostado

Salsa sriracha (opcional)

1. Mezcla en un recipiente pequeño la salsa aminos de coco, el vinagre de arroz y el arrurruz.
2. Calienta una cucharada de aceite de aguacate en un sartén grande, a fuego medio-alto. Añade las setas, sala y cocina de 5 a 7 minutos, removiendo de vez en cuando, hasta que suelten el agua y empiecen a dorarse. Incorpora la cucharada restante de aceite de aguacate y las cebollas, el pimiento y los espárragos; sazona con sal y cocina de 2 a 3 minutos, removiendo, hasta que la verdura empiece a ablandarse.
3. Agrega el ajo y el jengibre; saltea de 30 segundos a 1 minuto hasta avivar los aromas. Incorpora la mezcla de aminos de coco y cocina alrededor de un minuto, removiendo constantemente, hasta que la salsa espese y las verduras queden impregnadas. Retira del fuego, rocía con el aceite de ajonjolí y la salsa *sriracha* (si la usas) y sirve. (Resultado: 5 tazas aproximadamente).

Por ración: 152 calorías, 5 g proteína, 15 g carbohidratos, 10 g grasa, 4 g fibra

ARROZ EN CALDO DE HUESOS

(SALTEADO DE CAMARONES) (SALMÓN + ENSALADA DE BETA-BEL) (HAMBURGUESA + ARROZ) (BISTEC + VERDURAS + ARROZ) (SALMÓN + ENSALADA + ARROZ)

Si hierves el arroz en caldo de huesos, no solo le añadirás algunos nutrientes esenciales, sino que también conseguirás un sabor muy satisfactorio. Disfrútalo como guarnición o cómetelo con las verduras salteadas (pág. 361) y la proteína que prefieras. El caldo de huesos de pollo es mi favorito para el arroz, pero también puedes usar caldo de huesos de res o de lo que prefieras.

Prep.: 5 minutos ■ **Al fuego: 23 minutos** ■
Resultado: aprox. 4 tazas

1 taza de arroz blanco de grano largo
1 ¾ tazas de caldo de huesos de pollo
1 cucharada de mantequilla sin sal (opcional)
½ cucharadita de sal marina fina

1. Coloca el arroz en un colador de agujeros pequeños. Enjuágalo con agua fría, removiendo con los dedos, hasta que el agua salga menos opaca. Si no ves el agua lo suficientemente bien, coloca un recipiente debajo del colador para poder observarla.
2. Pon el caldo en una cazuela mediana; incorpora la mantequilla si la vas a usar. Enciende la estufa a fuego medio y lleva el caldo a ebullición. Incorpora el arroz y la sal y remueve. Vuelve a llevar el agua a ebullición a fuego lento, pon el fuego hasta el nivel más bajo posible sin que deje de hervir, tapa la olla y cocina de 18 a 22 minutos sin tocar, hasta que el caldo se haya absorbido y el arroz se haya ablandado. No remuevas para comprobar que se ha absorbido todo el líquido; en su lugar, inclina suavemente la olla y mira si queda líquido en el fondo. Si es así, tapa la olla y sigue cocinando a fuego lento, comprobando a intervalos de 2 minutos, hasta que se absorba el líquido. No remuevas.

3. Cuando se haya absorbido todo el caldo, retira la olla del fuego, tapa y deja reposar 5 minutos. Remueve el arroz con un tenedor y sírvelo, o transfiérelo a un recipiente, espera a que se enfríe y refrigéralo para usarlo más adelante.

Por ración (½ taza ya cocido): 110 calorías, 4 g proteína, 22 g carbohidratos, 0 g grasa, 0 g fibra

CORAZONES DE ALCACHOFA EN FREIDORA DE AIRE

Las alcachofas, que están emparentadas con los cardos, pueden ser un poco difíciles de preparar; por eso son tan populares los corazones de alcachofa enlatados o en frasco. Por suerte, están cargados de antioxidantes, por lo que puedes comértelos solos sin preocuparte por perderte los nutrientes del resto de la planta. En freidora de aire quedan agradablemente crujientes y son un tentempié divertido. Prueba a mojarlos en la salsa de yogur y eneldo (pág. 375).

Prep.: 10 minutos ■ Al fuego: 9 minutos ■ Raciones: 2-4

1 lata (400 g) de corazones de alcachofa a cuartos, escurridos
2 cucharaditas de aceite de oliva extravirgen
1 cucharadita de sazonador italiano
Una pizca de chile en polvo (opcional)
Sal marina fina y pimienta negra recién molida
Aceite de oliva o de aguacate en aerosol

1. Precalienta la freidora de aire a 200 ºC. Seca bien los corazones de alcachofa con papel de cocina. Pon los corazones de alcachofa en un recipiente; incorpora el aceite, el sazonador italiano y el chile en polvo, si vas a usarlos, y remueve para impregnarlos. Sazona ligeramente con sal y pimienta negra.

2. Rocía la cesta de la freidora con aceite en aerosol. Extiende los corazones de alcachofa en una sola capa en la cesta y cocina alrededor de 4 minutos hasta que empiecen a quedar crujientes y parcialmente dorados. Dales la vuelta y cocina de 3 a 5 minutos más hasta que estén más crujientes y dorados por todas partes. Sirve caliente.

Por ración: 101 calorías, 3 g proteína, 14 g carbohidratos, 5 g grasa, 7 g fibra

Nota: Si no encuentras corazones de alcachofa a cuartos, cómpralos enteros o cortados por la mitad y córtalos en cuatro.

Con los tiempos mencionados arriba obtendrás unos corazones de alcachofa crujientes por los bordes y por fuera, y tiernos por dentro. Si quieres que queden aún más crujientes, dales la vuelta y cocínalos de 3 a 6 minutos más (retíralos cuando estén marrones para evitar que se quemen).

Si son muchos, puedes duplicar o triplicar la receta fácilmente, pero tendrás que cocinar los corazones por tandas para conseguir ese color dorado y esa textura crujiente. Pon una rejilla para enfriar encima de una bandeja de horno y precalienta a 95 ºC. Cuando cada tanda termine de hacerse, extiende los corazones de alcachofa cocinados sobre la rejilla y déjalos en el horno para que se mantengan calientes mientras preparas las otras tandas.

Después de salir de la freidora tardan muy poco en perder la textura crujiente, así que conviene cocinarlos justo antes de servirlos.

ENSALADA DE BETABEL Y ZANAHORIA RALLADAS CON VINAGRETA DE COMINO Y NARANJA
(ATÚN + ENSALADA DE BETABEL) (SALMÓN + ENSALADA DE BETABEL) (SALMÓN + ENSALADA + ARROZ)

Los betabeles suelen hacerse al vapor o asados, pero también están muy buenos crudos. Su sabor terroso combina muy bien con el dulzor de las zanahorias, y una vinagreta fácil de hacer con jugo de naranja y comino les aporta complejidad. Usaremos un solo dátil picado en lugar de las pasas que se suelen echar a la ensalada de zanahoria; basta con un ligero toque dulce, que combinará con los pistaches salados y crujientes que vas a poner encima. Sírvela con carne o pescado a la parrilla (o con la proteína que prefieras). Ten cuidado al preparar esta ensalada; el betabel puede manchar la ropa clara.

Prep.: 20 minutos ■ Raciones: 4

½ cucharadita de mostaza Dijon
½ cucharadita de ralladura de naranja
2 cucharadas de jugo de naranja
1 cucharada de vinagre de sidra
½ cucharadita de miel cruda
¼ cucharadita de comino molido
Una pizca de cayena (opcional)
2 cucharadas de aceite de oliva extravirgen
Sal marina fina y pimienta negra recién molida
2 betabeles pequeños, o 1 grande, pelados y rallados (aprox. 2 tazas)
3 zanahorias medianas, ralladas (aprox. 2 tazas)
1 dátil seco sin hueso, picado
2 cucharadas de pistaches salados, tostados y picados en trocitos

1. Prepara el aderezo: en un recipiente mediano, mezcla la mostaza, la ralladura y el jugo de naranja, el vinagre, la miel, el comino y la cayena, si la usas. Mientras mezclas, ve echando el aceite.
2. Sigue removiendo hasta que todo esté bien mezclado. Prueba y salpimenta. (Resultado: ¼ de taza).
3. Coloca el betabel rallado en un colador de agujeros pequeños; enjuágalo un poco con agua fría. Sécalo bien con papel de cocina y échalo a un recipiente mediano. Incorpora las zanahorias y los dátiles, y remueve con suavidad. Agrega 3 cucharadas del aderezo y vuelve a remover. (Añade la cucharada restante de aderezo si la ensalada te parece seca). Prueba y salpimenta. Deja reposar la ensalada a temperatura ambiente durante 20

minutos como mínimo para que se ablanden las verduras y se desarrollen los sabores. (Resultado: 3 tazas aproximadamente).
4. Vuelve a remover la ensalada, espolvorea encima los pistaches y sirve.

Por ración: 121 calorías, 2 g proteína, 12 g carbohidratos, 8 g grasa, 3 g fibra

Nota: *Si tienes una picadora con cuchilla, puedes usarla para rallar las zanahorias y los betabeles. También puedes usar un rallador manual, pero los betabeles pueden ensuciar mucho.*

Mientras la ensalada reposa, se acumulará líquido en el fondo. Pasa la ensalada a otro recipiente o sírvela con pinzas.

ENSALADA PICANTE DE COL
(CERDO + CAMOTE)

La ensalada de col siempre tiene éxito. Si usas una mezcla de ensalada envasada con col y zanahoria rallados, la preparación de este plato será fácil y rápida. *Consejo profesional:* la mezcla de ensalada de col también sirve para preparar rápidamente un revuelto. Deja reposar la cebolla en el vinagre durante unos minutos para suavizarla y que su sabor no sea más intenso que el de los demás ingredientes.

Prep.: 20 minutos ■ Raciones: 6

1 cebolla cambray pequeña, con las partes blanca y verde claro picadas o laminadas en diagonal (aprox. 2 cucharadas)
3 cucharadas de vinagre de manzana
1 bolsa (395 g) de mezcla de ensalada de col (aprox. 7 tazas de col y zanahoria rallados)
1 pimiento rojo pequeño, sin semillas y en rodajas finas (aprox. 1 taza)
1 cucharada de mostaza Dijon
2 cucharaditas de salsa aminos de coco

2 cucharaditas de miel cruda
1 cucharadita de semillas de apio picadas
3 cucharadas de aceite de oliva extravirgen
Sal marina fina y pimienta negra recién molida

1. Mezcla en una taza pequeña la cebolla y el vinagre; deja reposar durante 15 minutos como mínimo.
2. Combina en un recipiente grande la mezcla de ensalada de col y el pimiento. Mezcla en un recipiente pequeño la mostaza, la salsa aminos de coco, la miel y las semillas de apio. Saca la cebolla del vinagre y añádela al recipiente en el que tienes la mezcla de ensalada de col; luego junta la chalota en vinagre con la mezcla de mostaza. Incorpora el aceite y remueve constantemente hasta que quede bien mezclado y emulsionado. Prueba y salpimenta.
3. Incorpora la mezcla de vinagre a la mezcla de ensalada de col y usa unas pinzas para remover bien. Prueba y salpimenta más si es necesario. Sirve. (Resultado: 5.5 tazas aproximadamente).

Por ración: 97 calorías, 1 g proteína, 7 g carbohidratos, 7 g grasa, 2 g fibra

Nota: Entre el ácido del vinagre y la sal, la col se ablandará bastante deprisa en cuanto la mezcla de ensalada de col se combine con el aderezo. Si quieres preparar este plato por adelantado, pero que siga crujiente al servirlo, prepara la mezcla de verduras y el aderezo, guárdalo tapado por separado y mezcla justo antes de servir.

PURÉ DE CAMOTE MORADO CON AJONJOLÍ
(CERDO + CAMOTE)

Este plato sí es muy espectacular: el color intenso de los camotes no solo queda increíble, sino que también indica que este plato está cargado de pigmentos antocianinos, unos antioxidantes que estimulan el sistema inmunitario y combaten la inflamación. Si los asas en vez de hervirlos, tardarás más tiempo, pero conservarás mejor el sabor y el precioso color. El tahini y el aceite de ajonjolí aportan profundidad al plato.

Prep.: 15 minutos ■ **Al fuego: 1 hora 30 minutos**
■ **Raciones: 8**

900 g de camotes morados, limpios y secos
1 taza de la leche que prefieras (yo uso de almendras)
¼ de taza de tahini
1 cucharadita de jengibre molido
2 cucharaditas de salsa aminos de coco
1 cucharadita de aceite de ajonjolí tostado
Sal marina fina
Semillas de ajonjolí para decorar (opcional)

1. Precalienta el horno a 200 ºC. Envuelve los camotes en papel para hornear y cúbrelos a continuación con una hoja de papel de aluminio. Coloca los camotes en una bandeja de horno de borde alto y ásalos de 1 hora a 1 hora y 30 minutos hasta que desarrollen los aromas y estén muy blandos (se debe introducir fácilmente un cuchillo por la parte más gruesa).
2. Agrega en una cazuela mediana la leche, el tahini y el jengibre. Déjalo hervir a fuego medio-bajo, removiendo para mezclar. Retira del fuego.
3. Desenvuelve con cuidado los camotes, retira los extremos y córtalos longitudinalmente por la mitad. Separa la carne de la piel y añade la carne a la cazuela, junto con la salsa aminos de coco y el aceite. Usa un machacador de papas, un tenedor o una batidora de brazo para triturar los camotes y combinar todos los ingredientes. Prueba y echa la sal necesaria. Transfiere el puré a un recipiente, pon si quieres semillas de sésamo encima y sirve. (Resultado: 4 tazas aproximadamente).

Por ración (½ taza): 211 calorías, 4 g proteína,
37 g carbohidratos, 5 g grasa, 5 g fibra

COL ROJA Y ESCAROLA COCIDAS

(LOMO DE CERDO + VERDURAS) (BISTEC + VERDURAS + ARROZ)

Normalmente asociamos esta preparación a los cortes de carne más duros, pero cocinar las verduras a fuego bajo y lento en un poco de líquido les da un sabor estupendo. Tanto la col roja como la escarola son verduras amargas, y la combinación de la preparación, un toque de miel y un poco de ácido del limón suaviza esa amargura, por lo que el resultado es casi agridulce. Si lo prefieres, puedes usar solo escarola o solo col roja en vez de la mezcla.

Prep.: 10 minutos ■ **Al fuego: 50 minutos** ■ **Raciones: 4**

1 cucharada de ghee
3 cabezas de escarolas, cortadas longitudinalmente por la mitad y sin las hojas exteriores marrones o dañadas
3 cabezas de col roja pequeñas, cortadas longitudinalmente por la mitad y sin las hojas exteriores marrones o dañadas
2 cucharadas de jugo de limón
1 cucharadita de miel cruda
⅓ de taza de caldo de huesos de pollo
Sal marina fina

1. Ten preparado un trozo de papel para hornear del tamaño de un sartén grande apto para horno con tapa o de una *cocotte*. Precalienta el horno a 190 ºC.
2. Derrite el *ghee* en el sartén a fuego medio. Añade las escarolas y la col roja, con la parte cortada hacia abajo. Vierte encima el jugo de limón y rocía con la miel, y después incorpora el caldo con cuidado (por los lados del sartén, no sobre las verduras). Sala las verduras. Lleva el caldo a ebullición y deja hervir a fuego lento.
3. Cubre suavemente las verduras con el papel de hornear y luego tapa el sartén. Transfiere el sartén al horno y cocina de

30 a 40 minutos hasta que las verduras estén muy blandas, con la base dorada.
4. Traslada con cuidado el sartén a la estufa y ponla a fuego medio. Destapa y retira el papel de hornear. Da la vuelta a las verduras con unas pinzas y sigue cocinando de 5 a 10 minutos hasta que estén parcialmente doradas y el líquido se haya evaporado, dándoles la vuelta una o dos veces más. Prueba y sala más si es necesario. Puedes servirlo caliente o dejarlo enfriar, para después refrigerarlo tapado y servirlo frío.

Por ración: 147 calorías, 8 g proteína, 23 g carbohidratos, 5 g grasa, 14 g fibra

COLES DE BRUSELAS, ZANAHORIAS Y CEBOLLAS ASADAS
(CHULETA DE CERDO + VERDURAS)

Las verduras asadas quedan tiernas y su dulzura se resalta gracias a la caramelización. Esta receta es muy flexible; puedes cambiar unas verduras por otras en función de la disponibilidad y de tus gustos. Puedes usar zanahorias blancas o calabaza en lugar de zanahorias; brócoli o coliflor en lugar de coles de Bruselas; cualquier otro tipo de cebolla en lugar de la amarilla (asegúrate de cortar las cebollas en rodajas gruesas para que no se quemen mientras se cocinan las otras verduras). También puedes usar tomillo en lugar de romero, o ambas cosas.

Prep.: 20 minutos ▪ Al fuego: 45 minutos ▪ Raciones: 4

450 g de coles de Bruselas, sin las hojas exteriores y cortadas a cuartos (o partidas por la mitad si son pequeñas)
450 g de zanahorias, cortadas en rodajas diagonales
2 cebollas amarillas medianas, en rodajas gruesas
3 cucharadas de aceite de aguacate
1 cucharada de vinagre de sidra

2 cucharaditas de ajo en polvo
Sal marina fina y pimienta negra recién molida
4 ramitas de romero fresco

1. Precalienta el horno a 200 ºC. Mientras se precalienta, deja dentro dos bandejas de horno de borde alto.
2. Combina en un recipiente grande las coles de Bruselas, las zanahorias y la cebolla. Rocía con aceite y vinagre, espolvorea con ajo en polvo y salpimenta generosamente; remueve hasta que todos los ingredientes estén impregnados.
3. Reparte las verduras entre las bandejas de horno calientes, extendiéndolas en una sola capa, y mete las ramitas de romero en medio. Asa de 40 a 45 minutos hasta que las verduras estén blandas y parcialmente caramelizadas, removiendo una o dos veces durante el asado y cambiando las bandejas de horno de un estante a otro al cabo de unos 20 minutos. Retira las ramitas de romero y sirve caliente, o bien deja enfriar y refrigera tapado para servir frío. (Resultado: 6 tazas aproximadamente).

Por ración: 214 calorías, 6 g proteína, 27 g carbohidratos, 11 g grasa, 9 g fibra

Notas: *Ten cuidado al cortar las verduras; lo adecuado es que todas se cocinen al mismo tiempo. Las verduras más duras, como las coles de Bruselas o la calabaza, deben cortarse en trozos más pequeños que las más blandas, como las cebollas.*

Puedes disfrutarlo tal cual o rociar las verduras calientes con tu vinagreta favorita, con el pesto de cilantro (abajo) o con la salsa de tahini con limón y hierbas (pág. 374).

Si te quedan sobras, resérvalas para echarlas a una ensalada, o córtalas un poco más y úsalas para un revuelto o una frittata.

SALSAS

PESTO DE CILANTRO

El pesto se hace tradicionalmente con albahaca y piñones, pero esta versión actualizada con un toque picante lleva cilantro, semillas de calabaza y jalapeño. Si te gusta más picante, no le quites las semillas al jalapeño. Las semillas de cáñamo le dan una textura parecida a la del queso (esta versión no contiene lácteos) y, además, añaden un poco de fibra, minerales como magnesio y zinc, y vitamina E.

Prep.: 20 minutos ■ Resultado: aprox. 1 taza

2 tazas de cilantro fresco, sin prensar
½ taza de perejil fresco, sin prensar
⅓ de taza de semillas de calabaza, tostadas y saladas
¼ de taza de semillas de cáñamo
1 cucharadita de ralladura de lima
¼ de taza de jugo de lima fresco
½ jalapeño mediano, sin semillas y en cuadritos (aprox. 2 cucharadas)
1 diente de ajo picado (aprox. 1 cucharadita)
½ taza de aceite de oliva extravirgen
Sal marina fina y pimienta negra recién molida

Junta en una picadora el cilantro, el perejil, las semillas de calabaza, las semillas de cáñamo, la ralladura y el jugo de lima, el jalapeño y el ajo; pulsa varias veces para triturarlo todo. Mientras mezclas, ve echando el aceite. Sigue hasta que la mezcla esté emulsionada y cremosa. Prueba y salpimenta. Las sobras duran hasta una semana si se guardan tapadas y refrigeradas.

**Por ración (1 cucharada): 90 calorías, 2 g proteína,
1 g carbohidratos, 9 g grasa, 0 g fibra**

Nota: Puedes congelar el pesto. Distribúyelo en un molde para hielos con una cuchara y congélalo; después, saca los cubitos y transfiérelos a una bolsa para congelador. Aprieta para extraer el aire y cierra herméticamente: durará hasta 3 meses.

SALSA DE TAHINI CON LIMÓN Y HIERBAS

El tahini, una pasta de semillas de ajonjolí de Oriente Medio, ha experimentado un auge recientemente y aparece en todo tipo de recetas dulces y saladas. Es delicioso y nutritivo, y constituye un excelente sustituto de la mantequilla de cacahuate. Aquí lo combinamos con jugo de limón y hierbas frescas para obtener una versátil salsa llena de sabor y nutrientes. Si haces la salsa espesa, podrás usarla para dipear. También puedes echarle un poco de agua y volver a sazonarla para obtener un delicioso aderezo para ensaladas, o aderezar con un chorrito las verduras al vapor o asadas.

Prep.: 25 minutos ■ Al fuego: 2 minutos
■ Resultado: aprox. 1 taza

1 cucharada de aceite de oliva
2 dientes de ajo, picados (aprox. 2 cucharaditas)
⅓ de taza de tahini
1 cucharadita de ralladura de limón
¼ de taza de jugo de limón
¼ de taza de perejil fresco, sin apretar
3 cucharadas de albahaca fresca picada
1 cucharada de menta fresca picada
½ cucharadita de miel cruda
Una pizca de páprika
⅔ de taza de agua caliente
Sal marina fina y pimienta negra recién molida

1. Incorpora el aceite y el ajo en un sartén pequeño, sin calentar. Enciende la estufa a fuego bajo y cocina hasta que la mezcla empiece a chispear. Deja que chispee durante 30 segundos

sin tocarla; después transfiérelo todo a un recipiente pequeño para que se enfríe.
2. Junta en una batidora o en una picadora pequeña el tahini, la ralladura y el jugo de limón, el perejil, la albahaca, la menta, la miel y la páprika; pulsa para mezclar y triturar. Incorpora la mezcla de ajo, pulsa unas cuantas veces y después pica hasta que todo esté bien mezclado. Incorpora el agua caliente, cucharada a cucharada, hasta que la salsa adquiera la consistencia deseada. Prueba y salpimenta.

Por ración (1 cucharada): 40 calorías, 1 g proteína, 2 g carbohidratos, 4 g grasa, 1 g fibra

SALSA DE YOGUR Y ENELDO

El yogur griego y el eneldo son una combinación clásica, y con razón, ya que la cremosidad del yogur y la frescura del eneldo se equilibran maravillosamente. Se puede usar para aderezar verduras, cordero, pescado o pollo. Se prepara en unos minutos, así que puedes hacerla antes y guardarla en el refrigerador; ya encontrarás formas de usarla para animar todo tipo de platos.

Prep.: 15 minutos ■ Al fuego: 2 minutos
■ Resultado: aprox. 1 de taza

2 cucharaditas de aceite de oliva extravirgen
2 dientes de ajo picados (aprox. 2 cucharaditas)
½ taza de yogur griego natural bajo en grasa
½ cucharadita de ralladura de limón
1 cucharada de jugo de limón
2 cucharadas de eneldo fresco picado
1 cucharadita de menta fresca picada
Sal marina fina y pimienta negra recién molida

1. Incorpora el aceite y el ajo a un sartén pequeño, sin calentar. Enciende la estufa a fuego bajo y cocina hasta que la mezcla empiece a chispear. Deja que chispotee durante 30 segundos sin tocarla; después transfiérelo todo a un recipiente pequeño para que se enfríe.
2. En un recipiente mediano, mezcla el yogur, la ralladura y el jugo de limón, el eneldo y la menta. Incorpora la mezcla de ajo enfriada y remueve. Prueba y salpimenta. Sirve caliente o espera a que se enfríe para refrigerar y usar más adelante. (Puedes preparar esta salsa hasta dos días antes, y guardarla tapada y refrigerada. Remueve antes de servir).

**Por ración (1 cucharada): 19 calorías, 1 g proteína,
1 g carbohidratos, 1 g grasa, 0 g fibra**

Nota: Si tienes una batidora o una picadora pequeñas y prefieres una salsa más suave, combina todos los ingredientes, excepto la sal y la pimienta, y tritura hasta conseguir la textura deseada; después, prueba y sazona.

SALSA PICANTE DE JITOMATE

Por supuesto, puedes comprar cualquier tipo de salsa de jitomate de bote, y no tiene nada de malo usar alimentos precocinados de buena calidad. Pero preparar una salsa propia es sorprendentemente fácil, y obtendrás como recompensa una versión más compleja que mejorará todos tus platos. Una zanahoria aporta dulzor sin necesidad de echar azúcar (ni siquiera notarás su sabor en la salsa), y si tuestas ligeramente la pasta de jitomate, aumentarás el *umami*. Puedes usar más o menos chile en polvo según lo picante que quieras hacer la salsa.

**Prep.: 15 minutos ■ Al fuego: 1 hora
■ Resultado: aprox. 4 tazas**

2 cucharadas de aceite de oliva extravirgen
1 cebolla amarilla pequeña, a taquitos (aprox. 1 taza)
Sal marina fina
1 zanahoria pequeña, rallada (aprox. ⅓ de taza)
3 dientes de ajo, muy picados (aprox. 1 cucharada)
1 cucharada de pasta de jitomate
½ a 1 cucharadita de chile en polvo
1 cucharadita de orégano seco
¾ de taza de caldo de huesos de pollo o res
1 lata (790 g) de jitomates triturados
Pimienta negra recién molida

1. Calienta el aceite a fuego medio-bajo en una cazuela grande. Incorpora la cebolla, añade sal y cocina de 6 a 7 minutos, removiendo de vez en cuando, hasta que esté muy blanda. Agrega la zanahoria, echa sal y saltea de 1 a 2 minutos hasta que se ablande. Incorpora el ajo y saltea alrededor de un minuto hasta avivar los aromas. Añade la pasta de jitomate y cocina alrededor de un minuto, removiendo, hasta que quede ligeramente tostada. Incorpora el chile en polvo y el orégano.
2. Incorpora un cuarto de taza de caldo; cocina removiendo para extraer el quemado del fondo de la cazuela. Cuando se haya evaporado casi todo el caldo, agrega los jitomates triturados y el caldo restante. Sube el fuego a medio-alto y lleva a ebullición; después reduce a fuego medio-bajo, tapa y hierve a fuego lento de 40 a 45 minutos hasta que espese la salsa. Prueba y salpimenta más si es necesario. Sírvelo ahora o espera a que se enfríe para refrigerarlo tapado.

**Por ración (½ taza): 79 calorías, 3 g proteína,
10 g carbohidratos, 4 g grasa, 2 g fibra**

Nota: Si no vas a poner chile en polvo, puedes usar harissa (una salsa de ají de Oriente Medio) en vez de la pasta de jitomate para obtener *una salsa más picante y de sabor atractivo. Usa la misma cantidad que usarías de pasta de jitomate y tuéstala igual.*

SALSA DE SETAS

Las setas son una maravilla: no solo son sabrosas, versátiles y cargadas de *umami*, sino que también son buenas para la salud, con un considerable poder antiinflamatorio y antioxidante. En esta salsa clásica se combinan con chalota, ajo, un toque de vino blanco y un poco de caldo de huesos para realzar su sabor. Pon esta salsa encima del lomo de res a las hierbas (pág. 337), la pechuga de pollo escalfada (pág. 343) o los muslos de pollo asados crujientes (pág. 345), o sírvela sobre carne, pollo o pescado para darle un toque interesante.

Prep.: 15 minutos ■ **Al fuego: 15 minutos**
■ **Resultado: aprox. 1 taza**

½ a 1 cucharadita de arrurruz
1 taza de caldo de huesos de pollo
1 cucharada de aceite de aguacate
115 g de setas (como shiitake, ostra o shimeji) picadas (aprox. 2 tazas)
Sal marina fina
1 chalota mediana, muy picada (aprox. ⅓ de taza)
2 dientes de ajo, picados (aprox. 2 cucharaditas)
¼ de taza de vino blanco seco
1 cucharada de mantequilla fría sin sal, a trozos
1 cucharada de perejil fresco, picado

1. Mezcla ½ cucharadita de arrurruz y ½ cucharadita de agua en una taza medidora. Añade el caldo y remueve. En un sartén grande, calienta el aceite a fuego medio-alto. Añade las setas, extendidas en una sola capa, y échales sal encima. Cocina de 4 a 6 minutos, removiendo ocasionalmente y con cuidado

de que las setas vuelvan a quedar en una sola capa, hasta que suelten el agua y empiecen a dorarse. Reduce a fuego medio, incorpora la chalota, añade sal y cocina de 2 a 3 minutos, removiendo, hasta que se ablande. Incorpora el ajo y saltea alrededor de un minuto hasta avivar los aromas.

2. Vierte el vino y remueve para extraer el quemado del fondo del sartén. Cocina alrededor de un minuto, removiendo, hasta que el vino se haya evaporado. Echa el caldo y, en cuanto hierva, cocina alrededor de un minuto, removiendo, hasta que la salsa empiece a espesar. Añade la mantequilla poco a poco, un trozo o dos cada vez, y remueve enérgicamente hasta que quede bien incorporada y la salsa espese. (Si la quieres aún más espesa, disuelve la media cucharadita de arrurruz restante en media cucharadita de agua y remueve para incorporar a la salsa. Sigue cocinando hasta que espese).
3. Retira del fuego. Prueba y echa la sal necesaria. Echa perejil encima y sirve.

Por ración (2 cucharadas): 51 calorías, 2 g proteína, 3 g carbohidratos, 3 g grasa, 1 g fibra

LICUADOS

LICUADO MÁGICO MORADO
(LICUADO + HUEVOS)

Este atractivo licuado es una fuente inagotable de nutrientes gracias al polvo de espirulina azul, las moras y la granada. El aguacate y el aceite MCT proporcionan grasas saludables, y el suero de leche aporta proteínas de gran calidad. Pero lo realmente sorprendente de este licuado es que sabe igual que un helado de naranja con cremosa vainilla, algo inesperado a causa de su intenso tono violeta. Bébetelo o viértelo en moldes para paletas y congélalo para disfrutar de un tentempié frío después del entrenamiento.

Prep.: 10 minutos ■ Resultado: 1.5 tazas ■ Raciones: 2

¼ de aguacate mediano maduro
½ taza de la leche que prefieras (yo uso de almendras)
2 cucharaditas de polvo de espirulina azul
1 taza de moras congeladas
¼ de taza de arilos de granada
2 cucharaditas de ralladura de naranja
1 cucharada de aceite de triglicéridos de cadena media (MCT)
4 cucharadas de proteína en polvo de suero de leche
1 cucharadita de extracto de vainilla
Una pizca de sal marina fina
Extracto líquido de siraitia o Stevia (opcional)

Combina el aguacate, la leche, la espirulina en polvo, las moras, los arilos de granada, la ralladura de naranja, el aceite MCT, la proteína en polvo, la vainilla y la sal en una batidora; tritura hasta que la mezcla quede cremosa. Prueba y endulza si es necesario con extracto líquido de siraitia. Sírvelo inmediatamente en vasos, o échalo en moldes para paletas y congélalo.

Por ración: 305 calorías, 27 g proteína, 22 g carbohidratos, 13 g grasa, 6 g fibra

NOTAS

Introducción

1. Alyson A. Miller y Sarah J. Spencer, «Obesity and neuroinflammation: A pathway to cognitive impairment», *Brain, Behavior, and Immunity*, vol. 42 (noviembre de 2014), pp. 10-21, <https://doi.org/10.1016/j.bbi.2014.04.001>; Joy Jones Buie, Luke S. Watson, Crystal J. Smith y Catrina Sims-Robinson, «Obesity-related cognitive impairment: The role of endothelial dysfunction», *Neurobiology of Disease*, vol. 132 (diciembre de 2019), p. 104.580, <https://doi.org/10.1016/j.nbd.2019.104580>.

2. Carol Dweck, *Mindset: la actitud del éxito*, Editorial Sirio, Málaga, 2016.

1. Cambio del paradigma centrado en la grasa

1. «Physical activity guidelines resources», ACSM_CMS, consultado el 4 de mayo de 2023, <https://www.acsm.org/education-resources/trending-topics-resources/physical-activity-guidelines>.

2. R. R. Wolfe, «Metabolic interactions between glucose and fatty acids in humans», *American Journal of Clinical Nutrition*, vol. 67, n.º 3 (marzo de 1998), pp. 519S-526S, <https://doi.org/10.1093/ajcn/67.3.519S>.

3. Kim A. Sjøberg, Christian Frøsig, Rasmus Kjøbsted, Lykke Sylow, Maximilian Kleinert, Andrew C. Betik, Christopher S. Shaw, *et al.*, «Exercise increases human skeletal muscle insulin sensitivity via coordinated increases in microvascular perfusion and molecular signaling», *Diabetes*, vol. 66, n.º 6 (marzo de 2017), pp. 1501-1510, <https://doi.org/10.2337/db16-1327>.

4. Mohsen Mazidi, Ana M. Valdes, Jose M. Ordovas, Wendy L. Hall, Joan C. Pujol, Jonathan Wolf, George Hadjigeorgiou, *et al.*, «Meal-induced inflammation: Postprandial insights from the personalised responses to dietary composition trial (predict) study in 1000 participants», *American Journal of Clinical Nutrition*, vol. 114, n.° 3 (septiembre de 2021), pp. 1028-1038, <https://doi.org/10.1093/ajcn/nqab132>.

5. Craig S. Stump, Erik J. Henriksen, Yongzhong Wei y James R. Sowers, «The metabolic syndrome: Role of skeletal muscle metabolism», *Annals of Medicine*, vol. 38, n.° 6, 2006, pp. 389-402, <https://doi.org/10.1080/07853890600888413>.

6. Ralph A. DeFronzo y Devjit Tripathy, «Skeletal muscle insulin resistance is the primary defect in type 2 diabetes», *Diabetes Care*, vol. 32, supl. 2 (noviembre de 2009), pp. S157-S163, <https://doi.org/10.2337/dc09-s302>.

7. Hong-Kyu Kim y Chul-Hee Kim, «Quality matters as much as quantity of skeletal muscle: Clinical implications of myosteatosis in cardiometabolic health», *Endocrinology and Metabolism*, vol. 36, n.° 6 (diciembre de 2021), pp. 1161-1174, <https://doi.org/10.3803/enm.2021.1348>.

8. M. C. K. Severinsen y B. K. Pedersen, «Muscle-organ crosstalk: The emerging roles of myokines», *Endocrine Reviews*, vol. 41, n.° 4 (2020), pp. 594-609, <https://doi.org/10.1210/endrev/bnaa016>.

9. Bente Klarlund Pedersen, Thorbjörn C. Åkerström, Anders R. Nielsen y Christian P. Fischer, «Role of myokines in exercise and metabolism», *Journal of Applied Physiology*, vol. 103, n.° 3 (septiembre de 2007), pp. 1093-1098, <https://doi.org/10.1152/japplphysiol.00080.2007>.

10. Tsubasa Tomoto, Jie Liu, Benjamin Y. Tseng, Evan P. Pasha, Danilo Cardim, Takashi Tarumi, Linda S. Hynan, C. Munro Cullum y Rong Zhang, «One-year aerobic exercise reduced carotid arterial stiffness and increased cerebral blood flow in amnestic mild cognitive impairment», *Journal of Alzheimer's Disease*, vol. 80, n.° 2 (marzo de 2021), pp. 841-853, <https://doi.org/10.3233/jad-201456>.

11. P. Z. Liu y R. Nusslock, «Exercise-mediated neurogenesis in the hippocampus via BDNF», *Frontiers in Neuroscience*, vol. 12 (febrero de 2018), <https://doi.org/10.3389/fnins.2018.00052>.

12. Kirk I. Erickson, Michelle W. Voss, Ruchika Shaurya Prakash, Chandramallika Basak, Amanda Szabo, Laura Chaddock, Jennifer S. Kim, *et al.*, «Exercise training increases size of hippocampus and improves memory», *Proceedings of the National Academy of Sciences*, vol. 108, n.º 7 (31 de enero de 2011), pp. 3017-3022, <https://doi.org/10.1073/pnas.1015950108>.

2. Cómo vencer a la enfermedad

1. Kyle Strimbu y Jorge A. Tavel, «What are biomarkers?», *Current Opinion in HIV and AIDS*, vol. 5, n.º 6 (noviembre de 2010), pp. 463-466, <https://doi.org/10.1097/coh.0b013e32833ed177>.

2. Pedro L. Valenzuela, Nicola A. Maffiuletti, Gabriella Tringali, Alessandra De Col y Alessandro Sartorio, «Obesity-associated poor muscle quality: Prevalence and association with age, sex, and body mass index», *BMC Musculoskeletal Disorders*, vol. 21, n.º 200 (marzo de 2020), <https://doi.org/10.1186/s12891-020-03228-y>.

3. Eric S. Orwoll, Katherine E. Peters, Marc Hellerstein, Steven R. Cummings, William J. Evans y Peggy M. Cawthon, «The importance of muscle versus fat mass in sarcopenic obesity: A re-evaluation using D3-creatine muscle mass versus DXA lean mass measurements», *Journals of Gerontology: Series A*, vol. 75, n.º 7 (julio de 2020), pp. 1362-1368, <https://doi.org/10.1093/gerona/glaa064>.

4. «The innate and adaptive immune systems», NCBI, <https://www.ncbi.nlm.nih.gov/books/NBK279396/>.

5. Rita Polito, Vincenzo Monda, Ersilia Nigro, Antonietta Messina, Girolamo Di Maio, Maria Teresa Giuliano, Stefania Orrù, *et al.*, «The important role of adiponectin and orexin-A, two key proteins improving healthy status: Focus on physical activity», *Frontiers in Physiology*, vol. 11 (abril de 2020), <https://doi.org/10.3389/fphys.2020.00356>.

6. Polito, *et al.*, «The important role of adiponectin and orexin-A».

7. Neil M. Johannsen, Damon L. Swift, William D. Johnson, Vishwa D. Dixit, Conrad P. Earnest, Steven N. Blair y Timothy S. Church, «Effect of different doses of aerobic exercise on total white blood cell (WBC) and WBC subfraction number in postmenopausal

women: Results from DREW», *PLOS ONE*, vol. 7, n.º 2 (febrero de 2012), p. e31319, <https://doi.org/10.1371/journal.pone.0031319>.

8. Kassem Sharif, Abdulla Watad, Nicola Luigi Bragazzi, Micheal Lichtbroun, Howard Amital y Yehuda Shoenfeld, «Physical activity and autoimmune diseases: Get moving and manage the disease», *Autoimmunity Reviews*, vol. 17, n.º 1 (enero de 2018), pp. 53-72, <https://doi.org/10.1016/j.autrev.2017.11.010>.

9. Luiz Augusto Perandini, Ana Lúcia de Sá-Pinto, Hamilton Roschel, Fabiana Braga Benatti, Fernanda Rodrigues Lima, Eloisa Bonfá y Bruno Gualano, «Exercise as a therapeutic tool to counteract inflammation and clinical symptoms in autoimmune rheumatic diseases», *Autoimmunity Reviews*, vol. 12, n.º 2 (diciembre de 2012), pp. 218-224, <https://doi.org/10.1016/j.autrev.2012.06.007>.

10. «Global cancer facts & figures», American Cancer Society, <https://www.cancer.org/research/cancer-facts-statistics/global.html>.

11. «Diet and cancer prevention», *Tufts Health & Nutrition Letter* (1 de diciembre de 2020), <https://www.nutritionletter.tufts.edu/special-reports/diet-and-cancer-prevention/>.

12. Veronica Wendy Setiawan, Hannah P. Yang, Malcolm C. Pike, Susan E. McCann, Herbert Yu, Yong-Bing Xiang, Alicja Wolk, *et al*., «Type I and II endometrial cancers: Have they different risk factors?», *Journal of Clinical Oncology*, vol. 31, n.º 20 (junio de 2013), pp. 2607-2618, <https://doi.org/10.1200/jco.2012.48.2596>.

13. Cathrine Hoyo, Michael B. Cook, Farin Kamangar, Neal D. Freedman, David C. Whiteman, Leslie Bernstein, Linda M. Brown, *et al*., «Body mass index in relation to oesophageal and oesophagogastric junction adenocarcinomas: A pooled analysis from the International Beacon Consortium», *International Journal of Epidemiology*, vol. 41, n.º 6 (noviembre de 2012), pp. 1.706-1.718, <https://doi.org/10.1093/ije/dys176>.

14. Yi Chen, Lingxiao Liu, Xiaolin Wang, Jianhua Wang, Zhiping Yan, Jieming Cheng, Gaoquan Gong y Guoping Li, «Body mass index and risk of gastric cancer: A meta-analysis of a population with more than ten million from 24 prospective studies», *Cancer Epidemiolo-*

gy, Biomarkers & Prevention, vol. 22, n.º 8 (mayo de 2013), pp. 1395-1408, <https://doi.org/10.1158/1055-9965.epi-13-0042>.

15. Jeanine M. Genkinger, Donna Spiegelman, Kristin E. Anderson, Leslie Bernstein, Piet A. van den Brandt, Eugenia E. Calle, Dallas R. English, *et al.*, «A pooled analysis of 14 cohort studies of anthropometric factors and pancreatic cancer risk», *International Journal of Cancer*, vol. 129, n.º 7 (marzo de 2011), pp. 1708-1717, <https://doi.org/10.1002/ijc.25794>.

16. Yanlei Ma, Yongzhi Yang, Feng Wang, Peng Zhang, Chenzhang Shi, Yang Zou y Huanlong Qin, «Obesity and risk of colorectal cancer: A systematic review of prospective studies», *PLOS ONE*, vol. 8, n.º 1 (enero de 2013), <https://doi.org/10.1371/journal.pone.0053916>.

17. «Diet, nutrition, physical activity and gallbladder cancer», World Cancer Research Fund, <https://www.wcrf.org/wp-content/uploads/2021/02/gallbladder-cancer-report.pdf>; Liqing Li, Yong Gan, Wenzheng Li, Chunmei Wu y Zuxun Lu, «Overweight, obesity and the risk of gallbladder and extrahepatic bile duct cancers: A meta-analysis of observational studies», *Obesity*, vol. 24, n.º 8 (julio de 2016), pp. 1786-1802, <https://doi.org/10.1002/oby.21505>.

18. Andrew G. Renehan, Margaret Tyson, Matthias Egger, Richard F. Heller y Marcel Zwahlen, «Body-mass index and incidence of cancer: A systematic review and meta-analysis of prospective observational studies», *The Lancet*, vol. 371, n.º 9612 (febrero de 2008), pp. 569-578, <https://doi.org/10.1016/s0140-6736(08)60269-x>.

19. Mark F. Munsell, Brian L. Sprague, Donald A. Berry, Gary Chisholm y Amy Trentham-Dietz, «Body mass index and breast cancer risk according to postmenopausal estrogen-progestin use and hormone receptor status», *Epidemiologic Reviews*, vol. 36, n.º 1 (2014), pp. 114-136, <https://doi.org/10.1093/epirev/mxt010>.

20. «Ovarian cancer and body size: Individual participant meta-analysis including 25,157 women with ovarian cancer from 47 epidemiological studies», *PLOS Medicine*, vol. 9, n.º 4 (abril de 2012), <https://doi.org/10.1371/journal.pmed.1001200>.

21. Lee W. Jones, Laurel A. Habel, Erin Weltzien, Adrienne Castillo, Dipti Gupta, Candyce H. Kroenke, Marilyn L. Kwan, et al., «Exercise and risk of cardiovascular events in women with nonmetastatic breast cancer», *Journal of Clinical Oncology*, vol. 34, n.º 23 (agosto de 2016), pp. 2743-2749, <https://doi.org/10.1200/jco.2015.65.6603>.

22. Michael J. Tisdale, «The 'cancer cachectic factor'», *Supportive Care in Cancer*, vol. 11, n.º 2 (febrero de 2003), pp. 73-78, <https://doi.org/10.1007/s00520-002-0408-6>.

23. Josep M. Argilés, Sílvia Busquets, Britta Stemmler y Francisco J. López Soriano, «Cancer cachexia: Understanding the molecular basis», *Nature Reviews Cancer*, vol. 14, n.º 11 (octubre de 2014), pp. 754-762, <https://doi.org/10.1038/nrc3829>.

24. Eric J. Roeland, Kari Bohlke, Vickie E. Baracos, Eduardo Bruera, Egidio del Fabbro, Suzanne Dixon, Marie Fallon, et al., «Management of cancer cachexia: ASCO guideline», *Journal of Clinical Oncology*, vol. 38, n.º 21 (julio de 2020), pp. 2438-2453, <https://doi.org/10.1200/jco.20.00611>.

25. R. Donato, et al., «Functions of S100 proteins», *Current Molecular Medicine*, vol. 13, n.º 1, enero de 2013, pp. 24-57, <https://pubmed.ncbi.nlm.nih.gov/22834835/>.

26. Justin P. Hardee, Melissa J. Puppa, Dennis K. Fix, Song Gao, Kimbell L. Hetzler, Ted A. Bateman y James A. Carson, «The effect of radiation dose on mouse skeletal muscle remodeling», *Radiology and Oncology*, vol. 48, n.º 3 (julio de 2014), pp. 247-256, <https://doi.org/10.2478/raon-2014-0025>.

27. Georgios Mavropalias, Marc Sim, Dennis R. Taaffe, Daniel A. Galvão, Nigel Spry, William J. Kraemer, Keijo Häkkinen y Robert U. Newton, «Exercise medicine for cancer cachexia: Targeted exercise to counteract mechanisms and treatment side effects», *Journal of Cancer Research and Clinical Oncology*, vol. 148, n.º 6 (enero de 2022), pp. 1389-1406, <https://doi.org/10.1007/s00432-022-03927-0>.

28. Mitsuharu Matsumoto, Yusuke Kitada y Yuji Naito, «Endothelial function is improved by inducing microbial polyamine production in the gut: A randomized placebo-controlled trial», *Nutrients*, vol. 11, n.º 5 (mayo de 2019), p. 1188, <https://doi.org/10.3390/nu11051188>.

29. Kristin L. Campbell, Kerri M. Winters-Stone, Joachim Wiskemann, Anne M. May, Anna L. Schwartz, Kerry S. Courneya, David S. Zucker, et al., «Exercise guidelines for cancer survivors: Consensus statement from international multidisciplinary roundtable», *Medicine & Science in Sports & Exercise*, vol. 51, n.º 11 (noviembre de 2019), pp. 2375-2390, <https://doi.org/10.1249/mss.0000000000002116>.

30. Fatma Alzahraa H. Kamel, Maged A. Basha, Ashwag S. Alsharidah y Amr B. Salama, «Resistance training impact on mobility, muscle strength and lean mass in pancreatic cancer cachexia: A randomized controlled trial», *Clinical Rehabilitation*, vol. 34, n.º 11 (julio de 2020), pp. 1391-1399, <https://doi.org/10.1177/0269215520941912>.

31. Mavropalias, et al., «Exercise medicine for cancer cachexia».

32. Mavropalias, et al., «Exercise medicine for cancer cachexia».

33. Manit Saeteaw, Phitjira Sanguanboonyaphong, Jukapun Yoodee, Kaitlyn Craft, Ratree Sawangjit, Nuttapong Ngamphaiboon, Prapimporn Chattranukulchai Shantavasinkul, Suphat Subongkot y Nathorn Chaiyakunapruk, «Efficacy and safety of pharmacological cachexia interventions: Systematic review and network meta-analysis», *BMJ Supportive & Palliative Care*, vol. 11, n.º 1 (noviembre de 2020), pp. 75-85, <https://doi.org/10.1136/bmjspcare-2020-002601>.

34. Kathryn H. Schmitz, Anna M. Campbell, Martijn M. Stuiver, Bernardine M. Pinto, Anna L. Schwartz, G. Stephen Morris, Jennifer A. Ligibel, et al., «Exercise is medicine in oncology: Engaging clinicians to help patients move through cancer», *CA: A Cancer Journal for Clinicians*, vol. 69, n.º 6 (octubre de 2019), pp. 468-484, <https://doi.org/10.3322/caac.21579>.

35. Martin Prince, Renata Bryce, Emiliano Albanese, Anders Wimo, Wagner Ribeiro y Cleusa P. Ferri, «The global prevalence of dementia: A systematic review and metaanalysis», *Alzheimer's & Dementia*, vol. 9, n.º 1 (enero de 2013), p. 63, <https://doi.org/10.1016/j.jalz.2012.11.007>.

36. Subbiah Pugazhenthi, Limei Qin y P. Hemachandra Reddy, «Common neurodegenerative pathways in obesity, diabetes, and Alzheimer's disease», *Biochimica et Biophysica Acta (BBA)–Mo-*

lecular Basis of Disease, vol. 1.863, n.º 5 (mayo de 2017), pp. 1.037-1.045, <https://doi.org/10.1016/j.bbadis.2016.04.017>.

37. T. Kelly, W. Yang, C.-S. Chen, K. Reynolds y J. He, «Global burden of obesity in 2005 and projections to 2030», *International Journal of Obesity*, vol. 32, n.º 9 (julio de 2008), pp. 1431-1437, <https://doi.org/10.1038/ijo.2008.102>.

38. Mika Kivimäki, Ritva Luukkonen, G. David Batty, Jane E. Ferrie, Jaana Pentti, Solja T. Nyberg, Martin J. Shipley, *et al.*, «Body mass index and risk of dementia: Analysis of individual-level data from 1.3 million individuals», *Alzheimer's & Dementia*, vol. 14, n.º 5 (noviembre de 2017), pp. 601-609, <https://doi.org/10.1016/j.jalz.2017.09.016>.

39. «Evidence profile: Weight reduction and cognitive decline or dementia», Risk Reduction of Cognitive Decline and Dementia. WHO Guidelines, <https://www.ncbi.nlm.nih.gov/books/NBK542803/>.

40. Emily Balcetis, *Clearer, Closer, Better: How Successful People See the World*, Ballantine, Nueva York, 2020.

3. Blinda tu cuerpo cambiante
para estar más fuerte a cualquier edad

1. «New research uncovers concerning increases in youth living with diabetes in the U.S.», Centers for Disease Control and Prevention, 24 de agosto de 2021, <https://www.cdc.gov/media/releases/2021/p0824-youth-diabetes.html>.

2. Laura Reiley, «USDA announces rigorous new school nutrition standards», *Washington Post*, 3 de febrero de 2023, <https://www.washingtonpost.com/business/2023/02/03/school-meals-dietary-guidelines/>.

3. Mark D. Peterson, Peng Zhang, William A. Saltarelli, Paul S. Visich y Paul M. Gordon, «Low muscle strength thresholds for the detection of cardiometabolic risk in adolescents», *American Journal of Preventive Medicine*, vol. 50, n.º 5 (mayo de 2016), pp. 593-599, <https://doi.org/10.1016/j.amepre.2015.09.019>.

4. Laura D. Brown, «Endocrine regulation of fetal skeletal muscle growth: Impact on future metabolic health», *Journal of Endocrinol*

ogy, vol. 221, n.º 2, febrero de 2014, pp. 13-29, <https://doi.org/10.1530/joe-13-0567>.

5. Marcus Moberg, Malene E. Lindholm, Stefan M. Reitzner, Björn Ekblom, Carl-Johan Sundberg y Niklas Psilander, «Exercise induces different molecular responses in trained and untrained human muscle», *Medicine & Science in Sports & Exercise*, vol. 52, n.º 8 (agosto de 2020), pp. 1 679-1 690, <https://doi.org/10.1249/mss.0000000000002310>.

6. Paul R. Stricker, Avery D. Faigenbaum, Teri M. McCambridge, Cynthia R. LaBella, M. Alison Brooks, Greg Canty, Alex B. Diamond, *et al.*, «Resistance training for children and adolescents», *Pediatrics*, vol. 145, n.º 6 (junio de 2020), <https://doi.org/10.1542/peds.2020-1011>.

7. Joshua L. Hudson, Jamie I. Baum, Eva C. Diaz y Elisabet Børsheim, «Dietary protein requirements in children: Methods for consideration», *Nutrients*, vol. 13, n.º 5, mayo de 2021, p. 1 554, <https://doi.org/10.3390/nu13051554>.

8. Minghua Tang, «Protein intake during the first two years of life and its association with growth and risk of overweight», *International Journal of Environmental Research and Public Health*, vol. 15, n.º 8 (agosto de 2018), p. 1 742, <https://doi.org/10.3390/ijerph15081742>.

9. Masoud Rahmati, John J. McCarthy y Fatemeh Malakoutinia, «Myonuclear permanence in skeletal muscle memory: A systematic review and meta-analysis of human and animal studies», *Journal of Cachexia, Sarcopenia and Muscle*, vol. 13, n.º 5 (agosto de 2022), pp. 2 276-2 297, <https://doi.org/10.1002/jcsm.13043>.

10. Kristian Gundersen, «Muscle memory and a new cellular model for muscle atrophy and hypertrophy», *Journal of Experimental Biology*, vol. 219, n.º 2 (enero de 2016), pp. 235-242, <https://doi.org/10.1242/jeb.124495>.

11. A. A. Sayer, H. Syddall, H. Martin, H. Patel, D. Baylis y C. Cooper, «The developmental origins of sarcopenia», *Journal of Nutrition Health and Aging*, vol. 12, n.º 7 (agosto de 2008), pp. 427-432, <https://doi.org/10.1007/bf02982703>.

12. Barbara E. Kahn y Robert E. Brannigan, «Obesity and male infertility», *Current Opinion in Urology*, vol. 27, n.° 5 (septiembre de 2017), pp. 441-445, <https://doi.org/10.1097/mou.0000000000000417>.

13. Thibault Sutter, Hechmi Toumi, Antoine Valery, Rawad El Hage, Antonio Pinti y Eric Lespessailles, «Relationships between muscle mass, strength and regional bone mineral density in young men», *PLOS ONE*, vol. 14, n.° 3 (marzo de 2019), <https://doi.org/10.1371/journal.pone.0213681>.

14. W. Ombelet, I. Cooke, S. Dyer, G. Serour y P. Devroey, «Infertility and the provision of infertility medical services in developing countries», *Human Reproduction Update*, vol. 14, n.° 6, septiembre de 2008, pp. 605-621, <https://doi.org/10.1093/humupd/dmn042>.

15. A. B. Jose-Miller, J. W. Boyden y K. A. Frey, «Infertility», *American Family Physician*, vol. 75 (marzo de 2007), pp. 849-856.

16. E. Silvestris, G. de Pergola, R. Rosania y G. Loverro, «Obesity as disruptor of the female fertility», *Reproductive Biology and Endocrinology*, vol. 16, n.° 22 (marzo de 2018), <https://doi.org/10.1186/s12958-018-0336-z.>; L. Currie, «Fall and injury prevention», en *Patient safety and quality: An evidence-based handbook for nurses*, ed. R. G. Hughes, Agency for Healthcare Research and Quality, Rockville (Maryland), 2008, cap. 10, <https://pubmed.ncbi.nlm.nih.gov/21328752/>.

17. Laura E. McBreairty, Philip D. Chilibeck, Julianne J. Gordon, Donna R. Chizen y Gordon A. Zello, «Polycystic ovary syndrome is a risk factor for sarcopenic obesity: A case control study», *BMC Endocrine Disorders*, vol. 19, n.° 70 (julio de 2019), <https://doi.org/10.1186/s12902-019-0381-4>.

18. Tara McDonnell, Leanne Cussen, Marie McIlroy y Michael W. O'Reilly, «Characterizing skeletal muscle dysfunction in women with polycystic ovary syndrome», *Therapeutic Advances in Endocrinology and Metabolism*, vol. 13 (enero de 2022), <https://doi.org/10.1177/20420188221113140>.

19. Solvejg L. Hansen, Pernille F. Svendsen, Jacob F. Jeppesen, Louise D. Hoeg, Nicoline R. Andersen, Jonas M. Kristensen, Lisbeth Nilas, *et al.*, «Molecular mechanisms in skeletal muscle underlying insulin resistance in women who are lean with polycystic ovary syndrome», *Journal of Clinical Endocrinology & Metabolism*, vol. 104, n.° 5 (di-

ciembre de 2018), pp. 1.841-1.854, <https://doi.org/10.1210/jc.2018-01771>.

20. Ulla Kampmann, Sine Knorr, Jens Fuglsang y Per Ovesen, «Determinants of maternal insulin resistance during pregnancy: An updated overview», *Journal of Diabetes Research*, vol. 2019 (noviembre de 2019), pp. 1-9, <https://doi.org/10.1155/2019/5320156>.

21. «Gestational diabetes», American Diabetes Association, <https://diabetes.org/diabetes/gestational-diabetes>.

22. H. David McIntyre, Patrick Catalano, Cuilin Zhang, Gernot Desoye, Elisabeth R. Mathiesen y Peter Damm, «Gestational diabetes mellitus», *Nature Reviews Disease Primers*, vol. 5, n.º 1 (julio de 2019), <https://doi.org/10.1038/s41572-019-0098-8>.

23. Raúl Narváez-Sánchez, Juan C. Calderón, Gloria Vega, María Camila Trillos y Sara Ospina, «Skeletal muscle as a protagonist in the pregnancy metabolic syndrome», *Medical Hypotheses*, vol. 126 (mayo de 2019), pp. 26-37, <https://doi.org/10.1016/j.mehy.2019.02.049>.

24. Narváez-Sánchez, *et al.*, «Skeletal muscle».

25. Yaping Xie, Huifen Zhao, Meijing Zhao, Huibin Huang, Chunhong Liu, Fengfeng Huang y Jingjing Wu, «Effects of resistance exercise on blood glucose level and pregnancy outcome in patients with gestational diabetes mellitus: A randomized controlled trial», *BMJ Open Diabetes Research & Care*, vol. 10, n.º 2 (abril de 2022), <https://doi.org/10.1136/bmjdrc-2021-002622>.

26. Behzad Hajizadeh Maleki, Bakhtyar Tartibian y Mohammad Chehrazi, «Effectiveness of exercise training on male factor infertility: A systematic review and network meta-analysis», *Sports Health: A Multidisciplinary Approach*, vol. 14, n.º 4 (noviembre de 2021), pp. 508-517, <https://doi.org/10.1177/19417381211055399>.

27. Behzad Hajizadeh Maleki y Bakhtyar Tartibian, «Resistance exercise modulates male factor infertility through anti-inflammatory and antioxidative mechanisms in infertile men: A RCT», *Life Sciences*, vol. 203 (junio de 2018), pp. 150-160, <https://doi.org/10.1016/j.lfs.2018.04.039>.

28. Nicholas A. Christakis y James H. Fowler, «The spread of obesity in a large social network over 32 years», *New England Journal of Medicine*, vol. 357, n.º 4 (julio de 2007), pp. 370-379, <https://doi.org/10.1056/nejmsa066082>.

29. Kirk L. English y Douglas Paddon-Jones, «Protecting muscle mass and function in older adults during bed rest», *Current Opinion in Clinical Nutrition and Metabolic Care*, vol. 13, n.º 1 (enero de 2010), pp. 34-39, <https://doi.org/10.1097/mco.0b013e328333aa66>; Mauro Zamboni, *et al.*, «Sarcopenic obesity: A new category of obesity in the elderly», *Nutrition, Metabolism and Cardiovascular Diseases*, vol. 18, n.º 5 (2008), pp. 388-395.

30. Micah J. Drummond, Jared M. Dickinson, Christopher S. Fry, Dillon K. Walker, David M. Gundermann, Paul T. Reidy, Kyle L. Timmerman, *et al.*, «Bed rest impairs skeletal muscle amino acid transporter expression, mTORC1 signaling, and protein synthesis in response to essential amino acids in older adults», *American Journal of Physiology-Endocrinology and Metabolism*, vol. 302, n.º 9 (mayo de 2012), <https://doi.org/10.1152/ajpendo.00603.2011>.

31. David M. Almeida, Jonathan Rush, Jacqueline Mogle, Jennifer R. Piazza, Eric Cerino y Susan T. Charles, «Longitudinal change in daily stress across 20 years of adulthood: Results from the national study of daily experiences», *Developmental Psychology*, vol. 59, n.º 3 (marzo de 2023), pp. 515-523, <https://doi.org/10.1037/dev0001469>; C. Allen, P. Glasziou y C. del Mar, «Bed rest: A potentially harmful treatment needing more careful evaluation», *The Lancet*, vol. 354, n.º 9.186 (octubre de 1999), pp. 1 229-1 233, <https://doi.org/10.1016/s0140-6736(98)10063-6>.

32. Sumito Ogawa, Mitsutaka Yakabe y Masahiro Akishita, «Age-related sarcopenia and its pathophysiological bases», *Inflammation and Regeneration*, vol. 36, n.º 1 (septiembre de 2016), <https://doi.org/10.1186/s41232-016-0022-5>.

33. Nkechinyere Chidi-Ogbolu y Keith Baar, «Effect of estrogen on musculoskeletal performance and injury risk», *Frontiers in Physiology*, vol. 9 (enero de 2019), <https://doi.org/10.3389/fphys.2018.01834>.

34. William Chen, David Datzkiw y Michael A. Rudnicki, «Satellite cells in ageing: Use it or lose it», *Open Biology*, vol. 10, n.º 5 (mayo de

2020), <https://doi.org/10.1098/rsob.200048>; Mitsutaka Yakabe, Sumito Ogawa y Masahiro Akishita, «Clinical manifestations and pathophysiology of sarcopenia», *Biomedical Sciences*, vol. 1, n.º 2 (julio de 2015), pp. 10-17.

35. Chidi-Ogbolu y Baar, «Effect of estrogen».
36. Chen *et al.*, «Satellite cells».
37. Currie, «Fall and injury».
38. Pedro López, Ronei Silveira Pinto, Regis Radaelli, Anderson Rech, Rafael Grazioli, Mikel Izquierdo y Eduardo Lusa Cadore, «Benefits of resistance training in physically frail elderly: A systematic review», *Aging Clinical and Experimental Research*, vol. 30, n.º 8 (noviembre de 2017), pp. 889-899, <https://doi.org/10.1007/s40520-017-0863-z>.
39. M. Sun, L. Min, N. Xu, L. Huang y X. Li, «The effect of exercise intervention on reducing the fall risk in older adults: A meta-analysis of randomized controlled trials», *International Journal of Environmental Research and Public Health*, vol. 18, n.º 23 (2021), p. 12562, <https://doi.org/10.3390/ijerph182312562>.

4. El éxito arrollador de la nutriología

1. Dariush Mozaffarian, Irwin Rosenberg y Ricardo Uauy, «History of modern nutrition science–Implications for current research, dietary guidelines, and food policy», *BMJ*, junio de 2018, <https://doi.org/10.1136/bmj.k2392>.
2. Arne Astrup, Faidon Magkos, Dennis M. Bier, J. Thomas Brenna, Marcia C. de Oliveira Otto, James O. Hill, Janet C. King, *et al.*, «Saturated fats and health: A reassessment and proposal for food-based recommendations», *Journal of the American College of Cardiology*, vol. 76, n.º 7 (agosto de 2020), pp. 844-857, <https://doi.org/10.1016/j.jacc.2020.05.077>.
3. Jeffrey Heydu, «Cultural modeling in two eras of U.S. food protest: Grahamites (1830s) and organic advocates (1960s-70s)», *Social Problems*, vol. 58, n.º 3 (agosto de 2011), pp. 461-487, <https://www.academia.edu/21735004/Cultural_Modeling_in_Two_Eras_

of_U_S_Food_Protest_Grahamites_1830s_and_Organic_Advocates_1960s_70s_>.

4. «World War II veterans by the numbers», VA Fact Sheet, <https://dig.abclocal.go.com/ktrk/ktrk_120710_WWIIvetsfactsheet.pdf>.

5. Cari Romm, «The World War II campaign to bring organ meats to the dinner table», *The Atlantic*, 25 de septiembre de 2014, <https://www.theatlantic.com/health/archive/2014/09/the-world-war-ii-campaign-to-bring-organ-meats-to-the-dinner-table/380737/>.

6. Catherine Price, «The age of scurvy», *Distillations*, 14 de agosto de 2017, <https://www.sciencehistory.org/distillations/the-age-of-scurvy>.

7. «Divorce rate in Maine correlates with per capita consumption of margarine (US)», *Spurious Correlations*, <https://www.tylervigen.com/view_correlation?id=1703>.

8. Julia Faria, «PepsiCo: Ad spend in the U.S. 2014-2021», Statista, 6 de enero de 2023, <https://www.statista.com/statistics/585833/pepsico-ad-spend-usa/#:~:text=In%202021%2C%20PepsiCo%20invested%201.96,increased%20by%20around%2012%20percent>.

9. Ronald W. Ward, «Commodity checkoff programs and generic advertising», *Choices*, vol. 21, n.º 2 (2006), pp. 55-60, <https://www.choicesmagazine.org/2006-2/checkoff/2006-2-02.htm>.

10. «Research & promotion programs», USDA, <https://www.ams.usda.gov/rules-regulations/research-promotion>.

11. Justin McCarthy y Scott DeKoster, «Nearly one in four in U.S. have cut back on eating meat», Gallup, 27 de enero de 2020, <https://news.gallup.com/poll/282779/nearly-one-four-cut-back-eating-meat.aspx>.

12. «Livestock and meat domestic data», USDA, <https://www.ers.usda.gov/data-products/livestock-and-meat-domestic-data/>.

13. Florent Vieux, Didier Rémond, Jean-Louis Peyraud y Nicole Darmon, «Approximately half of total protein intake by adults must be animal-based to meet nonprotein, nutrient-based recommendations, with variations due to age and sex», *Journal of Nutrition*,

vol. 152, n.° 11 (noviembre de 2022), pp. 2514-2525, <https://doi.org/10.1093/jn/nxac150>.

14. Joséphine Gehring, Mathilde Touvier, Julia Baudry, Chantal Julia, Camille Buscail, Bernard Srour, Serge Hercberg, Sandrine Péneau, Emmanuelle KesseGuyot y Benjamin Allès, «Consumption of ultra-processed foods by pesco-vegetarians, vegetarians, and vegans: Associations with duration and age at diet initiation», *Journal of Nutrition*, vol. 151, n.° 1 (enero de 2021), pp. 120-131, <https://doi.org/10.1093/jn/nxaa196>.

15. «Food availability and consumption», USDA, <https://www.ers.usda.gov/data-products/ag-and-food-statistics-charting-the-essentials/food-availability-and-consumption/>.

16. Heather J. Leidy, Peter M. Clifton, Arne Astrup, Thomas P. Wycherley, Margriet S. Westerterp-Plantenga, Natalie D. Luscombe-Marsh, Stephen C. Woods y Richard D. Mattes, «The role of protein in weight loss and maintenance», *American Journal of Clinical Nutrition*, vol. 101, n.° 6 (junio de 2015), pp. 13205-13295, <https://doi.org/10.3945/ajcn.114.084038>.

17. Zhilei Shan, Colin D. Rehm, Gail Rogers, Mengyuan Ruan, Dong D. Wang, Frank B. Hu, Dariush Mozaffarian, Fang Fang Zhang y Shilpa N. Bhupathiraju, «Trends in dietary carbohydrate, protein, and fat intake and diet quality among US adults, 1999-2016», *JAMA*, vol. 322, n.° 12 (septiembre de 2019), pp. 1178, <https://doi.org/10.1001/jama.2019.13771>.

18. Stephan van Vliet, James R. Bain, Michael J. Muehlbauer, Frederick D. Provenza, Scott L. Kronberg, Carl F. Pieper y Kim M. Huffman, «A metabolomics comparison of plant-based meat and grass-fed meat indicates large nutritional differences despite comparable nutrition facts panels», *Scientific Reports*, vol. 11, n.° 13828 (julio de 2021), <https://doi.org/10.1038/s41598-021-93100-3>.

19. Frédéric Leroy, Fabien Abraini, Ty Beal, Paula Domínguez-Salas, Pablo Gregorini, Pablo Manzano, Jason Rowntree y Stephan van Vliet, «Animal board invited review: Animal source foods in healthy, sustainable, and ethical diets—An argument against drastic limitation of livestock in the food system», *Animal*, vol. 16, n.° 3 (marzo de 2022), p. 100457, <https://doi.org/10.1016/j.animal.2022.100457>.

20. C. Biltekoff, *Eating right in America: The cultural politics of food and health*, Duke University Press, Durham (Carolina del Norte), 2013; Frédéric Leroy y Adele H. Hite, «The place of meat in dietary policy: An exploration of the animal/plant divide», *Meat and Muscle Biology*, vol. 4, n.º 2 (julio de 2020), <https://doi.org/10.22175/mmb.9456>.

21. Frédéric Leroy, «Meat as a pharmakon: An exploration of the biosocial complexities of meat consumption», en *Advances in Food and Nutrition Research*, vol. 87, ed. Fidel Toldrá, Academic Press, Cambridge (Massachusetts), 2019, pp. 409-446.

22. Maria Chiorando, «Plant based brand Oatly addresses controversy over selling oat residue to pig farm», *Plant Based News*, 1 de octubre de 2020, <https://plantbasednews.org/lifestyle/plant-based-oatly-addresses-controversy-selling-oat-residue-pig-farm/>.

23. Frank Mitloehner, «Livestock's contributions to climate change: Facts and fiction», University of California, <https://cekern.ucanr.edu/files/256942.pdf>.

24. Robin R. White y Mary Beth Hall, «Nutritional and greenhouse gas impacts of removing animals from US agriculture», *Proceedings of the National Academy of Sciences*, vol. 114, n.º 48 (noviembre de 2017), pp. E10.301-E10.308, <https://doi.org/10.1073/pnas.1707322114>.

25. «Inventory of U.S. greenhouse gas emissions and sinks», Environmental Protection Agency, <https://www.epa.gov/ghgemissions/inventory-us-greenhouse-gas-emissions-and-sinks>.

26. Robin R. White y Mary Beth Hall, «Nutritional and greenhouse gas impacts».

27. Robin R. White y Mary Beth Hall, «Nutritional and greenhouse gas impacts».

28. W. R. Teague, «Forages and pastures symposium: Cover crops in livestock production: Whole-system approach: Managing grazing to restore soil health and farm livelihoods», *Journal of Animal Science*, vol. 96, n.º 4 (febrero de 2018), pp. 1519-1530, <https://doi.org/10.1093/jas/skx060>.

29. R. Lal, «Soil erosion impact on agronomic productivity and environment quality», *Critical Reviews in Plant Sciences*, vol. 17, n.º 4 (julio de 1998), pp. 319-464, <https://doi.org/10.1080/07352689891304249>.

30. «Sources of Greenhouse Gas Emissions», Environmental Protection Agency, <https://www.epa.gov/ghgemissions/sources-greenhouse-gas-emissions>.

31. R. Lal, «Soil erosion impact».

32. «Adult obesity facts», Centers for Disease Control and Prevention, <https://www.cdc.gov/obesity/data/adult.html>.

33. Viktor E. Frankl, Ilse Lasch, Harold S. Kushner y William J. Winslade, *El hombre en busca del sentido*, Herder Editorial, Barcelona, 2019.

5. Las proteínas: más que un simple macronutriente

1. Donald K. Layman, «Dietary guidelines should reflect new understandings about adult protein needs», *Nutrition & Metabolism*, vol. 6, n.º 1 (marzo de 2009), p. 12, <https://doi.org/10.1186/1743-7075-6-12>.

2. M. C. Devries, A. Sithamparapillai, K. S. Brimble, L. Banfield, R. W. Morton y S. M. Phillips, «Changes in kidney function do not differ between healthy adults consuming higher- compared with lower- or normal-protein diets: A systematic review and meta-analysis», *Journal of Nutrition*, vol. 148, n.º 11 (2018), pp. 1760-1775, <https://doi.org/10.1093/jn/nxy197>.

3. M. E. Van Elswyk, C. A. Weatherford y S. H. McNeill, «A systematic review of renal health in healthy individuals associated with protein intake above the US recommended daily allowance in randomized controlled trials and observational studies», *Advances in Nutrition*, vol. 9, n.º 4 (2018), pp. 404-418, <https://doi.org/10.1093/advances/nmy026>.

4. Jess A. Gwin, David D. Church, Robert R. Wolfe, Arny A. Ferrando y Stefan M. Pasiakos, «Muscle protein synthesis and whole-body protein turnover responses to ingesting essential amino acids, intact protein, and protein-containing mixed meals with considerations for energy deficit», *Nutrients*, vol. 12, n.º 8 (agosto de 2020), pág. 2457, <https://doi.org/10.3390/nu12082457>.

5. Louise A. Berner, Gabriel Becker, Maxwell Wise y Jimmy Doi, «Characterization of dietary protein among older adults in the United States: Amount, animal sources, and meal patterns», *Journal of the Academy of Nutrition and Dietetics*, vol. 113, n.º 6 (junio de 2013), pp. 809-815, <https://doi.org/10.1016/j.jand.2013.01.014>.

6. Ulrika J. Gunnerud, Cornelia Heinzle, Jens J. Holst, Elin M. Östman e Inger M. Björck, «Effects of pre-meal drinks with protein and amino acids on glycemic and metabolic responses at a subsequent composite meal», *PLOS ONE*, vol. 7, n.º 9 (septiembre de 2012), <https://doi.org/10.1371/journal.pone.0044731>.

7. Ralf Jäger, Chad M. Kerksick, Bill I. Campbell, Paul J. Cribb, Shawn D. Wells, Tim M. Skwiat, Martin Purpura, *et al.*, «International Society of Sports Nutrition position stand: Protein and exercise», *Journal of the International Society of Sports Nutrition*, vol. 14, n.º 1 (enero de 2017), <https://doi.org/10.1186/s12970-017-0177-8>.

8. Mathijs Drummen, Lea Tischmann, Blandine Gatta-Cherifi, Tanja Adam y Margriet Westerterp-Plantenga, «Dietary protein and energy balance in relation to obesity and co-morbidities», *Frontiers in Endocrinology*, vol. 9 (agosto de 2018), <https://doi.org/10.3389/fendo.2018.00443>.

9. La Dra. Heather Leidy ha realizado un importante trabajo en este campo. Heather J. Leidy, Richard D. Mattes y Wayne W. Campbell, «Effects of acute and chronic protein intake on metabolism, appetite, and ghrelin during weight loss», *Obesity*, vol. 15, n.º 5 (2007), pp. 1215-1225, <https://doi.org/10.1038/oby.2007.143>.

6. Los hidratos de carbono y las grasas de la dieta: desmitifiquemos a los favoritos de la nutriología

1. David S. Ludwig y Cara B. Ebbeling, «The carbohydrate-insulin model of obesity», *JAMA Internal Medicine*, vol. 178, n.º 8 (agosto de 2018), p. 1.098, <https://doi.org/10.1001/jamainternmed.2018.2933>.

2. Shan *et al.*, «Trends in dietary carbohydrate, protein, and fat intake».

3. Mary C. Gannon y Frank Q. Nuttall, «Amino acid ingestion and glucose metabolism—A review», *IUBMB Life*, vol. 62, n.º 9 (septiembre de 2010), pp. 660-668, <https://doi.org/10.1002/iub.375>.

4. S. Sonia, F. Witjaksono y R. Ridwan, «Effect of cooling of cooked white rice on resistant starch content and glycemic response», *Asia Pacific Journal of Clinical Nutrition*, vol. 24, n.º 4 (2015), pp. 620-625, <https://doi.org/10.6133/apjcn.2015.24.4.13>.

5. M. Leeman, E. Ostman e I. Björck, «Vinegar dressing and cold storage of potatoes lowers postprandial glycaemic and insulinaemic responses in healthy subjects», *European Journal of Clinical Nutrition*, vol. 59, n.º 11 (noviembre de 2005), pp. 1266-1271, <https://doi.org/10.1038/sj.ejcn.1602238>.

6. Kitt Falk Petersen, Sylvie Dufour, David B. Savage, Stefan Bilz, Gina Solomon, Shin Yonemitsu, Gary W. Cline, *et al.*, «The role of skeletal muscle insulin resistance in the pathogenesis of the metabolic syndrome», *Proceedings of the National Academy of Sciences*, vol. 104, n.º 31 (julio de 2007), pp. 12587-12594, <https://doi.org/10.1073/pnas.0705408104>.

7. Stuart M. Phillips, Douglas Paddon-Jones y Donald K. Layman, «Optimizing adult protein intake during catabolic health conditions», *Advances in Nutrition*, vol. 11, n.º 4 (2020), pp. S1.058-S1.069, <https://doi.org/10.1093/advances/nmaa047>.

8. Maximilian Andreas Storz y Álvaro Luis Ronco, «Nutrient intake in low-carbohydrate diets in comparison to the 2020-2025 dietary guidelines for Americans: A cross-sectional study», *British Journal of Nutrition*, vol. 129, n.º 6 (2023), pp. 1023-1036, <https://doi.org/10.1017/S0007114522001908>.

9. Mark Cucuzzella, Adele Hite, Kaitlyn Patterson, Laura Saslow y Rory Heath, «A clinician's guide to inpatient low-carbohydrate diets for remission of type 2 diabetes: Toward a standard of care protocol», *Diabetes Management*, vol. 9, n.º 1 (2019), pp. 7-19.

10. Paula Byrne, Maryanne Demasi, Mark Jones, Susan M. Smith, Kirsty K. O'Brien y Robert DuBroff, «Evaluating the association between low-density lipoprotein cholesterol reduction and relative and absolute effects of statin treatment: A systematic review and meta-analy-

sis», *JAMA Internal Medicine*, vol. 182, n.º 5 (mayo de 2022), pp. 474-481, <https://doi.org/10.1001/jamainternmed.2022.0134>.

11. Cara B. Ebbeling, Janis F. Swain, Henry A. Feldman, William W. Wong, David L. Hachey, Erica Garcia-Lago y David S. Ludwig, «Effects of dietary composition on energy expenditure during weight-loss maintenance», *JAMA*, vol. 307, n.º 24 (2012), pp. 2627-2634, <https://doi.org/10.1001/jama.2012.6607>.

12. Andrew P. DeFilippis y Laurence S. Sperling, «Understanding omega-3's», *American Heart Journal*, vol. 151, n.º 3, marzo de 2006, pp. 564-570, <https://doi.org/10.1016/j.ahj.2005.03.051>.

13. Chris McGlory, Philip C. Calder y Everson A. Nunes, «The influence of omega-3 fatty acids on skeletal muscle protein turnover in health, disuse, and disease», *Frontiers in Nutrition*, vol. 6 (agosto de 2019), <https://doi.org/10.3389/fnut.2019.00144>.

14. Artemis Simopoulos, «An increase in the omega-6/omega-3 fatty acid ratio increases the risk for obesity», *Nutrients*, vol. 8, n.º 3 (marzo de 2016), p. 128, <https://doi.org/10.3390/nu8030128>.

15. Frank M. Sacks, Alice H. Lichtenstein, Jason H. Y. Wu, Lawrence J. Appel, Mark A. Creager, Penny M. Kris-Etherton, Michael Miller, *et al.*, «Dietary fats and cardiovascular disease: A presidential advisory from the American Heart Association», *Circulation*, vol. 136, n.º 3 (julio de 2017), <https://doi.org/10.1161/cir.0000000000000510>.

16. R. Micha, J. L. Peñalvo, F. Cudhea, F. Imamura, C. D. Rehm y D. Mozaffarian, «Association between dietary factors and mortality from heart disease, stroke, and type 2 diabetes in the United States», *JAMA*, vol. 317, n.º 9 (2017), pp. 912-924, <https://doi.org/10.1001/jama.2017.0947>.

17. Gay Hendricks, *Tu gran salto. Conquista tus miedos ocultos y lleva tu vida al siguiente nivel*, Editorial Faro, Madrid, 2020.

7. Los planes de alimentación del Protocolo Lyon

1. Alex Leaf y José Antonio, «The effects of overfeeding on body composition: The role of macronutrient composition—A narrative review», *International Journal of Exercise Science*, vol. 10, n.º 8 (diciembre de 2017).

2. A. P. Simopoulos, H. A. Norman y J. E. Gillaspy, «Purslane in human nutrition and its potential for world agriculture», *World Review of Nutrition and Dietetics*, vol. 77 (1995), pp. 47-74, <https://doi.org/10.1159/000424465>.

3. T. van Vliet y M. B. Katan, «Lower ratio of N-3 to N-6 fatty acids in cultured than in wild fish», *American Journal of Clinical Nutrition*, vol. 51, n.º 1 (enero de 1990), pp. 1-2, <https://doi.org/10.1093/ajcn/51.1.1>.

4. A. P. Simopoulos y N. Salem, «Egg yolk as a source of long-chain polyunsaturated fatty acids in infant feeding», *American Journal of Clinical Nutrition*, vol. 55, n.º 2 (febrero de 1992), pp. 411-414, <https://doi.org/10.1093/ajcn/55.2.411>.

5. Stuart M. Phillips, Stéphanie Chevalier y Heather J. Leidy, «Protein "requirements" beyond the RDA: Implications for optimizing health», *Applied Physiology, Nutrition, and Metabolism*, vol. 41, n.º 5 (mayo de 2016), pp. 565-572, <https://doi.org/10.1139/apnm-2015-0550>.

6. Juergen Bauer, Gianni Biolo, Tommy Cederholm, Matteo Cesari, Alfonso Cruz-Jentoft, John Morley, Stuart Phillips, Cornel Sieber, Peter Stehle, Daniel Teta, Renuka Visvanathan, Elena Volpi e Yves Boirie, «Evidence-based recommendations for optimal dietary protein intake in older people: A position paper from the PROT-AGE study group», *Journal of the American Medical Directors Association*, vol. 14 (2013), <https://doi.org/10.1016/j.jamda.2013.05.021>.

7. R. Jäger, C. M. Kerksick, B. I. Campbell, P. J. Cribb, S. D. Wells, T. M. Skwiat, M. Purpura, T. N. Ziegenfuss, A. A. Ferrando, S. M. Arent, A. E. Smith-Ryan, J. R. Stout, P. J. Arciero, M. J. Ormsbee, L. W. Taylor, C. D. Wilborn, D. S. Kalman, R. B. Kreider, D. S. Willoughby, J. R. Hoffman y J. Antonio, «International Society of Sports Nutrition position stand: Protein and exercise», *Journal of the International Society of Sports Nutrition*, vol. 14, n.º 20 (2017), <https://doi.org/10.1186/s12970-017-0177-8>.

8. Eric R. Helms, Alan A. Aragon y Peter J. Fitschen, «Evidence-based recommendations for natural bodybuilding contest preparation: Nutrition and supplementation», *Journal of the International Society of Sports Nutrition*, vol. 11, n.º 1 (agosto de 2014), <https://doi.org/10.1186/1550-2783-11-20>.

9. Helms *et al.*, «Evidence-based recommendations».
10. Chad M. Kerksick, Shawn Arent, Brad J. Schoenfeld, Jeffrey R. Stout, Bill Campbell, Colin D. Wilborn, Lem Taylor, *et al.*, «International Society of Sports Nutrition position stand: Nutrient timing», *Journal of the International Society of Sports Nutrition*, vol. 14, n.º 1 (agosto de 2017), <https://doi.org/10.1186/s12970-017-0189-4>.
11. Abdullah Alghannam, Javier González y James Betts, «Restoration of muscle glycogen and functional capacity: Role of post-exercise carbohydrate and protein co-ingestion», *Nutrients*, vol. 10, n.º 2 (febrero de 2018), p. 253, <https://doi.org/10.3390/nu10020253>.
12. Matthew Morrison, Shona L. Halson, Jonathon Weakley y John A. Hawley, «Sleep, circadian biology and skeletal muscle interactions: Implications for metabolic health», *Sleep Medicine Reviews*, vol. 66 (diciembre de 2022), p. 101 700, <https://doi.org/10.1016/j.smrv.2022.101700>.
13. Alan Aragon, *Flexible Dieting: A science-based, reality-tested method for achieving and maintaining your optimal physique, performance and health*, Victory Belt Publishing, Las Vegas (Nevada), 2022.

8. Análisis del punto de partida: ¿dónde estás?

1. «Assessing your weight and health risk», National Heart, Lung, and Blood Institute, National Institutes of Health, consultado el 2 de mayo de 2023, <https://www.nhlbi.nih.gov/health/educational/lose_wt/risk.htm>.
2. «Assessing your weight and health risk».
3. R. Ross, I. J. Neeland, S. Yamashita, *et al.*, «Waist circumference as a vital sign in clinical practice: A consensus statement from the IAS and ICCR working group on visceral obesity», *Nature Reviews Endocrinology*, vol. 16 (febrero de 2020), pp. 177-189, <https://doi.org/10.1038/s41574-019-0310-7>.
4. Ross *et al.*, «Waist circumference».
5. M. Ashwell, P. Gunn y S. Gibson, «Waist-to-height ratio is a better screening tool than waist circumference and BMI for adult car-

diometabolic risk factors: Systematic review and meta-analysis», *Obesity Reviews*, vol. 13, n.º 3 (marzo de 2012), pp. 275-286, <https://doi.org/10.1111/j.1467-789X.2011.00952.x>.

6. Margaret Ashwell y Sigrid Gibson, «Waist-to-height ratio as an indicator of "early health risk": Simpler and more predictive than using a "matrix" based on BMI and waist circumference», *BMJ Open*, vol. 6, n.º 3 (2016), p. e010159, <https://doi.org/10.1136/bmjopen-2015-010159>.

7. Richard A. Dickey, D. Bartuska, George W. Bray, C. Wayne Callaway, Eugene T. Davidson, Stanley Feld, Robert T. Ferraro, *et al.*, «AACE/ACE position statement on the prevention, diagnosis, and treatment of obesity (1998 revision)», *Endocrine Practice*, vol. 4, n.º 5 (1998), pp. 297-350.

8. Fanny Buckinx, Francesco Landi, Matteo Cesari, Roger A. Fielding, Marjolein Visser, Klaus Engelke, Stefania Maggi, *et al.*, «Pitfalls in the measurement of muscle mass: A need for a reference standard», *Journal of Cachexia, Sarcopenia and Muscle*, vol. 9, n.º 2 (enero de 2018), pp. 269-278, <https://doi.org/10.1002/jcsm.12268>.

9. M. A. Czeck, C. J. Raymond-Pope, P. R. Stanforth, A. Carbuhn, T. A. Bosch, C. W. Bach, J. M. Oliver y D. R. Dengel, «Total and regional body composition of NCAA Division I collegiate female softball athletes», *International Journal of Sports Medicine*, vol. 40, n.º 10 (septiembre de 2019), pp. 645-649, <https://doi.org/10.1055/a-0962-1283>; T. A. Bosch, A. F. Carbuhn, P. R. Stanforth, J. M. Oliver, K. A. Keller y D. R. Dengel, «Body composition and bone mineral density of Division 1 collegiate football players: A consortium of college athlete research study», *Journal of Strength and Conditioning Research*, vol. 33, n.º 5 (mayo de 2019), pp. 1.339-1.346, <https://doi.org/10.1519/JSC.0000000000001888>; K. Y. Cheng, S. K. Chow, V. W. Hung, C. H. Wong, R. M. Wong, C. S. Tsang, T. Kwok y W. H. Cheung, «Diagnosis of sarcopenia by evaluating skeletal muscle mass by adjusted bioimpedance analysis validated with dual-energy X-ray absorptiometry», *Journal of Cachexia, Sarcopenia and Muscle*, vol. 12, n.º 6 (diciembre de 2021), pp. 2163-2173, <https://doi.org/10.1002/jcsm.12825>; R. N. Baumgartner, K. M. Koehler, D. Gallagher, L. Romero, S. B. Heymsfield, R. R. Ross, P. J. Garry

y R. D. Lindeman, «Epidemiology of sarcopenia among the elderly in New Mexico», *American Journal of Epidemiology*, vol. 147, n.º 8 (abril de 1998), pp. 755-763, <https://doi.org/10.1093/oxfordjournals.aje.a009520>, fe de erratas en *American Journal of Epidemiology*, vol. 149, n.º 12 (junio de 1999), p. 1161; D. Gallagher, M. Visser, R. E. de Meersman, D. Sepúlveda, R. N. Baumgartner, R. N. Pierson, T. Harris y S. B. Heymsfield, «Appendicular skeletal muscle mass: Effects of age, gender, and ethnicity», *Journal of Applied Physiology*, vol. 83, n.º 1 (julio de 1997), pp. 229-239, <https://doi.org/10.1152/jappl.1997.83.1.229>.

10. Pablo Esteban Morales, José Luis Bucarey y Alejandra Espinosa, «Muscle lipid metabolism: Role of lipid droplets and perilipins», *Journal of Diabetes Research*, vol. 2017 (junio de 2017), pp. 1-10, <https://doi.org/10.1155/2017/1789395>.

11. William E. Kraus, Joseph A. Houmard, Brian D. Duscha, Kenneth J. Knetzger, Michelle B. Wharton, Jennifer S. McCartney, Connie W. Bales, *et al.*, «Effects of the amount and intensity of exercise on plasma lipoproteins», *New England Journal of Medicine*, vol. 347, n.º 19 (noviembre de 2002), pp. 1483-1492, <https://doi.org/10.1056/nejmoa020194>.

12. «Causes of high cholesterol», American Heart Association, <https://www.heart.org/en/health-topics/cholesterol/causes-of-high-cholesterol>.

13. Gina Wood, Anna Murrell, Tom van der Touw y Neil Smart, «HIIT is not superior to MICT in altering blood lipids: A systematic review and meta-analysis», *BMJ Open Sport & Exercise Medicine*, vol. 5, n.º 1 (diciembre de 2019), <https://doi.org/10.1136/bmjsem-2019-000647>.

14. David J. Jenkins, «Effects of a dietary portfolio of cholesterol-lowering foods vs. lovastatin on serum lipids and C-reactive protein», *JAMA*, vol. 290, n.º 4 (julio de 2003), p. 502, <https://doi.org/10.1001/jama.290.4.502>.

15. Giuseppe Pilia, Wei-Min Chen, Angelo Scuteri, Marco Orrú, Giuseppe Albai, Mariano Dei, Sandra Lai, *et al.*, «Heritability of cardiovascular and personality traits in 6,148 Sardinians», *PLOS Genetics*, vol. 2, n.º 8 (agosto de 2006), <https://doi.org/10.1371/journal.pgen.0020132>.

16. Elisa Fabbrini, Shelby Sullivan y Samuel Klein, «Obesity and non-alcoholic fatty liver disease: Biochemical, metabolic, and clinical implications», *Hepatology*, vol. 51, n.º 2 (febrero de 2009), pp. 679-689, <https://doi.org/10.1002/hep.23280>.

17. Christoph Gasteyger, Thomas Meinert Larsen, Frank Vercruysse y Arne Astrup, «Effect of a dietary-induced weight loss on liver enzymes in obese subjects», *American Journal of Clinical Nutrition*, vol. 87, n.º 5 (mayo de 2008), pp. 1141-1147, <https://doi.org/10.1093/ajcn/87.5.1141>.

18. Jaimy Villavicencio Kim y George Y. Wu, «Body building and aminotransferase elevations: A review», *Journal of Clinical and Translational Hepatology*, vol. 8, n.º 2 (2020), p. 161, <https://doi.org/10.14218/JCTH.2020.00005>.

19. Omair Yousuf, Bibhu D. Mohanty, Seth S. Martin, Parag H. Joshi, Michael J. Blaha, Khurram Nasir, Roger S. Blumenthal y Matthew J. Budoff, «High-sensitivity C-reactive protein and cardiovascular disease», *Journal of the American College of Cardiology*, vol. 62, n.º 5 (julio de 2013), pp. 397-408, <https://doi.org/10.1016/j.jacc.2013.05.016>.

20. Shari S. Bassuk, Nader Rifai y Paul M. Ridker, «High-sensitivity C-reactive protein», *Current Problems in Cardiology*, vol. 29, n.º 8 (agosto de 2004), pp. 439-493, <https://doi.org/10.1016/j.cpcardiol.2004.03.004>.

21. Yousuf *et al.*, «High-sensitivity C-reactive protein».

22. Joseph W. Beals, Nicholas A. Burd, Daniel R. Moore y Stephan van Vliet, «Obesity alters the muscle protein synthetic response to nutrition and exercise», *Frontiers in Nutrition*, vol. 6 (junio de 2019), <https://doi.org/10.3389/fnut.2019.00087>.

23. Paul M. Ridker, «The Jupiter trial», *Circulation: Cardiovascular Quality and Outcomes*, vol. 2, n.º 3 (agosto de 2009), pp. 279-285, <https://doi.org/10.1161/circoutcomes.109.868299>.

24. «Blood glucose (sugar) test», Cleveland Clinic, <https://my.clevelandclinic.org/health/diagnostics/12363-blood-glucose-test>.

25. Melissa L. Erickson, Nathan T. Jenkins y Kevin K. McCully, «Exercise after you eat: Hitting the postprandial glucose target», *Frontiers in*

Endocrinology, vol. 8 (septiembre de 2017), <https://doi.org/10.3389/fendo.2017.00228>.

26. Lluis Campins, Marcella Camps, Ariadna Riera, Eulogio Pleguezuelos, Juan Carlos Yébenes y Mateu Serra-Prat, «Oral drugs related with muscle wasting and sarcopenia: A review», *Pharmacology*, vol. 99, n.º 1-2 (agosto de 2016), pp. 1-8, <https://doi.org/10.1159/000448247>.

27. Edward R. Laskowski, «What's a normal resting heart rate?», Mayo Clinic, <https://www.mayoclinic.org/healthy-lifestyle/fitness/expert-answers/heart-rate/faq-20057979>.

9. Entrenamiento: la dosis mínima eficaz para el máximo resultado

1. Jinger S. Gottschall, Joshua J. Davis, Bryce Hastings y Heather J. Porter, «Exercise time and intensity: How much is too much?», *International Journal of Sports Physiology and Performance*, vol. 15, n.º 6 (febrero de 2020), pp. 808-815, <https://doi.org/10.1123/ijspp.2019-0208>.

2. Jozo Grgic, Luke C. McIlvenna, Jackson J. Fyfe, Filip Sabol, David J. Bishop, Brad J. Schoenfeld y Zeljko Pedisic, «Does aerobic training promote the same skeletal muscle hypertrophy as resistance training? A systematic review and meta-analysis», *Sports Medicine*, vol. 49, n.º 2 (octubre de 2018), pp. 233-254, <https://doi.org/10.1007/s40279-018-1008-z>.

3. Gottschall *et al.*, «Exercise time and intensity».

4. Gottschall *et al.*, «Exercise time and intensity».

5. Brian G. Sutton, *NASM essentials of personal fitness training*, Jones & Bartlett Learning, Burlington (Massachusetts), 2022.

6. Julien Robineau, Nicolas Babault, Julien Piscione, Mathieu Lacome y André X. Bigard, «Specific training effects of concurrent aerobic and strength exercises depend on recovery duration», *Journal of Strength and Conditioning Research*, vol. 30, n.º 3 (marzo de 2016), pp. 672-683, <https://doi.org/10.1519/jsc.0000000000000798>.

7. Paul T. Reidy, Ziad S. Mahmassani, Alec I. McKenzie, Jonathan J. Petrocelli, Scott A. Summers y Micah J. Drummond, «Influence of exercise training on skeletal muscle insulin resistance in aging: Spotlight on muscle ceramides», *International Journal of Molecular Sciences*, vol. 21, n.º 4 (febrero de 2020), p. 1514, <https://doi.org/10.3390/ijms21041514>.

8. Kelly McGonigal, *The upside of stress: Why stress is good for you, and how to get good at it*, Avery, Nueva York, 2016.

ÍNDICE ANALÍTICO Y ONOMÁSTICO

A
A1C (glucohemoglobina), 237
absorciometría de rayos X de energía dual. *Véase* densitometría DEXA
Academia Estadounidense de Pediatría, 67
Academia Nacional de Ciencias, 155, 162
Academia Nacional de Medicina Deportiva, 243
aceite de coco, 169
aceite de palma, 169
aceite de pescado, 206
aceite de semillas de palma, 169
aceitunas, 167
acelgas, 159
ácido alfa-linolénico (ALA), 168, 192
ácido aspártico, 133
ácido docosahexaenoico (DHA), 117, 146, 168
ácido eicosapentaenoico (EPA), 117, 168
ácido glutámico, 133
ácidos grasos, 34
   de cadena larga, 117
   esenciales, 167, 172
   libres, 74
   omega-3, 168-169, 171, 192, 229
   omega-6, 168-169, 192
   oxidación de los, 30, 32
ácidos grasos de cadena larga, 117
ácidos grasos esenciales, 167-168, 171-172
ácidos grasos libres, 74
ácidos grasos omega-3, 168-169, 171, 192, 229
ácidos grasos omega-6, 168-169, 192
ACSM. *Véase* Colegio Estadounidense de Medicina Deportiva
actividades cotidianas, 89
adaptabilidad, 292, 296-297
adenocarcinoma de esófago, 55
adiposidad visceral, 219
Administración de Alimentos de EUA, 98
adrenalina, 128
Agencia de Protección Ambiental (EPA), 119
aguacates, 159, 167
aguante muscular, 266
agudeza mental, 128
ALA. *Véase* ácido alfa-linolénico
alanina aminotransferasa (ALT), 233
alanina, 133
alcachofas, 159
alimentación hedonista, 192-193
alimentos de origen animal, 112, 139, 143. *Véanse también* carne; huevos; lácteos
   alimentos de origen vegetal en comparación con, 142
   de animales salvajes, 192
   grasas saturadas en, 169

nutrientes que solo están
presentes en los, 145-146
prejuicios contra los, 118
alimentos de origen vegetal, 113,
115. *Véanse también* dietas
veganas; dietas vegetarianas
ácidos grasos omega-3 en, 168
alimentos de origen animal en
comparación con, 142
aminoácidos en los, 140
«carne», 99-100, 109, 116, 119
de plantas silvestres, 192
grasas saturadas en, 169
preocupaciones medioambientales y, 118, 121
primeros movimientos de
promoción de los, 97
sustitución de la carne por,
116-117
alimentos procedentes de plantas
silvestres y animales salvajes, 176
alimentos procesados, 109, 114
almendras, 167
almidón resistente, 158
almidón/fécula, 154, 158
ALT (alanina aminotransferasa),
232-233
alterno con MC, *press* de hombros,
285
alterno con MC, *press* de pecho,
274-275
alzhéimer, 13, 18, 25, 48, 59-61
aminoácidos, 28, 31, 34, 36-37, 112,
127-128, 131-141, 253-254
alimentos ricos en, 139-140
conversión a glucosa, 155, 237
curación de quemaduras y, 49
de cadena ramificada, 134
distribución de las comidas y, 148
dos funciones principales de
los, 131
edad y, 78-79

en alimentos para desarrollar
músculo, 140
en la síntesis de proteínas
musculares. *Véase también*
síntesis de proteínas musculares, 133-134
esenciales. *Véase* aminoácidos
esenciales
número de, 132
aminoácidos condicionalmente
esenciales, 133-134
aminoácidos de cadena ramificada
(BCAA), 134
aminoácidos esenciales, 133,
139-141, 253
ciencia de los, 135-136
condicionalmente, 133-134
fuente de, 132
Protocolo Lyon sobre, 177
regla mnemotécnica FaVoriTo
TIM HaLL, 135
aminoácidos no esenciales, 133-134
anabolismo, 48, 253
análisis de impedancia bioeléctrica
(BIA), 221
análisis de laboratorio, 226-238
analizador InBody, 206, 221, 223
andropausia, 86-87
ánimo, 27, 41, 45, 130
anserina, 145
anticuerpos, 50, 127
antihistamínicos, 238
antioxidantes, 131
antipsicóticos, 238
antojos, 31, 128, 152, 189. *Véase
también* control del hambre
Antonio, José, 187
apio, 159
apnea del sueño, 67
apolipoproteína B, 231-232
arándanos, 157, 160
arginina, 133-134

armadura corporal (músculo esquelético), 27, 56-59, 252
arroz, 157
arroz (planes de comidas). *Véase también* hamburguesa + arroz; salmón + ensalada de betabel + arroz; bistec + verduras + arroz
arroz en caldo de huesos (receta), 363-364
arteriopatía coronaria, 25
artritis reumatoide, 23, 52
arúgula, 159
Asociación Estadounidense contra el Cáncer, 54
Asociación Estadounidense de la Diabetes, 162
Asociación Estadounidense del Corazón, 170, 218, 228, 230
asparagina, 133
aspartato aminotransferasa (AST), 232-233
atributos, cinco fundamentales, 292-299
atún + ensalada de betabel (plan de comidas), 199, 204, 316, 322, 365
atún de aleta amarilla, 139-140
aumento de peso, fármacos que causan, 238
aunar el yo del presente y el yo del futuro, 293, 295, 298
autodisciplina, 292, 295-296
autoestima, 91, 123-124, 239-241
avellanas, 167
avena, 119
azúcar, 154

B
bacalao asado con salsa de limón y alcaparras (receta), 351-352
bacalao con papa al horno (plan de comidas), 199, 211, 318-319, 332-333, 357
bacalao «empanizado» en nueces (receta), 357-358
Balcetis, Emily, 62
bandas de resistencia, 35, 288
báscula para comida, 222
básculas para comida, 221
BDNF (factor neurotrófico derivado del cerebro), 41
berenjena, 159
beriberi, 100
Berner, Louise A., 138
berza (col forrajera), 159
betabel, 159
betabel (planes de comidas). *Véase* salmón + ensalada de betabel; salmón + ensalada de betabel + arroz; atún + ensalada de betabel
betabloqueantes, 238
biblioteca de ejercicios:
día 1, 273-277
día 3, 277-282
día 5, 284-287
biología, 52
bistec, 117
bistec + ejotes (plan de comidas), 204, 322, 325, 336, 358
bistec + verduras + arroz (plan de comidas), 199, 317, 336, 363, 370
bistec de falda a la plancha (receta), 336-337
bloqueantes de los receptores de angiotensina, 238
brócoli, 157, 159
Burger King, 116

C
caballa, 169
calabacín, 159
calabaza espagueti, 159
calcio, 114

calentamiento, 266-267, 271, 273-274, 278-279, 284, 289
calentamiento global, 119, 121
calorías:
    cálculo de la necesidad diaria de, 183-185
    en la carne de res, 144
    en las grasas, 171
    en las grasas saturadas, 170
    grasas como porcentaje de, 172, 180
    hidratos de carbono como porcentaje de, 116-117, 154
    proteínas como porcentaje de, 111
    quemadas por cada 450 g de músculo, 38
    vacías, 101
camaleón (categoría), 303
camarones asados (receta), 349-350
cambio climático, 119
caminata del oso, 276
camote (plan de comidas). *Véase también* cerdo + camote
camote morado con ajonjolí, puré de (receta), 368-369
cáncer, 18, 25, 31, 54-59
    colorrectal, 55
    crear defensas contra, 56-59
    de cabeza y cuello, 58
    de endometrio, 55
    de esófago, 55
    de estómago en la zona del cardias, 55
    de hígado, 55
    de mama, 56-57
    de ovario, 56
    de páncreas, 55, 58
    de pulmón, 58
    de riñón, 55
    de vesícula biliar, 56
    grasas a las que se echa la culpa del, 166
    nutriología del, 96
    prevalencia del, 54-55
caquexia, 31
caquexia por cáncer, 57-59
cardiopatía:
    colesterol HDL y, 228-229
    diámetro de la cintura y, 219
    factores de estilo de vida en la, 23
    grasas a las que se culpa de la, 166-167
    grasas trans y, 171
    hipertensión y, 218
cardio de alto impacto, 270, 282
cardio de bajo impacto, 270, 277
cardiopatía coronaria, 51
carga glucémica, 157-158
carne, 141, 168
    beneficios nutricionales de la, 113-114
    caída en desgracia, 100
    de vísceras (casquería), 117
    mitos sobre la, 115-118
    número de estadounidenses que la excluyen de su dieta, 113
    prejuicios contra la, 118-122
    roja, 114-115, 117, 121, 169, 230
    sustitutos de origen vegetal, 99-100, 109, 116, 119
carne de búfalo, 143
carne de res, 141, 143, 169
    aminoácidos en la, 139-140
    descenso del consumo per cápita de, 113
    nutrientes en la, 144-145
carne de res (recetas)
    lomo a las hierbas, 337-338
    picada optimizada, 339
carnosina, 145-146
caseína, proteína, 148
casos:
    Ava (recuperación del derecho a la salud), 172-174

Betsy (lucha por perder peso), 13
Brian (mentalidad positiva), 122-123, 299
Cindy (transformación), 71-72
Kim (dieta cetogénica), 84-86
Layla (lucha por perder peso), 23-25
María (descuento hiperbólico), 90-92
Sara (cálculo del peso ideal), 186-187
Shanti (dieta baja en proteínas), 141-142
Shireen (dieta vegana), 115
Sofía (cambio de hábitos alimentarios y de ejercicio), 163-165
catabolismo, 48
catepsina B, 40
CDC. *Véase* Centros para el Control de Enfermedades
células satélite, 67, 86
Centros para el Control de Enfermedades (CDC), 23, 66, 88-89
cerdo + camote (plan de comidas), 204, 322, 324, 348, 367-368
cereales, 14, 100, 141, 154, 157, 162, 179
cerebro:
    alimentos ricos en proteínas y, 127-128
    impacto de las mioquinas en el flujo sanguíneo al, 40-41
    obesidad y trastornos del, 59-61
    relación entre el peso corporal y el, 12
chaleco con peso, 35, 288
champiñones blancos, 159
chucrut, 159
chuleta de cerdo + verduras (plan de comidas), 209, 330, 333, 355, 371
chuleta de cerdo «perfecta» (receta), 355-356
chuletas de cerdo, 139
cinta métrica, mediciones con, 221
círculo paralizado por el miedo, 124-125
círculo pesimista, 124
círculo «pobre de mí», 125
círculo, 124-125
cisteína, 133-134
citoquinas, 39
Clearer, Closer, Better: How Successful People See the World (Balcetis), 62
Cleveland Clinic, 212
coco, 169
col, 159
col roja y escarola cocidas (receta), 370-371
Colegio Estadounidense de Cardiología, 218
Colegio Estadounidense de Medicina Deportiva (ACSM), 24, 260
coles de Bruselas, 159
coles de Bruselas, zanahorias y cebollas asadas (receta), 371-372
colesterol, 41. *Véanse también* colesterol de lipoproteína de alta densidad (HDL); colesterol de lipoproteína de baja densidad (LDL)
    ejercicio cardiovascular y, 259
    en la dieta, sin relación con los niveles sanguíneos, 170-171
    fibra soluble y disminución del, 155
    funciones esenciales del, 170
    grasas insaturadas y, 167
    grasas saturadas y, 170
    grasas y, 166
colesterol de lipoproteína de alta densidad (HDL), 17, 155
    evaluación del, 227, 229-230

resistencia a la insulina y, 29
colesterol de lipoproteína de baja densidad (LDL), 30, 234
   evaluación del, 227, 230-232
   grasas saturadas y, 169-170
   grasas y, 180
   resistencia a la insulina y, 35, 232
colesterol LDL. *Véase también* partículas de colesterol de lipoproteína de baja densidad (LDL-P), 231-232
coliflor, 159
colina, 144
comida del mediodía, proteínas en la, 148
Comisión Federal de Comercio (FTC), 106, 109
composición corporal, 18, 31, 41
   ácidos grasos omega y, 167-168
   entrenamiento con ejercicios de resistencia y, 259
   herramientas de evaluación y suministros de seguimiento, 221
   proteínas y, 128, 187
   Protocolo Lyon y, 183, 193, 202
   salud muscular y, 27
concepto de la segunda flecha, 306-307
conexión mente-músculo, 269
consecuencias, adelantarse a las, 296
consumo máximo de oxígeno (VO_2 máx), 258
contracción muscular:
   edad y, 79
   fertilidad y, 76
   mioquinas y, 39-40
control del hambre, 27, 177, 247. *Véase también* antojos
coraje, 292-294
corazones de alcachofa en freidora de aire (receta), 364-365

cordero, 143
corticosteroides:
   farmacológicos, 52, 238
   naturales, 36
cortisol, 75, 82, 235, 253
Cowan, Alexis, 222
creatina, 145-146, 206
crema de cacahuate, 142
crema de cilantro y lima, pimientos morrones con relleno de tacos con (receta), 340-341
crisis hipertensiva, 218
criterios, establecimiento de, 62-63, 122-125
Cronometer (aplicación), 183, 222
cuestiones ambientales, 113, 116, 118-121
cuidar y entablar amistad, 293-294
curación de quemaduras, 49
curls:
   de bíceps, 35
   MC, 280-281

D

datos correlacionales, 102-103
demencia, 12-13, 59-61. *Véase también* alzhéimer
densidad ósea, 71, 84
densitometría DEXA, 206, 221-223
Departamento de Agricultura de Estados Unidos (USDA), 49, 106-109, 113
Depo-Provera, 238
depresión, 67
depuración glucémica posprandial, 161-162
desayuno, proteínas en el, 148, 188-189
descuento hiperbólico, superación del, 90-92
determina tu salud muscular, 224-225

DHA. *Véase* ácido docosahexaenoico
diabetes, 18, 29, 253
    gestacional, 74-75
    grasas a las que se echa la culpa de la, 166
    nutriología de la, 96
    perímetro de la cintura y, 219
    tejido adiposo intramuscular y, 39
    tipo 2. *Véase* diabetes tipo 2
    «tipo 3», 13, 60
diabetes gestacional, 75
diabetes tipo 2, 11-12, 32, 36, 60, 75, 236
    diámetro de la cintura y, 219
    en jóvenes, 66-68
    factores de estilo de vida en la, 23
    grasas trans y, 171
    hidratos de carbono y, 154, 161-162
    privación de sueño y, 206
diámetro de la cintura, 13, 17
    evaluación del, 218-219
    reducción del consumo de proteínas y, 116
    volumen cerebral y, 59-61
diana de la rapamicina en células de mamífero (mTOR), 136-137
dieta cetogénica, 84-85
dieta rica en proteínas, 16, 56, 69, 128, 177-178
dietas ovolactovegetarianas, 139
dietas veganas, 114-115, 139. *Véase también* alimentos de origen vegetal
dietas vegetarianas, 114, 117, 139, 143
dinapenia, 79
directrices alimentarias de EE. UU., 97-99, 166
disfunción renal, 129
dislipidemia, 253
Divine, Mark, 22, 42

dolor frente a molestias, 290
dolor muscular de aparición tardía, 290
dopamina, 128, 152
Dweck, Carol, 19

E
edad, 37, 65-89
    a partir de los sesenta, 87-89
    de los cincuenta a los sesenta, 81-82
    de los cuarenta y tantos a los cuarenta y muchos, 77-80
    de los treinta y muchos a los cuarenta y pocos, 76-77
    empezar ahora con los buenos hábitos, 70
    empezar de joven con los buenos hábitos, 66-70
    necesidades proteicas y, 77-78, 81-82, 136-139
    salud muscular y, 27, 81-82
    veintena y treintena, 70-71
edamame, 142, 160
ejercicio. *Véanse también* ejercicio aeróbico; ejercicio cardiovascular; entrenamiento; entrenamiento con ejercicios de resistencia; entrenamiento de intervalos de alta intensidad, 255, 258
    aumento de la libido y, 77
    captación de glucosa y, 33
    colesterol HDL y, 229
    colesterol LDL y, 230
    consumo de hidratos de carbono y, 179, 197
    dosificación de proteínas después del, 149
    edad y, 70, 80
    enfermedades autoinmunes y, 52-53

enzimas hepáticas y, 233
liberación de mioquinas y, 39-40
porcentaje de estadounidenses que descuidan el, 24
regulación del azúcar en sangre y, 235
riesgo de cáncer y, 56-58
selección, 267-270
unilateral, 289
ejercicio aeróbico, 26, 255, 258
embarazo y, 75
factor neurotrófico derivado del cerebro y, 41
sistema inmunitario y, 50, 52
ejercicio cardiovascular, 25
beneficios del, 258-259
de alto impacto, 270, 282
de bajo impacto, 270, 277
edad y, 88
menopausia y, 82
ejercicio unilateral, 268
ejercicios de resistencia. *Véase también* entrenamiento con ejercicios de resistencia
elevación lateral MC, 286
elige lo más difícil, 303-306
ejotes, 157, 159
ejotes (plan de comidas). *Véase también* bistec + ejotes
ejotes y chalotas con almendras (receta), 358-359
embarazo, 73-75
emisiones de gases de efecto invernadero, 119-121
Encuesta Nacional sobre Salud Infantil, 67
Encuesta Nacional sobre Salud y Nutrición (NHANES), 138
endometrio, cáncer de, 55
energía, 30, 128
enfermedad cardiovascular, 11-12, 32, 48, 51, 53
andropausia y, 87
cáncer y, 57
colesterol LDL y, 230
grasas insaturadas y grasas saturadas, 170
inflamación y, 234
nutriología de la, 96
obesidad sarcopénica y, 79
enfermedad del hígado graso, 67
enfermedad del hígado graso no alcohólico, 228, 233
enfermedad hepática, 232-233. *Véase también* evaluación de las enzimas hepáticas en la enfermedad del hígado graso
enfermedad pulmonar obstructiva crónica (EPOC), 39
enfermedades autoinmunes, 52-53
enfriamiento, 271, 289
ensalada Cobb «Diosa Verde» (plan de comidas), 202-203, 321
ensalada Cobb «Diosa Verde» (receta), 346-348
ensalada de hamburguesa (plan de comidas), 210-211, 335, 339
ensalada de pollo a la americana (plan de comidas), 198, 203-204, 209, 211, 317, 323, 330, 334
ensalada picante de col (receta), 367-368
ensaladas (planes de comidas). *Véanse también* ensalada Cobb «Diosa Verde»; ensalada de hamburguesa; salmón + ensalada de betabel; salmón + ensalada de betabel + arroz; atún + ensalada de betabel
ensaladas (recetas)
betabel y zanahoria ralladas con vinagreta de comino y naranja, 365-367
Cobb «Diosa Verde», 321

ensayos controlados aleatorizados, 102-104
enterocitos, 134
entrenadores personales, buscar, 256
entrenamiento, 251-298. *Véase también* ejercicio
  conexión mente-músculo en el, 269
  establecimiento de objetivos, 262. *Véase también* objetivos «SMART»
  fundamentos del, 257-259
  horario y frecuencia, 270
  no ver resultados, 261-262, 291
  preguntas frecuentes, 287-292
  programa de cinco días, 272-288
  remodelación para ganar músculo, 254-258
  trucos adicionales, 291-292
entrenamiento con ejercicios de resistencia, 24, 26, 40, 205, 254, 259-261
  andropausia y, 86
  beneficios del, 259
  cuerpo entero, 270, 272-276, 278-281, 283-287
  descripción y finalidad del, 255-256
  dosificación de proteínas después del, 149
  edad y, 77, 81-82, 88
  ejercicios, bloque A. *Véase* calentamiento
  ejercicios, bloque B, 271-272, 274-275, 280-281, 284-287
  ejercicios, bloque C, 271-272, 275-277, 281-282, 286
  embarazo y, 75
  enfriamiento, 271
  instrucciones para el entrenamiento, 270-271
  mejora del sistema inmunitario y, 50
  menopausia y, 82, 84
  objetivos de entrenamiento semanales, 257
  para gente joven, 67-69
  principiante, intermedio, avanzado, 260-261
  riesgo de cáncer y, 57
entrenamiento de fuerza. *Véase* entrenamiento con ejercicios de resistencia
entrenamiento de intervalos de alta intensidad, 83, 229, 259
  descripción y finalidad del, 255
  objetivos de entrenamiento semanales, 257-258
entrenamiento del lado más débil, 289
entrenamiento en circuito, 256
enzimas, 127
EPA. *Véanse también* ácido eicosapentaenoico; Agencia de Protección Ambiental
epinefrina, 128
EPOC (enfermedad pulmonar obstructiva crónica), 39
escarolas y achicoria roja cocidas (receta), 370
escorbuto, 100
espagueti, calabaza, 159. *Véase también* espaguetis con salsa de carne
espaguetis con salsa de carne (plan de comidas), 210-211, 328, 339
espárragos, 159
espejo Tonal, 303
espinacas, 159
estabilización, 266
estatinas, 30, 166, 239
estearina, 170

estiramiento de los flexores de cadera, 273
Estrés: el lado bueno (McGonigal), 293
estrógenos, 75, 82-84
estudio DREW, 51
Estudio PROT-AGE, 197
estudios de caso e informes, 103-104
estudios de control de casos, 103
estudios observacionales, 103-104
evaluación de la forma física, 239
evaluación de la frecuencia cardiaca en reposo, 244-245
evaluación del estilo de alimentación, 194
evaluación del punto de partida, 217-249
    enzimas hepáticas, 232-233
    forma física, 39-240
    frecuencia cardiaca en reposo, 244-245
    glucohemoglobina, 237-238
    grasa corporal, porcentaje de, 220-221
    marcadores de inflamación, 233-235
    masa muscular, 220-225
    perímetro de la cintura, 218-219
    presión arterial, 218-219
    regulación del azúcar en sangre, 235-238
    regulación lipídica, 227-233
    relación cintura-estatura, 219-220
    rendimiento físico, 241-244
    respuesta a la glucosa después de las comidas, 237
    temperatura de la autoestima, 240
evaluación del rendimiento físico, 241-245
extensión de brazos MC, 282
extensión de hombros con puente de glúteos MC, 280

F
factor de crecimiento insulínico (IGF-1), 70, 136
factor neurotrófico derivado del cerebro (BDNF), 41
fagocitos, 49
fármacos inmunosupresores, 53
fármacos para la prevención de la migraña, 238
fatiga, 25, 45, 61
FaVoriTo TIM HaLL, regla mnemotécnica, 135
fenilalanina, 135
fertilidad, 32, 73-76
fibra, 154
    alimentos ricos en, 155-159
    proporción entre hidratos de carbono y, 157, 159
    soluble, 155
flexiones, 280
fósforo, 144
frambuesas, 157, 160
Frankl, Viktor, 123
frecuencia cardiaca, 244-245, 259
fresas, 157, 160
Frijoles, 156, 158
    blancos, 139
    ejotes, 157, 159
    negros, 142, 160
frutas, 154-155, 162, 180
Frutos rojos, 156-157, 180
    arándanos, 157, 160
    fresas, 157, 160
    moras, 160
frutos secos, 167
    avellanas, 167
    nueces, 167-168
    nueces de Brasil, 139

nueces pecanas, 167
FTC. *Véase* Comisión Federal de Comercio
fuente de la juventud, el músculo como, 46
fuerza de agarre, 222
fuerza muscular
    ácidos grasos omega-3 y, 168
    como base del entrenamiento, 266
    disminución relacionada con la edad de la, 81
    privación de sueño y, 207
función cognitiva, 18, 25, 41, 88, 219. *Véanse también* alzhéimer; estudios de cohortes sobre la demencia, 103

G
Gallup, encuestas de, 113
garbanzos, 158, 160
gasto energético total diario, 185
glinidas, 239
glipizida, 238
glucagón, 235
glucocorticoides, 52-53
gluconeogénesis, 155, 236
glucosa, 24, 30, 32, 35. *Véase también* niveles de azúcar en sangre
    depuración posprandial, 161
    embarazo y, 74
    evaluación de la respuesta después de las comidas, 237-238
    funciones de la, 29-30
    impacto del ejercicio en la absorción de, 33
    mioquinas y metabolismo de la, 40
    producción corporal de, 155-156, 236
    síndrome de ovario poliquístico y, 73-74
    toxicidad debida a la depuración insuficiente, 29, 32
grasa corporal, 31, 34. *Véanse también* obesidad; sobrepeso
    acumulación en los músculos de, 38-39, 45, 73, 253-254
    andropausia y, 87
    evaluación del porcentaje de, 220
    intraabdominal, 218-219, 234
    menopausia y, 82-83
    proteínas y, 128, 187-188
grasas, 166-173
    cálculo de la ingesta necesaria de, 187
    combinación de hidratos de carbono y, 154, 156, 191
    datos y cifras, 191
    dos teorías sobre la culpa de los problemas médicos, 166-167
    insaturadas, 167-168, 170
    monoinsaturadas, 30, 166-167, 170
    nutriología de las, 110-111
    poliinsaturadas, 30, 166-167, 170-171
    porcentaje de calorías procedentes de, 172, 180
    Protocolo Lyon sobre, 180, 191, 196, 201, 208
    saturadas, 30, 167, 169-171, 230
    trans, 30, 171
grasas insaturadas, 167-170
    monoinsaturadas, 30, 166, 170
    poliinsaturadas, 30, 167-168, 170-171
grasas monoinsaturadas, 30, 167, 170
grasas poliinsaturadas, 30, 167-168, 170-171
grasas saturadas, 30, 167, 169-171, 230
grelina, 149
glutamina, 49, 133-134

glucohemoglobina (HbA1C/A1C), 237-238
glicina, 133-134
glucógeno, 33, 35, 161, 235
Graham, Sylvester, 97
Gran Depresión, 98, 100
gran salto, Tu (Hendricks), 173

H
hamburguesa + arroz (plan de comidas), 203-204, 321, 323, 342, 363
hamburguesa + huevos (plan de comidas), 203-204, 319, 342
hamburguesa a las hierbas (receta), 342-343
Harris-Benedict, calculadora, 184
HDL. *Véase* colesterol de lipoproteína de alta densidad
«helado» de leche de coco (receta), 211
Helms, Eric, 202
Hendricks, Gay, 173
hidratos de carbono, 15, 26, 153-163
    azúcar en sangre e, 154, 157-158, 201, 236
    cálculo de las necesidades de consumo de, 187
    calidad, 156-159
    directrices para el control de los, 189-191
    ingesta diaria recomendada de, 155-156, 162
    modelo «insulina-hidratos de carbono», 153
    nutriología de los, 97, 110-111
    porcentaje de calorías procedentes de, 116, 154
    Protocolo Lyon sobre, 179, 189-191, 196-197, 201, 208
    sustitución de la carne por, 116-118
    triglicéridos e, 161, 201, 228
hierro, 114, 117, 144, 146
hierro hemo, 146
hígado, 35
HIIT. *Véase* entrenamiento de intervalos de alta intensidad
hiperglucemia, 161-162, 236
hipertensión, 32, 48, 67, 218
    colesterol HDL e, 229
    evaluación de la, 218
hipertrofia, 84, 191, 205-206, 255, 266
hipocampo, 41
hipoglucemia, 236
histidina, 135
hombres:
    andropausia en, 86-87
    cáncer en, 56
    grasa corporal en, 220
    infertilidad en, 75
    ingesta diaria recomendada de proteínas, 117, 129
    niveles de aspartato aminotransferasa en, 232-233
Hoover, Herbert, 98-99
hormona del crecimiento, 70, 127, 136, 235, 253
hormonas del estrés, 235
huevas de pescado, 167
huevos, 139, 141, 143, 168, 192
huevos (planes de comidas). *Véase también* hamburguesa + huevos; omelette de Denver; licuado + huevos
huevos (recetas):
    al vapor, 354
    fritos, 354
    revueltos, 353-354
humor, 299

I
IGF-1. *Véase también* factor de crecimiento insulínico

IL-15, 50
IL-6, 50
IMC. *Véase también* índice de masa corporal, tasa metabólica basal, 185
Impossible Whopper, 116
índice de masa corporal (IMC), 56, 60, 218-219
infarto de miocardio:
    inflamación e, 233-234
    triglicéridos e, 228
infertilidad femenina, 73-74
infertilidad masculina, 75
inflamación, 28, 34, 51
    cáncer e, 54, 56
    colesterol HDL e, 229
    diámetro de la cintura e, 219
    enfermedades autoinmunes e, 53
    evaluación de marcadores de, 233
    grasas insaturadas e, 167
    reducción de mioquinas de la, 39
    relación omega-6/omega-3 e, 168
    trastornos causados por la, 48
información histórica, 103
ingesta diaria recomendada:
    de hidratos de carbono, 155-156, 162-163
    de leucina, 138
    de proteínas, 112, 116, 129, 137-138, 162
    Lyon, 138, 156
ingestas alimentarias de referencia, 106
inhibidores selectivos de la recaptación de serotonina, 238
inmunoglobulinas, 50
innato, sistema inmunitario, 49
Instituto Nacional del Corazón, los Pulmones y la Sangre, 219
Institutos Nacionales de Salud (NIH), 52, 106
insuficiencia cardiaca, 233
insulina, 32, 40, 127, 235, 253
    aumento de peso causado por la, 238
    función de la, 35
    hidratos de carbono e, 157, 191, 201
    relación hidratos de carbono-proteínas e, 179
International Journal of Exercise Science, 187
intérprete (categoría), 302-303
irisina, 40
isoleucina, 135

J
Jitomate, 114, 159
Journal of Nutrition, 114
Junta de Alimentación y Nutrición de la Academia Nacional de Ciencias (NAS-FNB), 106

K
Kellogg, John Harvey, 97
Killian, Kara, 295
kimchi, 159
kiwi, 160
Klein, Sam, 12

L
L (ejercicio), 279
La dieta ecológica, 118
«La resistencia a la insulina de la musculatura esquelética es la anomalía originaria de la diabetes tipo 2» (artículo), 36
lactato, 235
lácteos, 118, 139, 143
Layman, Don, 121, 136, 138, 191
leche, 141

lechuga romana, 159
legumbres, 141
Leidy, Heather, 188
lentejas, 156, 160
lesión de la médula espinal, 39
lesiones asociadas a caídas, 88-89
leucina, 133, 135-136, 138, 179, 188
    alimentos que contienen, 139-140
    ingesta diaria recomendada de, 137-138
leucocitos, 50-51
Ley de Educación y Etiquetado Nutricional (NLEA), 108
libido, 77
licuado + huevos (plan de comidas), 198, 200, 208-210, 313, 326, 354, 379
licuado de proteínas (plan de comidas), 202-204, 319
licuado mágico morado (receta), 379
linfocitos, 50-51, 53, 134
linfocitos B, 50
Linfocitos T (células T), 50, 53
lipídica, evaluación de la regulación, 227-232
lisina, 133, 135, 139-141
lomo de cerdo asado con ajo y romero (receta), 348-349
lomo de cerdo + verduras (plan de comidas), 209, 331-332, 334, 348, 370
longevidad, 41, 47
    los músculos como órgano de la, 28
    proteínas y, 128
    Protocolo Lyon y, 177, 193, 195-200, 313-320
lupus, 52

M

macronutrientes, 17, 170-171
    cálculo de objetivos de, 178-181
    consumo de, 100
maleta con un solo brazo, 286
mantenimiento calórico, 183
mantequilla, 169
marcadores sanguíneos, 24
    evaluación de los, 226-238
    hidratos de carbono y, 201
    Protocolo Lyon sobre, 179
margarina, 103
marisco, 167
masa muscular, 13, 183
    como biomarcador de la salud general, 46
    determinación de la idónea, 186-187
    disminución relacionada con la edad de la, 81
    evaluación de la, 220-225
    menopausia y, 83
    privación de sueño y, 207
masa muscular esquelética apendicular (ASMM), 220, 222
maximización del entorno, 302-304
Mayo Clinic, 245
MC, curls, 281-282
MC, elevación lateral, 286
MC, extensión de brazos, 282
MC, extensión de hombros con puente de glúteos, 280
MC, *press* de hombros alterno, 285
MC, *press* de pecho alterno, 274-275
MC, remo inclinado, 274
MC, tijera, 275
MC, vuelo invertido, 285
McGonigal, Kelly, 293
medición de la respuesta a la glucosa después de las comidas (posprandial), 237
Medidor de la fuerza de agarre, 222
medidores continuos de glucosa, 236

medidores de glucosa, 222, 236
memoria, 45
   celular, 69, 87
   muscular, 67, 69
   obesidad y, 59-61
Memorial Sloan Kettering, 57
menopausia, 82-84, 87
mentalidad de crecimiento, adopción de, 19-20
metaanálisis, 104
metabolismo, 28, 30-31
   cálculos del, 183-184
   edad y, 76-78
   influencia de la musculatura en el, 31-33
   proteínas y, 128, 130
   reparación del, 45
   resolución de misterios y conceptos erróneos sobre el, 37-39
metionina, 133, 135, 139-141
micronutrientes, 17, 170
   nutriología de los, 100
   tamaño de ración necesario para alcanzar el 33,3 % de, 190
miedo, 293-294
mioquinas, 234
   definición, 39
   funciones de las, 39-41
   sistema inmunitario y, 50
mitocondrias, 28, 30, 32, 61, 258
modelo «calorías que entran, calorías que salen», 38, 153
modelo de insulina-hidratos de carbono, 153
molestias y dolor, 290
monólogo interior, 123-125
moras, 160
motivación, 306
movilidad, 27, 65
MPS. *Véase también* síntesis de proteínas musculares

mTOR. *Véase también* diana de la rapamicina en células de mamífero
mujeres:
   cáncer en, 56
   grasa corporal en, 220
   infertilidad en, 73-74
   ingesta diaria recomendada de proteínas, 117, 129
   menopausia en, 82-84, 87
   niveles de aspartato aminotransferasa en, 232-233
Muscle-Centric Medicine®/enfoque, 12, 14, 41, 160, 245, 304
   aprovechamiento del poder del músculo esquelético en, 27
   beneficios de, 30
   eficacia de, 16
   menopausia y, 84
muscular, hipertrofia. *Véase* hipertrofia
musculatura esquelética. *Véase también* músculo esquelético
músculo. *Véase también* músculo esquelético como medicamento
músculo como medicamento, 252
músculo esquelético. *Véanse también* contracción muscular; fuerza muscular; masa muscular; síntesis de proteínas musculares
   alimentos llenos de aminoácidos para generar, 140
   beneficios de generar, 41
   ciencia del, 29-31
   cinco formas de hacer magia con el, 35
   como armadura corporal, 28, 56-59, 252
   como fuente de la juventud, 46
   como órgano endocrino, 39-40

como porcentaje de masa corporal, 27
definición, 27
dos componentes principales de la salud, 31
edad y, 28, 81-82
embarazo y, 73-75
falta de atención social al, 26
fármacos que pueden afectar negativamente al, 239
fertilidad y, 74
importancia como garantía para una buena salud, 28
impulso del sistema inmunitario por parte del, 50-51
infantil, 66-69
poder del, 27-28
poder metabólico del, 31-33
proteínas para prevenir la degradación del, 131
Protocolo Lyon sobre, 193, 205-212, 325-335
regulación del azúcar en sangre y, 27, 36-37, 161
reparación del, 45
muslos de pollo asados crujientes (receta), 345-346

N
Naiman, Ted, 101
negatividad, abandonar la, 299
neurogénesis, 41
neurotransmisores, 128, 131
neutrófilos, 50
NHANES (Encuesta Nacional sobre Salud y Nutrición), 138
niacina, 144
NIH. *Véase* Institutos Nacionales de Salud
niños, 66-69, 137
niveles de azúcar en sangre, 29, 31, 41, 45. *Véase también* glucosa
colesterol HDL y, 229
ejercicio cardiovascular y, 258
evaluación de la regulación de los, 235-238
hidratos de carbono y, 154, 156, 158, 201, 235
proteínas y, 128, 235
regulación muscular de los, 27, 37, 161
NLEA (Ley de Educación y Etiquetado Nutricional), 108
noradrenalina (norepinefrina), 128
nueces, 167-168
nueces de Brasil, 139
nueces pecanas, 167
nutriología, 95-125
cálculos en tiempo de guerra, 98-101
consideraciones políticas de la, 97-101
la verdad sobre las afirmaciones y las restricciones relacionadas con la salud, 106
nacimiento de la, 97-98
peso probatorio en, 101-105
premisas defectuosas de la, 95
quiénes intervienen en la, 106-110

O
obesidad, 12-13, 18, 38, 253, 304. *Véanse también* grasa corporal; pérdida de peso; sobrepeso
cáncer y, 54-57
cifras previstas de, 60
colesterol HDL y, 229
desayuno y, 188
deterioro de la fertilidad y, 73
difusión en redes sociales, 77
edad y, 78-79
embarazo y, 75
grasas a las que se echa la culpa de la, 166

hidratos de carbono y, 154
infantil, 66-67
intraabdominal, 35
menopausia y, 83
nutriología de la, 95
porcentaje de estadounidenses afectados por la, 200
porcentaje de grasa corporal y, 220
prevalencia de la, 23
privación de sueño y, 206
relación cintura-estatura y, 219
resistencia a la insulina y, 33
sarcopenia en comparación con la, 47
sarcopénica, 73, 79, 234
trastornos cerebrales y, 59-61
obesidad intraabdominal, 35
obesidad sarcopénica, 73, 79, 234
objetivos «SMART», 262-266, 270
omelette de Denver (plan de comidas), 198-199, 210-211, 314, 327
OMS. *Véase* Organización Mundial de la Salud
opiniones de expertos, 102
Organización Mundial de la Salud (OMS), 73, 106, 112, 220
osteoporosis, 18, 25
ovario, cáncer de, 56

P
páncreas, cáncer de, 55, 58
pancreatitis, 228
Panel de Tratamiento de Adultos III del Programa Nacional de Educación sobre el Colesterol, 228
panes, 157
papas, 114, 158
papas (plan de comidas). *Véase también* bacalao con papa al horno

paradigma centrado en la grasa, cambio de, 16, 23-43
fundamentos científicos, 29-31
soltar el equipaje, 34-35
tender un camino hacia adelante, 25-28
Paros:
factores de estilo de vida en el, 23
grasas trans e, 171
inflamación e, 233
tejido adiposo intramuscular e, 38-39
triglicéridos e, 228
pasta, 157
pavo, 139-140, 143
PCR-as. *Véase* proteína C reactiva de alta sensibilidad
pechuga de pollo, 139
pechuga de pollo escalfada (receta), 343-344
pensamientos, hacerse con el control de los, 42-43
PepsiCo, 107
péptido plasmático Y (PYY), 149
péptidos, 28
pérdida de peso, 24-25
intentos fallidos de, 13-16
Protocolo Lyon para, 200-205, 319-325
tipo incorrecto de, 26
perimenopausia, 83
perseverancia, 292, 294-295
pesar la comida, 183
pescado, 117, 141, 143, 167-169, 179, 192
peso ideal, determinación, 186-187
pesto de cilantro (receta), 373-374
Petersen, Kitt, 35
Philips, Stu, 129
píldora anticonceptiva, 84, 238
pimientos:

con relleno de tacos, 340
dulces amarillos, 160
verdes redondeados, 160
pimientos morrones con relleno de tacos (plan de comidas), 199-200, 318, 340
pimientos morrones con relleno de tacos con crema de cilantro y lima (receta), 340-341
pioglitazona, 238
pirámide alimentaria, 117
plan de optimización de la longevidad, 195-200, 313-319
plan de optimización de la pérdida de peso de calidad, 200-205, 319-325
plan de optimización muscular, 205-212, 325-335
plancha con toque, 286
plancha gradual, 284
plancha lateral codo a rodilla, 275-276
plátanos, 158
PMR (peso muerto rumano) a una pierna, 280
polifenoles, 191
pollo, 117, 140, 143
posprandial, medición de la respuesta a la glucosa, 237
potencia muscular, 266
presión arterial. *Véase también* hipertensión, evaluación de la, 218-219
press de hombros alterno con MC, 285
press de pecho alterno con MC, 274-275
Primera Guerra Mundial, 98
productos básicos, 107-109
productos envasados, 108-109
progesterona, 83
programa de ayuno modificado con proteínas, 212

prolina, 133-134
proporción entre hidratos de carbono y fibra, 156, 159
proporción entre hidratos de carbono y proteínas, 156-158, 162, 179, 181, 191, 205-206
proteína C reactiva de alta sensibilidad (PCR-as), 25, 234
proteína de suero de leche, 149
proteínas, 15, 24, 127-152, 204
    acciones dirigidas a las, 144
    azúcar en sangre y, 128, 235
    beneficios indiscutibles de las, 110-114
    cálculo de las necesidades de consumo de, 186-187
    calidad de las, 131-134
    cantidad de, 129
    caseína, 148
    combinación de hidratos de carbono y, 154, 156, 191
    cometidos vitales de las, 127-128
    completas y complementarias, 141-142
    curación de quemaduras y, 49
    dar prioridad sobre los hidratos de carbono, 155
    de suero de leche, 149
    disfunción renal erróneamente atribuida a las, 129-130
    distribución de las comidas y, 148-149
    edad y, 76, 78, 81-82, 136-138
    efecto de la calidad en la cantidad, 139-140
    empieza el día con, 188-189
    glucohemoglobina y, 237
    ingesta diaria recomendada de, 112, 117, 129, 138, 162
    instrucciones para planificar la dieta en torno a las, 187-188

menopausia y, 83-84
necesidades con el tiempo, 136-139
nutriología de las, 99-101, 110-114
para niños, 67
para prevenir la degradación de músculos y tejidos, 131
por qué no se deben pasar por alto, 130
porcentaje corporal de, 127
porcentaje de calorías procedentes de, 111
proporción entre hidratos de carbono y. *Véase también* relación hidratos de carbono-proteínas
Protocolo Lyon sobre, 178-179, 181, 187-189, 196-197, 201, 206-207
síntesis de proteínas musculares, 86, 136-137, 252, 254
superpoderes de las, 149-151
proteínas complementarias, 141
proteínas completas, 141
proteínas en la cena, 148
Protocolo Lyon, 28, 45, 48, 95, 177-215, 252
cálculo de objetivos de macronutrientes, 178-181
como un estilo de vida bien fundamentado, 177
como viaje de transformación, 305
desvío del, 306-307
diseño del, 193-194
dos preocupaciones principales sobre el, 177
edad y, 69-70, 79
eficacia del, 16, 25
estrategias para el éxito, 182
plan de optimización de la longevidad, 195-200, 313-318
plan de optimización de la pérdida de peso de calidad, 200-204, 319-325
plan de optimización muscular, 205-211, 325-335
proyección de futuro, 92
prueba de tolerancia a la glucosa, 29-30
«problema del límite superior», 173
pudin de chía (plan de comidas), 199, 203, 209-210, 314, 320, 326
puente torácico, 259
puré de camote morado con ajonjolí (receta), 368-369

Q
queso, 169
quimioterapia, 57
Quinoa, 142

R
rábanos, 159
rábanos asados con sus hojas (receta), 359-360
raquitismo, 100
reacio (categoría), 303
reajuste carnívoro, 212-213
reajuste mental:
adoptar una mentalidad de crecimiento, 19-20
barreras de protección para asumir la responsabilidad, 214-215
cinco atributos fundamentales, 292-299
es solo otra comida más, 151-152
establece criterios para lograr la salud que mereces, 62-63
establecimiento (no de objetivos, sino…) de criterios, 122-125
hazte con el control de tus pensamientos, 42-43

recupera tu derecho a la salud, 172-174
superación del descuento hiperbólico, 90-92
superar las resistencias, 246-249
recuperación del ejercicio, 292
relación cintura-estatura, 219
relación omega-6/omega-3, 168-169, 192
reloj digital con sensores biométricos, 221
remo inclinado MC, 274
reposo en cama, 79
requesón bajo en grasa, 139
res, carne molida (receta), 339
res, lomo a las hierbas (receta), 337-338
resiliencia, 292, 297-299
resistencia a la insulina, 30, 33, 37, 161, 253
   andropausia y, 87
   colesterol HDL y, 35
   colesterol LDL y, 35, 231
   edad y, 79
   embarazo y, 74
   en el cerebro, 13
   explicación, 35-37
   hidratos de carbono y, 154
   menopausia y, 82
   privación de sueño y, 206
   reducción de mioquinas de la, 40
   síndrome de ovario poliquístico y, 73
   triglicéridos y, 35, 227
resistencias, superar las, 246-249
responsabilidad, barreras de protección para asumirla, 214-215
revisiones sistemáticas, 104
riboflavina, 144
ritual nocturno, 213

rollitos de lechuga con pavo (plan de comidas), 198, 200, 315
rollitos de lechuga con rosbif (plan de comidas), 208-209, 211, 330-331
Roth, Peter, 298-299

S
saciedad, 149-150, 171-172, 189
sala metabólica, 102
Saladino, Don, 303
salmón, 169
salmón + ensalada de betabel (plan de comidas), 204, 325, 350, 363, 365
salmón + ensalada de betabel + arroz (plan de comidas), 208-209, 327, 350, 354, 363, 365
salmón escalfado (receta), 350-351
salsa de limón y alcaparras, bacalao asado con (receta), 351-352
salsa de setas (receta), 378-379
salsa de tahini con limón y hierbas (receta), 374-375
salsa de yogur y eneldo (receta), 375-376
salsa picante de jitomate (receta), 376-377
salsas (recetas):
   jitomate picante, 376-377
   limón y alcaparras, bacalao asado con, 351-352
   setas, 378-379
   tahini con limón y hierbas, 374-375
   yogur y eneldo, 375-376
salteado de camotes (plan de comidas), 199, 203, 209-210, 316, 321, 324, 328, 349, 361, 363
sandía, 158
sarcopenia, 25, 73, 79

ácidos grasos omega-3 y, 168
aumento asociado a la edad, 80
definición, 46, 223
descripción, 46-50
discapacidad prevista según la, 82
evaluación de la, 223
inicio de la, 47
sardinas, 169
seguimiento alimentario/nutricional, 182-183, 221-222
seguimiento de los alimentos consumidos. *Véase* seguimiento alimentario/nutricional
seguimiento del progreso del entrenamiento, 290
Segunda Guerra Mundial, 98-99
selenio, 144
semillas de calabaza, 168
semillas de linaza, 167-168
sensibilidad a la insulina, 32-33, 232, 253
sentadillas:
    convencionales, 35
    frontales, 281
    tijera con MC, 275
sentadillas con elevación alterna de brazos, 273-274
sentadillas con palanca, 277
serina, 133-134
serotonina, 128
setas ostra, 159
síndrome de ovario poliquístico, 25, 73
síndrome metabólico, 35, 167
síntesis de proteínas musculares, 86, 136-137, 252, 254
    definición, 79
    distribución de proteínas para maximizar la, 146-148
    privación de sueño y, 207
sistema inmunitario, 49-54
    adaptativo, 49
    impulso muscular del, 50-51
    innato, 49
sobrepeso. *Véase también* obesidad
    cifras previstas de, 60
    desayuno y, 188
    porcentaje de estadounidenses afectados por el, 200
    Protocolo Lyon sobre, 179
Sociedad Estadounidense de Oncología Clínica, 57
Sociedad Internacional de Nutrición Deportiva, 148
solista (categoría), 302
subirse a la mesa, 35
sueño, 23, 130, 206-207
sulfonilureas, 239
suplementos de aceite de algas, 168-169
suplementos de aceite de krill, 169

T
T (ejercicio), 279
Tabata, 256
tahini, limón y hierbas, salsa de (receta), 374-375
tasa de filtración glomerular, 130
tasa metabólica basal, 185
tasas de mortandad:
    cáncer, 56
    diámetro de la cintura y, 218
    relacionadas con caídas, 88-89
    VO_2 máx como predictor de las, 258
taurina, 145-146
tejido adiposo intramuscular (IMAT), 38
tempeh, 139-140
termogénesis, 150-151
testosterona, 36, 70, 75, 83, 86-87, 253
tiempo bajo tensión, 288
tiroideas, hormonas, 127
tirosina, 133-134

tofu, 139
tolerancia a los hidratos de carbono, 160-163
tosta de atún (plan de comidas), 211, 332
trans, grasas, 30, 171
treonina, 135, 141
triglicéridos, 17, 24, 155
    evaluación de los, 227-228
    grasas y, 167
    hidratos de carbono y, 161, 201, 228
    resistencia a la insulina y, 35, 228
    salud muscular y, 27
triptófano, 135, 141

U
Universidad de Princeton, 222
Universidad de Tufts, 116
Universidad de Washington, 12, 59

V
valina, 135
Van Elswyk, M. E., 130
verdolaga (*Portulaca oleracea*), 192
verduras, 114, 154, 156-15, 162, 180
verduras salteadas (receta), 361-362
vesícula biliar, cáncer de, 56
victorias sin báscula, 290
vinagreta de comino y naranja, ensalada de betabel y zanahoria ralladas con (receta), 365-366
vísceras (casquería), 117
vitamina B_{12}, 114, 117, 144-145
vitamina B_6, 144
vitamina C, 100
vitamina D, 117
vitamina D_3, 146
VO_2 máx (consumo máximo de oxígeno), 258
vuelo invertido MC, 285-286

W
W (ejercicio), 279
Wilson, Woodrow, 98
www.drgabriellelyon.com, 212
www.foreverstrongbook.com, 266, 270-271, 289

Y
Y (ejercicio), 279
yo del presente y yo del futuro, aunar, 293, 295, 298
YouTube (canal de la autora), 42, 219

Z
zanahoria, 159
zanahoria blanca, 159
zanahorias (recetas):
    coles de Bruselas, cebollas y, 371-372
    ensalada de betabel y, ralladas con vinagreta de comino y naranja, 365-366
zancadas alternas, 284-285
zinc, 114, 117, 144-145

ACERCA DE LA AUTORA

© Jai Mayhew Photography

Gabrielle Lyon es doctora familiar certificada por el Consejo Federal de Medicina de Estados Unidos. Durante su periodo de especialización en la Universidad de Washington trabajó como investigadora en geriatría y nutrición. También es licenciada en Ciencias de la Nutrición por la Universidad de Illinois, disciplina en la que se ha especializado con trabajos de divulgación sobre la aplicación práctica de los tipos y niveles de proteínas en la salud, el rendimiento, el envejecimiento y la prevención de enfermedades. A lo largo de dos décadas, ha recibido orientación continua del doctor Donald Layman para trasladar los últimos hallazgos de la investigación sobre el metabolismo de las proteínas y la nutrición a la atención diaria de un amplio rango de pacientes.